中药的生辰八字

——取象比类思维辨识中药

翟胜利　刘凤梅　欧维赐　马　红　著

中医古籍出版社
Publishing House of Ancient Chinese Medical Books

图书在版编目（CIP）数据

中药的生辰八字：取象比类思维辨识中药 / 翟胜利等著 . -- 北京：中医古籍出版社，2025.3（2025.11 重印）

ISBN 978-7-5152-2775-7

Ⅰ.①中… Ⅱ.①翟… Ⅲ.①中草药–辨识 Ⅳ.①R282

中国国家版本馆 CIP 数据核字 (2023) 第 215088 号

中药的生辰八字：取象比类思维辨识中药

翟胜利　刘凤梅　欧维赐　马　红　著

策　　划　张　欢

责任编辑　李美玲

封面设计　艺点锦秀

出版发行　中医古籍出版社

社　　址　北京市东城区东直门内南小街 16 号（100700）

电　　话　010-64089446（总编室）010-64002949（发行部）

网　　址　www.zhongyiguji.com.cn

印　　刷　北京市泰锐印刷有限责任公司

开　　本　710mm×1000mm　1/16

印　　张　16

字　　数　278 千字

版　　次　2025 年 3 月第 1 版　2025 年 11 月第 2 次印刷

书　　号　ISBN 978-7-5152-2775-7

定　　价　88.00 元

序

全民健康是一个国家可持续发展能力的重要标志，也是社会各界高度关注的民生热点问题。一人健康是立身之本，全民健康是立国之基。当前，随着健康中国的实施，特别是三年的疫情防控，全社会关注健康、追求健康、维护健康的氛围前所未有，凝聚成了推动健康中国和健康现代化建设的强大动力。

中医学是中华传统文化的瑰宝。中药是中医学极其重要的组成部分，也是中医学的重要标志之一。我国是中草药的发源地，迄今为止已经发现了一万多种药用植物，这也是我国历代中医先贤们，对中草药和中医学不断努力探索和实验的重要结晶。中药同样蕴含着中医思想与中医理论，同样遵循天人相应、五行生克、由表达里的内在规律。但是非常遗憾的是，医药分开以后，中药中的中医思维日渐衰微，中医与中药间的紧密联系日渐淡化。遵循中医药发展规律，传承精华，守正创新，充分发挥中医药防病治病的独特优势和作用，使中医药在经济社会发展和广大基层群众中发挥更大的作用，是健康中国的重要内涵。

刘凤梅女士作为善医行慈善项目的负责人，她十几年如一日，致力于开展边远贫困地区乡村医生的公益培训，特别是推广中医适宜技术。她敏而好学，在长期从事中医适宜技术培训的实践中，不断向名师大家求教，积累了丰富的中药学理论和知识。她与翟胜利教授的著作《中药的生辰八字——取象比类思维辨识中药》一书即将出版，我由衷地表示祝贺。该书从中国传统文化的“象思维”入手，在总结历代本草医家思想精髓的基础上，以中医取象比类思维方式对中药进行了深度研究与解读，还原中药治病的本源，完善了中药药性理论体系。

此书不仅对中医、中药专业人士具有较高的参考价值，对包括村医在内的广大基层医务人员正确认识中医药也有启迪作用，将会有助于中医药在基层医疗的普及与发展。

全国第十一、第十二届政协委员
世界中医药学会联合会风湿病专业委员会会长
2023 年 9 月 29 日

前 言

中药是在中国传统医药理论指导下采集、炮制、制剂，用于预防、治疗疾病的物质，其主要来源于植物、动物、矿物，以植物居多，故有“诸药以草为本”的说法。中药治病即是利用自然之物的气与味（阳与阴）的属性与升降浮沉功能之偏，来纠正人体脏腑经络阴阳之气左升右降一气周流功能属性之偏。

中医植根于中国传统文化。古人发现，人与万物皆在天地间，其实人和天地自然并无二致，天地是一个大宇宙，人自身即有一个小宇宙，天地之象、万物之象与人之象可相互对应。中医学中亦有“象”，中医学是取象比类、格物致知的学问，其将人体与天地自然之象类比，创立了藏象、药象、经络之象、证象、穴象、五行之象等学说。取象比类是中国传统文化的核心，中国传统文化中最基础的文字即是象形文字，取象比类也是中医理法方药的灵魂。

中药学和中医学一样，都是发源于象思维并贯穿诊疗的始终，脱离象思维的中药学无法与中医理论形成一个整体，无论在中药质量还是在应用中，都像失去灵魂的一堆破砖烂瓦一样，难当大任。

随着东西方文化的不断融合与碰撞，西方的“科学”研究方法越来越多地被套用到中医药领域，如现代的中药标准是通过现代技术手段测定一种或几种药用成分的含量来评定中药质量，和古人对中药的认识存在不小的差距。

中医的理论体系与中药的理论体系是一个整体，不可分割。目前，中医理论体系——辨证论治采用的依然是五千年来的中医理论体系。中医的施治是在辨证的基础上，辨证得出的结论是人体五脏六腑十二经络阴阳失衡，需要用中药的阴阳属性与升降浮沉的功能来纠正失衡，使机体阴阳平衡，则病证自愈，阴平阳秘，邪不可干。如何使用化学成分来调理人体阴阳属性之偏呢？如今很多中医不会看病，也有很多中医看不好病，主要原因是其违背了原始中医药理论基础，思维西化，脱离了中医阴阳五行、审证求因法则，所得的结论与实际不符，所用药物采用脱离阴阳、四气五味、升降浮沉功能评价的药物。牛与马不可能和合而一，如此发展下去，中医药学将无法得到健康地传承与发展。

我从事中药工作近六十年，亲身经历和见证着中医药的发展，也深切体会着中医药分家给中药发展带来的影响，即人们越来越重视药物的成分研究，而忽视中药治病的本源，忽视中药中的中医思维，尤其是中药的药性理论逐渐淡出人们的视野，甚至能正确掌握传统中药鉴别、炮制、调剂和中成药使用的年轻药师越来越少。

几十年来，我一直致力于中药理论的学习与研究，遍览中医药古籍，在师父金世元教授的悉心指导下，把中药的性状、道地药材的生长环境，以及中药采收、加工、炮制工艺等作为中药外在的象，与古籍中各家论著相印证、相结合，用取象比类的思维方式还原古人用中药治病的思路，全面认识中药的外表与内功，尤其是在如何认识中药中看不见的气、味、归经方面，从传统中医阴阳五行、天人合一角度来判别中药质量，以免将中药变成“植物药”，从而弄丢了祖宗留下的宝贝。

现在，在我与我的徒弟刘凤梅女士的共同努力下，终于把多年的研究成果整理成书，希望这本书能让更多的后学真正认识中药、会用中药，并希望广大的中医药爱好者也能从中受益。

在此，感谢以下人员为本书的编写所作的贡献：

吴剑坤　林晓兰　孔祥文　李培红　张　颖　王彦青
陈红斌　王存国　唐　伟　佘晓彦　谭炳华　吴严红
李顺华　赵柯栋　孙红甫　黄秋莉　王艳坤　张永辉
范金凤　潘乃龙　张露萍　吴艳军

翟胜利

目 录

总论 取象比类思维概述

分论 取象比类思维辨识中药

总论

取象比类思维概述

第一章／
取象比类思维是中国传统文化的基石

第一节　中国传统文化象思维发展历史

中医药理论中的阴阳学说来自《周易》，而《周易》的中国传统文化思维来自上古时期的天文历法。将古代历法的形成与发展融会贯通，是学习中医药理论的基础。

中国传统文化起源于远古时期，伏羲仰观天象，俯察地理，将对天地宇宙阴阳变化的认知、七星运行的规律用象数和符号标记，形成了河图、洛书、先天八卦图、二十八星宿体系，创立了天干地支、天文历法，用来指导人们打猎和农耕。黄帝时期发明了文字，八卦象用文字记录下来而成《连山》《归藏》。随着时代的进步，用来指导农耕的天文历法，通过取象比类的思维进一步发展形成黄帝历，包含了更加丰富的内容。至夏商时期，古天文科学已经衍生到国家治理、礼仪、医学等领域。“一曰连山，二曰归藏，三曰周易”，周代周文王得河图修订整理成《周易》。《周易》是中国传统文化以及天文科学发展的里程碑，也是一部用“—”表示阳、用“--”表示阴、用“卦象”表示天地阴阳变化规律的“象”的著作，其内容从对宇宙自然运行变化规律的科学认识，衍生出中国的哲学、史学、文学、艺术、伦理、宗教以及天文、数学、医学，甚至是治国之道。中国文化的起源、发展一直伴随着宇宙天文科学的发展。从星象到卦象，到事物之象，象思维成为中国文化之根。历法起源于农耕需要，发展成为帝王治理国家的依据。

一、上古时期天文科学发展中的象思维

中国境内已知的最早的人类元谋人，生活在距今一百七十万至六十万年前；北京人生活在距今七十万至二十万年前，属于旧石器时代。人类经历几十万年与自然界其他物种以及自然灾害的相处，如何保证农、牧、渔的生产顺利，人

体如何能够适应寒热暑湿的气候变化？在劳动和生活实践中，古人智者观察到天象与自然灾害有关，通过对天象的观察，对日月星的运行规律以及其所带来的气候变化积累了丰富的经验。在距今一万年前的新石器时期，中国祖先对天文气象的研究更加成熟。

1. 上古山头历之象

在距今一万年左右的远古时期，古人智者通过对太阳从东山升起、西山落下、南北运行规律的观察，总结出了最初的山头历法。田合禄认为，《山海经》记述了华夏原始人类用山头定位观测太阳东升西落、南北往来的周年运动规律。

《山海经·大荒东经》说：东海之外，大荒之中，有山名大言，日月所出……大荒之中，有山名曰合虚，日月所出……大荒之中，有山名曰明星，日月所出……大荒之中，有山名曰鞠陵于天，日月所出……大荒之中，有山名猗天苏门，日月所出……东荒之中，有山名曰壑明俊疾，日月所出。

《山海经·大荒西经》说：大荒之中，有山名曰丰沮玉门，日月所入……大荒之中，有龙山，日月所入……大荒之中，有山名曰日月山，天枢也。吴姖天门，日月所入……大荒之中，有山名曰鏖鏊钜，日月所入者……大荒之中，有山名曰常阳之山，日月所入。大荒之中，有山名曰大荒之山，日月所入。

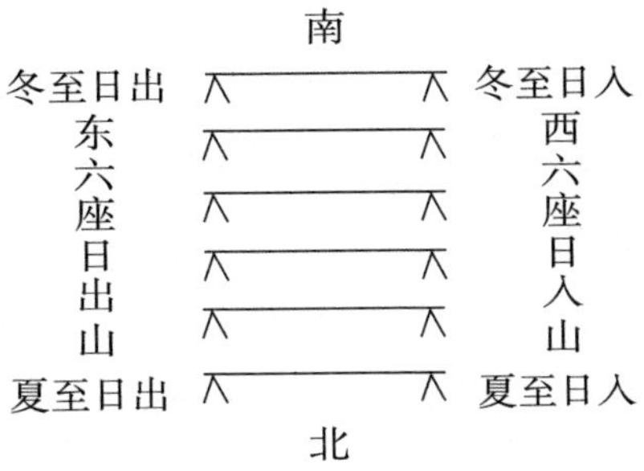

《山海经》记录了日月出于东方六座山，入于西方六座山

六座日出之山在东面，自东北至东南，六座日入之山在西面，自西北至西南，太阳出入于最南的一对山是冬至日，然后依次往北走，天气越来越热，六个月后太阳出入于最北面的一对山，即夏至日。夏至后太阳又由最北一对山出入，然后依次往南走，天气又慢慢变冷，到冬至日又到达最南的一对山。这样，六对太阳出入的山，实际上反映了一年内十二个月太阳出入于不同的方位，这样年复一年，循环往复，古人从太阳出入所在山的位置来判定日月寒暑的变化，

据此来安排农、牧、渔等的劳作。古人依据六对山太阳周年视运动用符号记录下来，形成山头历。山头历中以太阳东升西入轨迹线作阳爻“**—**”，以山形作阴爻“∧”，在江陵王家台出土的秦简《归藏》中得到证实。

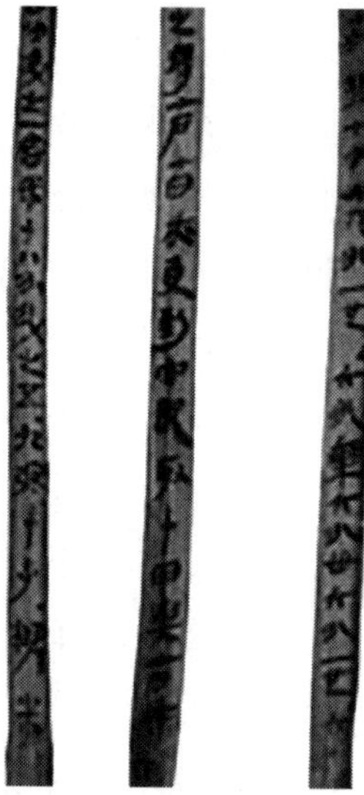

江陵王家台出土秦简

2. 天干地支历之象

中国古人崇尚太阳，因为太阳可以主宰人的生杀而被誉为“神”，能够认知太阳的人都是智者，被誉为“圣”。上古时期没有文字，对天文星象认知的传承来自口口相传，对天地的敬畏，尤其表现在预测天文气象对环境气候是吉是凶的时候，而且产生了祭祀之礼以及预测智者——筮占师。筮占师是精通天文历学的智者。中国各地出土文物证实了一些神话传说是源于一万年前的天文知识。

天干地支的发明应该是在一万年前的天皇时代。天干地支是我国最古老的也是使用最长久的历法，《春秋命历序》记载：“天地开辟，万物浑浑，无知无识。阴阳所凭，天体始于北极之野，地形起于昆仑之虚，日月五纬俱起牵牛。四万五千年，日月五纬一轮转……天皇出焉，号曰‘防五’，兄弟十三人继相治。乘风雨，夹日月以行。定天之象，法地之仪，作干支以定日月度，共治一万八千岁。天皇被迹在柱州昆仑山下。”

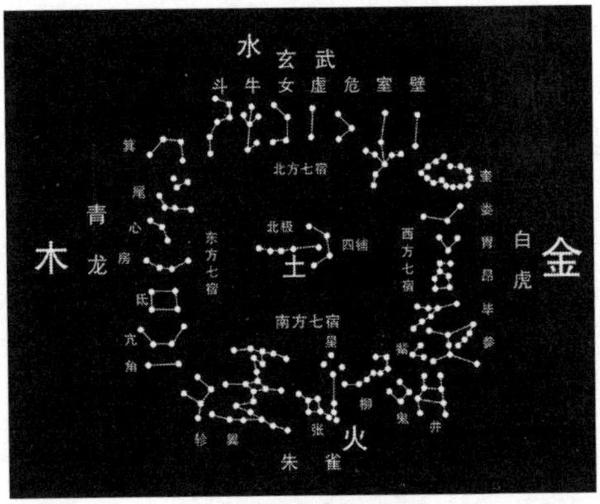

北斗四象五行图

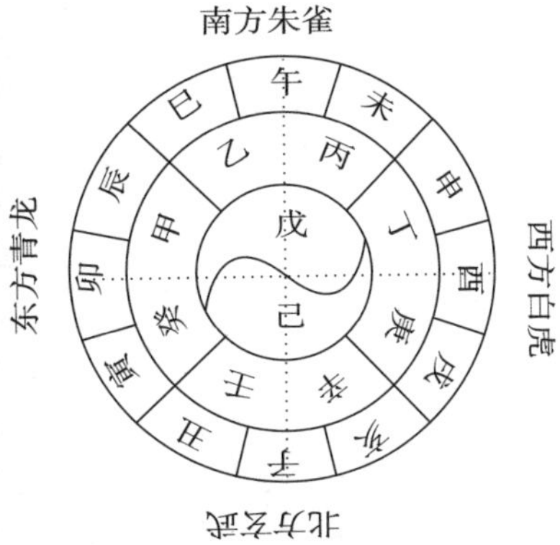

天干地支四象图

上古天皇时代古人观北斗与日月五纬运转规律，发明干支以计时作历法。天皇有兄弟十二人，用阏逢、旃蒙、柔兆、强圉、著雍、屠维、上章、重光、玄黓、昭阳命名十天干，以另二兄弟阉茂、大渊献与地皇兄弟困敦、赤奋若、摄提格、单阏、执徐、大荒落、敦牂、协洽、涒滩、作噩合为十二地支。

周秦时期《尔雅》说：“大岁在甲曰阏逢，在乙曰旃蒙，在丙曰柔兆，在丁曰强圉，在戊曰著雍，在己曰屠维，在庚曰上章，在辛曰重光，在壬曰玄黓，在癸曰昭阳”“大岁在寅曰摄提格，在卯曰单阏，在辰曰执徐，在巳曰大荒落，在午曰敦牂，在未曰协洽，在申曰涒滩，在酉曰作噩，在戌曰阉茂，在亥曰大渊献，在子曰困敦，在丑曰赤奋若。”这证实在黄帝之前天干地支名称不同，黄帝以后做了简化，所以殷商甲骨卜辞中的天干地支是已经简化了的。

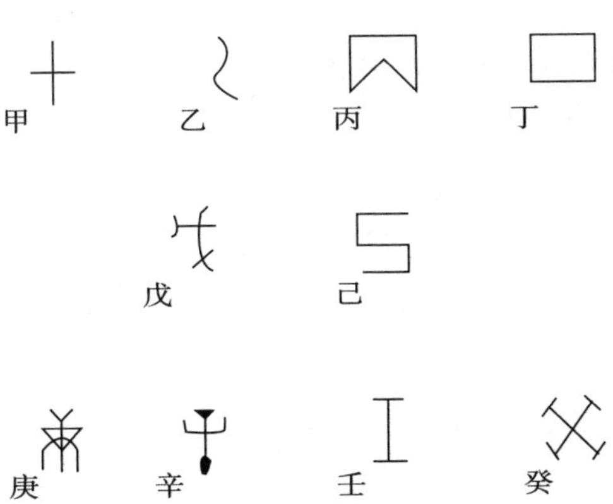

殷商甲骨卜辞中天干名称

十天干：甲乙丙丁戊己庚辛壬癸。

十二地支：子丑寅卯辰巳午未申酉戌亥。

这些名称记录了日月星辰运行方位，蕴含着时间季节气候的含义。

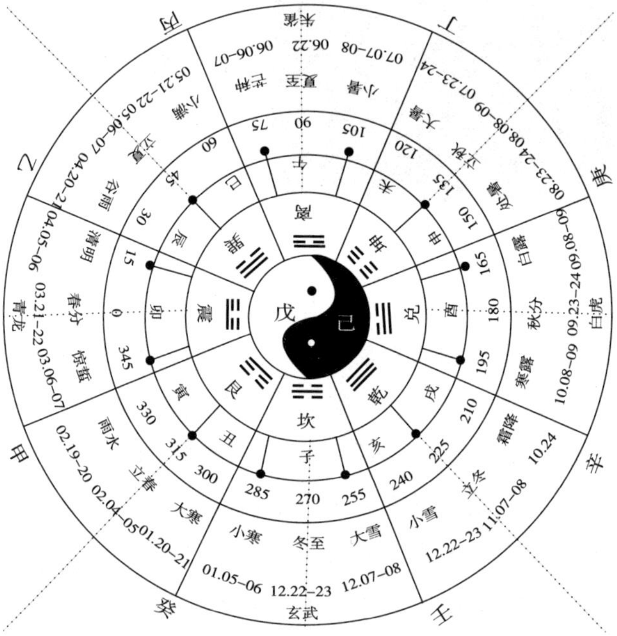

干支历阴阳八卦应象图

上古时期以干支纪年，干支纪月，干支纪日。黄帝奠基日建元，甲子年甲子月甲子日。十天干与十二地支相合为一年，六十年为一甲子。干支历至今仍然在使用中。

3. 河图洛书与先天八卦十月历之象

《山海经》说："伏羲得河图，夏后因之曰《连山》；黄帝得河图，商人因之曰《归藏》；列山氏得河图，周人因之曰《周易》。"

《周易参同契》说："坎戊月精，离己日光。"戊己土指地球，月光照射到地球是坎月离日之交。河图洛书是古人观察太阳、月球、地球三者运行关系，发现因为三个天体运行角度不同，月亮会有晦朔月、上弦月、望月、下弦月四象轮旋。古人将月的四象规律用数字表达而成河图。河图中一、二、三、四为月亮四象所生之数，即四个时间标记点数而称"生数"；六、七、八、九为四象所形成之日数，即成象之日数。河图是月球运行规律，而洛书九宫是月亮运行规律之用。

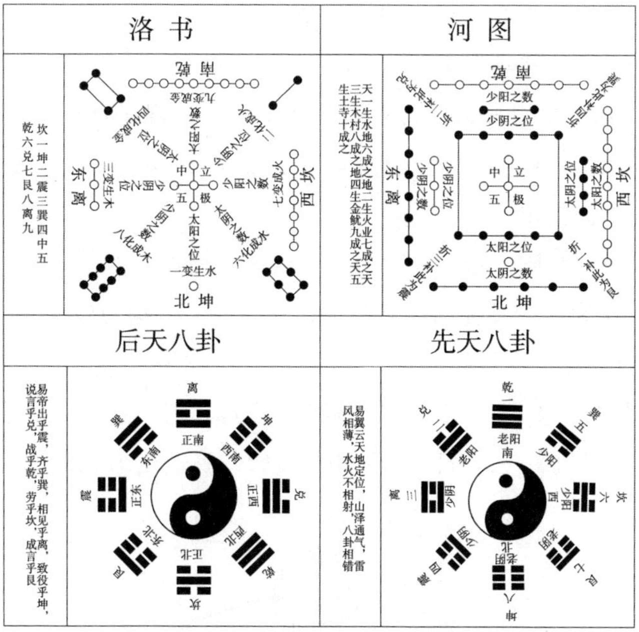

河图、洛书及先、后天八卦应象图

伏羲氏是中国远古时期古羌族首领，是中华民族敬仰的人文始祖，居三皇之首。《周易·系辞》说：“古者包牺氏之王天下也，仰则观象于天，俯则观法于地，观鸟兽之文与地之宜，近取诸身，远取诸物，于是始作八卦以通神明之德，以类万物之情。”又据《太平御览》说：“伏羲坐于方坛之上，听八风之气，乃画八卦。”伏羲仰观天象的目的，一是为了熟悉认知星宿的次序，二是为了确

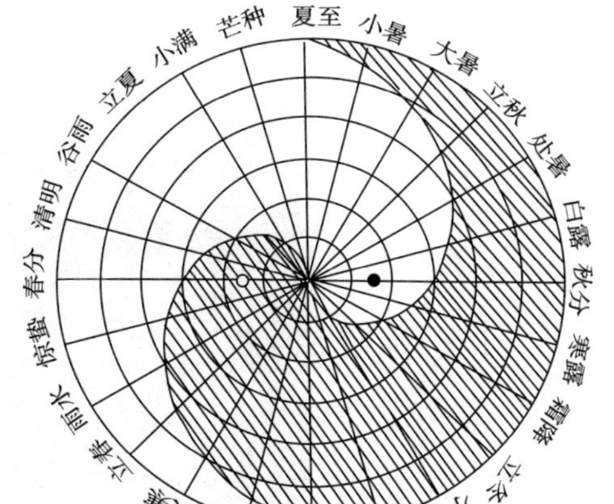

立杆测日影实测图

定日、月、五星以星宿为参照度量在天空运行的相对位置，三是根据观察到的天象，来预知自然界气候变化。

伏羲观天象立杆测日影，太阳的东升西落周日视运动，形成了一日一夜；太阳的南北回归周年视运动，形成了冬至、夏至一年而周。月球的朔望月规律生大衍之数五十，其用四十九。

伏羲以“—”为阳，以“--”为阴，组成八卦图：乾为天，坤为地，震为雷，巽为风，坎为水，艮为山，离为火，兑为泽，以类万物之情。依据太阳周年视运动伏羲作卦。

“卦”字是由“圭”字与“卜”字组合而成。“圭”为古人最早测量日影的工具——土圭。土圭——圭表，白天测量日影，晚上用来观察月亮、星象。

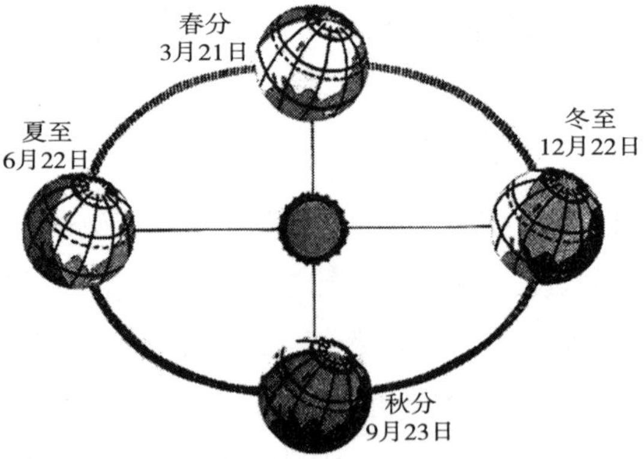

太阳周年运行图

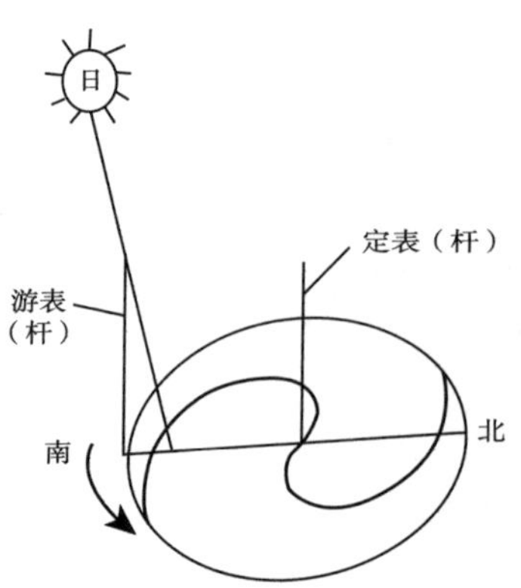

立杆测日影示意图

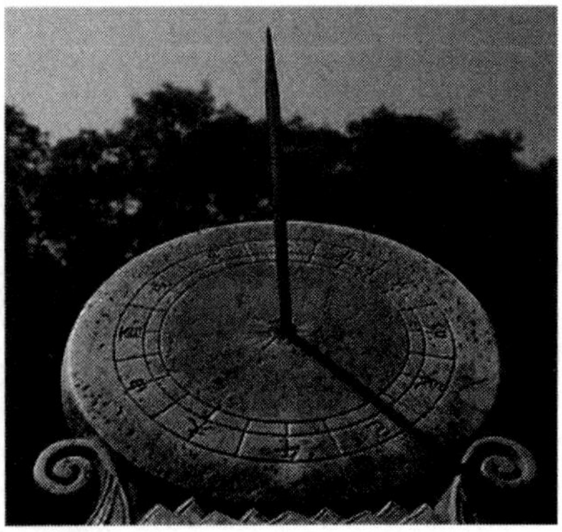

日晷

古人用“圭”对日、月、星象测定结果的观察，来做出判断吉凶的占“卜”，就是“卦”。“八卦”是复合符号（象），它的组成基础是两种单纯符号（象），即阴阳两爻“--”“—”。每三爻组合成一卦，重卦为六爻。

这是阐述古人从观察日、月、星象到总结归纳记录形成八卦的整个思维过程，即“观物取象”的创作特征。

伏羲八卦是中国古代的阴阳学说。八卦其实是最早的文字符号。它是中国文化中与阴阳、五行一体用来推演世间万事万物关系的象形图。

八卦中“太极生两仪”，“两仪”即阴阳；“两仪生四象”，“四象”即阴阳变化成四种阴阳之象，即太阳（老阳）、少阳、太阴（老阴）、少阴；“四象生八卦”，“八卦”实际是阴阳升降变化的八种现象。

彝族民间至今还在应用伏羲六十四卦图的十月历，证明了这些古代天文科学的真实存在。

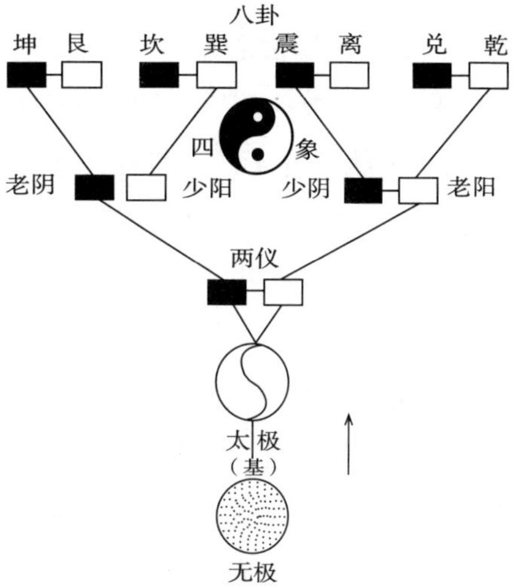

太极阴阳八卦推演图

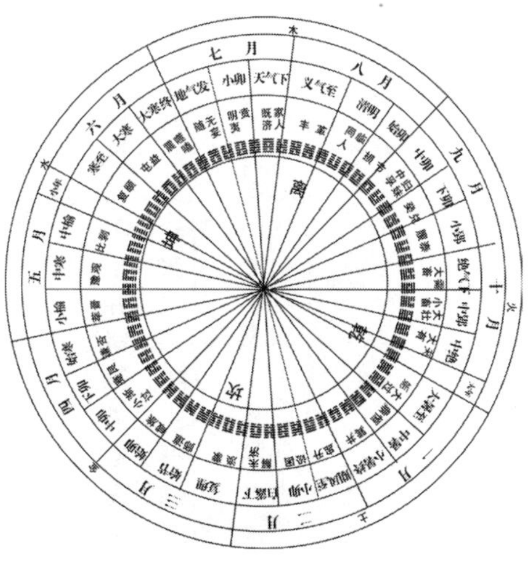

六十四卦十月历

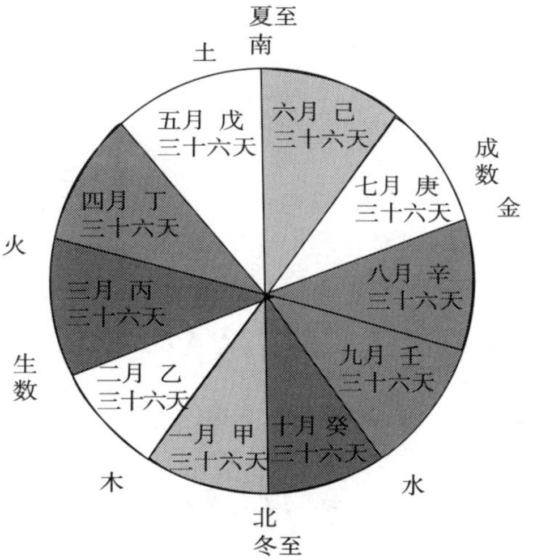

彝族十月历

古人以北斗相配而定十月历制。一年十个月，每月三十六天，全年三百六十天；每月三个节气，全年三十个节气。从“正”日始，初昏时，北斗七星的斗柄指向东方，为春，八个节气，九十六天；初昏时斗柄指向南方，为夏，七个节气，八十四天；初昏时斗柄指向西方，为秋，九个节气，一百零八天；初昏时斗柄指向北方，为冬，六个节气，七十二天。北斗星在天际绕一周，即完成一年三百六十天。《管子·幼官图》出于上古十月历制。

4. 二十八星宿之象

濮阳西水坡汉墓出土的青龙白虎图说明二十八星宿发明在六千五百年前。《尧典》记载，古人日出迎日，日落送日，逐渐在黄道附近发现了不少偕日升落的恒星，并用这些恒星计算日月行程，由于每个朔望月大概只有二十八天，所以在黄道附近那些恒星中取出二十八星宿组成了二十八宿系统。《周易参同契》称“四七乖戾，誃离仰俯”“始于东北，箕斗之乡”“昴毕之上，震出为徵”“含元虚危，播精于子”，这箕、斗、昴、毕、虚、危均属二十八星宿。二十八宿分为4组，各主一方，每象七宿，故曰“四七”，东曰青龙，南曰朱雀，西曰白虎，北曰玄武。《周易参同契》说：“青龙处房六兮，春华震东卯；白虎在昴七兮，秋芒兑西酉；朱雀在张二兮，正阳离南午。三者具来朝兮，家属为亲侣……三五并与一兮，都集归二所。”危宿者为玄武。东青龙，南朱雀，西白虎，北玄武，是为四象。

太阳、月亮、五星运动规律周期，是古人发明河图、洛书和伏羲八卦图的依据。

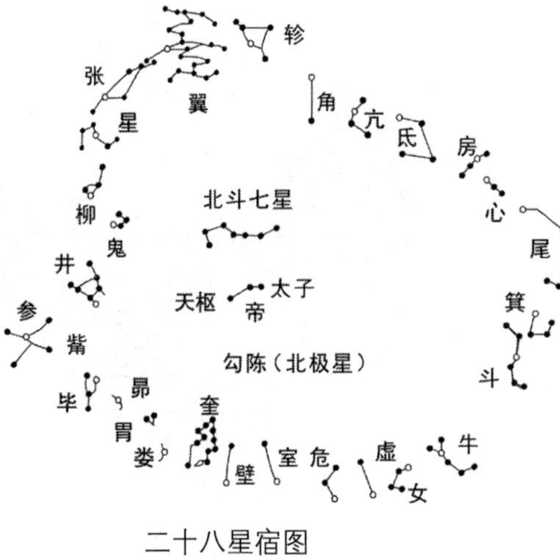

二十八星宿图

青龙	析木	箕、尾
	大火	心、房
	寿星	氐、亢、角
朱雀	鹑尾	轸、翼
	鹑火	张、星、柳
	鹑首	鬼、井
白虎	实沈	参、觜
	大梁	毕、昴
	降娄	胃、娄、奎
玄武	娵訾	壁、室
	玄枵	危、虚
	星纪	女、牛、斗

二十八星宿推演图

东方青龙（春）：角、亢、氐、房、心、尾、箕

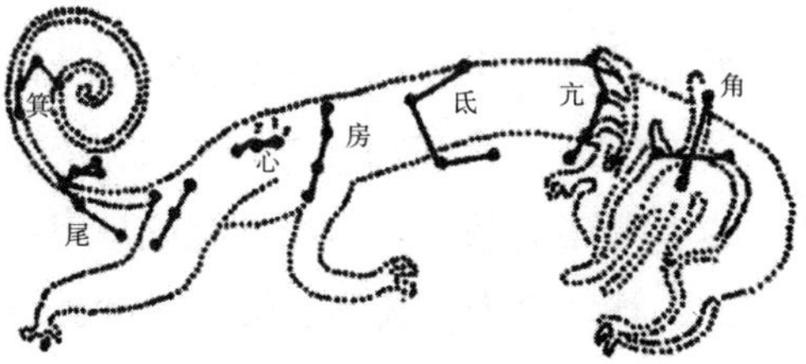

二十八星宿东方青龙星图

南方朱雀（夏）：井、鬼、柳、星、张、翼、轸

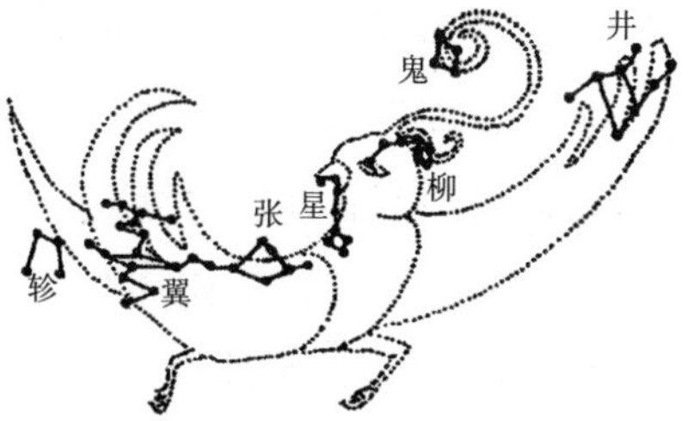

二十八星宿南方朱雀星图

西方白虎（秋）：奎、娄、胃、昴、毕、觜、参

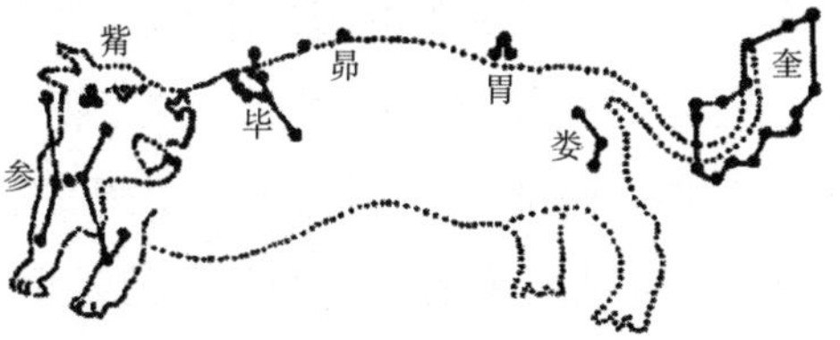

二十八星宿西方白虎星图

北方玄武（冬）：斗、牛、女、虚、危、室、壁

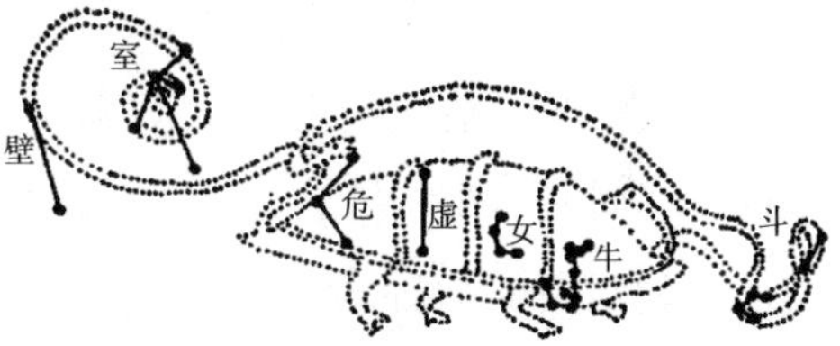

二十八星宿北方玄武星图

5. 五星、五行之象

五星古称五纬，是天上五颗行星，木曰岁星，火曰荧惑，土曰镇星，金曰太白星，水曰辰星。五星运行，以二十八宿为区划。由于五星的轨道距日道不远，古人用以纪日。五星出没各有节候，一般按木、火、土、金、水的次序，相继出现在北极天空，每星各行七十二天。木星行在东方是春季，火星行在南方是夏季，土星行在上方是长夏，金星行在西方是秋季，水星行在北方是冬季，此为五星五行。

二、取象比类思维促进了周、秦、汉时期中国文化的发展

中国文化发源于天文历法，古人观天象首先创了历法，是为了指导生活和生产，天文历法从来都是被王权掌握，成为帝王布政的依据。殷商开始智者将天文历法之象采用取象比类思维进一步推衍，日月、阴阳、五行、宇宙自然的规律与人事所类比，产生了天人合一取象比类思维阴阳五行学说的整体观念。

1. 周文王作《周易》

《山海经》说："伏羲得河图，夏后因之曰《连山》；黄帝得河图，商人因之

曰《归藏》；列山氏得河图，周人因之曰《周易》。”易有三易，《连山》《归藏》《周易》，都是后世对伏羲八卦六十四卦象的进一步阐述，并创作出黄帝历、夏历、殷历、周历等历法，每一部历法都揭示了我国天文历法、自然科学以及医学领域研究的不断进步与发展。首先，《周易》是一部天文历法的科学著作，通过阴阳“象”之道，类比社会人文哲理，以及帝王施政之道。中国文化象思维的根源在《易经》八卦中，比如《象传》，乾卦之象为“天行，健，君子以自强不息”，坤卦之象为“地势，坤，君子以厚德载物”，乾坤两卦蕴含了天文地理学、国家治理、社会科学、医学教育等各领域的知识。《周易·系辞》中说：“一阴一阳之谓道”“易有太极，是生两仪，两仪生四象，四象生八卦。”中国传统文化的灵魂——阴阳五行之道，在《周易》中形成了完整的理论体系。

周文王搜集整理《连山》《归藏》等上古圣人河图八卦的流传，用文字记录编撰了《周易》。《周易》分为《易经》和《易传》两部分，《易经》主要用文字的形式通过卦画、标题、卦辞、爻辞四个部分来系统阐述六十四卦象的卦意，揭示了古人依据日月星辰运行规律而作历法的天文科学以及自然科学的真谛；而《易传》主要是对《易经》天文自然科学阴阳五行之象，与社会、人事、国事类比，推衍《易经》六十四卦象阴阳五行的哲学思想和思维方法。

经过类比，《周易》中源自天文地理阴阳变化的卦象、爻象，被赋予了更丰富的意义。《周易·系辞》曰：“象也者，像此者也”“《易》者，象也。”卦象是“观物取象”的符号，卦、爻辞的特点在于每一爻、每一卦皆有象（天象），皆象征（取类比象）着许多事物，每一卦都是某个范畴的表达。例如六十四卦“晋”卦（“晋”意为进长），卦形是坤下离上（地在下，火在上），取太阳从东方大地升起这一天文物象，类比事物处于上进、成长的发展规律之时；与之相对的，为“明夷”卦（“明夷”意为光明陨灭），卦形是离下坤上（火在下，地在上），取太阳从西方大地落下这一天文物象，类比事物处于光明转向黑暗的变化情况。很明显，它们都取物象来喻示事理。至于六十四卦中的每一爻，也各具其象。如“乾”卦，卦形是由完全相同的六个阳爻“—”组成，但每爻各自象征着不同的义理。以上下两爻为例，下爻（初九）“—”，爻辞曰“潜龙勿用”，唐代李鼎祚《周易集解》解说：“当第十一月（夏历），阳气虽动，犹在地中，故曰潜龙。”冬至日阳气潜藏，万物收藏，取象比类，万物归一，帝王在治理国家、人在处理事务的时候，也应该顺应自然，在力量不足、阴气较盛的情况下，需要积蓄力量，不可轻易盲动。上爻（上九）“⚊”，爻辞曰“亢龙有悔”，《周易集解》曰：“此当九月，阳气大衰，向将极尽，故云偕极也。”“亢龙有悔”的实际天象是，经历过夏月阳气的生长，六月夏至太阳南归，夏历七月飞龙在天以后，太阳逐渐躔（chan，二声）在角、亢、氐、房、心、尾、箕等宿，龙头、龙身、龙尾也逐渐没于西方地平线以下，至九月，整个龙体在初昏时都看不到了，取象比类，此天象犹如一条激昂飞腾而飞得太高太猛的龙的形象，说明事物刚健过盛、发展超过一定限度，必将走向反面，出现挫折。这些爻象代表着日月阴阳变化规律，从这些“象”取象比类出各不相同的哲理意义。就卦爻辞看，六十四卦的卦辞及每爻的爻辞，均是配合卦象阐明象旨。

《周易》卦象中有着朴素的类比思维。《周易》不但直接提出“观象”（《周易·系辞》：“圣人设卦，观象系辞。”），而且提出“取类”（《周易·系辞》：“其称名也小，其取类也大。”），比如乾卦——天象、光、玉、君、天子、父，坤卦——土象、马、帛、母、众、顺、温、安、正、厚，从中可以看出类比哲理。

《周易·系辞》中提出“言不尽意”“立象以尽意”等论断，王弼《周易略例·明象》曰：“意以象尽，象以言著。”意不能直接表达，在象中显示。象客观，意主观，意象就是意和象的生成，主客观生成这又完全体现《周易》心物合一的思想。取象比类思维也同样如此，取和比是主观，象和类是客观；寓意于象，以言明象，又望象生义，举一反三，阐述天文、地理、人事的规律。取象比类思维的整个思维过程都离不开天文地理之象，所有的规律都从自然之象中体现。

整部《周易》实际是古人对日月星辰运行规律以及历法天道的深刻解析，并用取象比类的思维，类推出卦象、卦爻、卦辞蕴含的人事之道。《周易·系辞》认为“整个《易》，就是一套‘象’”，是客观事物天文科学的征象，反映了客观自然界和社会现象的规律，孕育着许多哲理和科学的原理。

《易传》认为八卦主要象征天、地、雷、风、水、火、山、泽八种自然现象，并认为“乾”和“坤”两卦在八卦中占特别重要的地位，是自然界和人类社会一切现象的根源。早在十七世纪，德国大数学家莱布尼兹创立“中国学院”，研究八卦，并根据“两仪、四象、八卦、十六、三十二、六十四卦”，发明了二进位记数和欧洲先进的计算机。八卦中包含的“二进法”，现在广泛地应用于生物及电子学中。八卦易理至今仍被广泛应用。

2. 形成完整的阴阳五行理论体系

上古河图洛书与伏羲文化先天八卦的象术思维，来源于太阳运动产生的四时之象，以及月亮朔望月的一月四象、五年一周期。古人取象而作历，自黄帝至秦汉时期，古代圣贤基于上古历法（干支历、十月太阳历与十二月太阳历、十二月太阴历、阴阳合历），总结归纳春温夏热秋凉冬寒、阴阳气机升降规律，认为人在自然界同样受自然规律的影响，人应顺天时而动，形成了天人合一的天干地支阴阳五行理论体系。

（1）阴阳五行学说

《周易·说卦》说：“帝出乎震，齐乎巽，相见乎离，致役乎坤，说言乎兑，战乎乾，劳乎坎，成言乎艮。万物出乎震，震，东方也。齐乎巽，巽，东南也。齐也者，言万物之洁齐也。离也者，明也，万物皆相见也，南方之卦也。圣人南面而听天下，向明而治，盖取诸此也。坤也者，地也，万物皆致养焉，故曰致役乎坤。兑，正秋也，万物之所说也，故曰说言乎兑。战乎乾，乾，西北之卦也，言阴阳相薄也。坎者，水也，正北方之卦也，劳卦也，万物之所归也，故曰劳乎坎。艮，东北之卦也，万物之所成终而所成始也，故曰成言乎艮。”

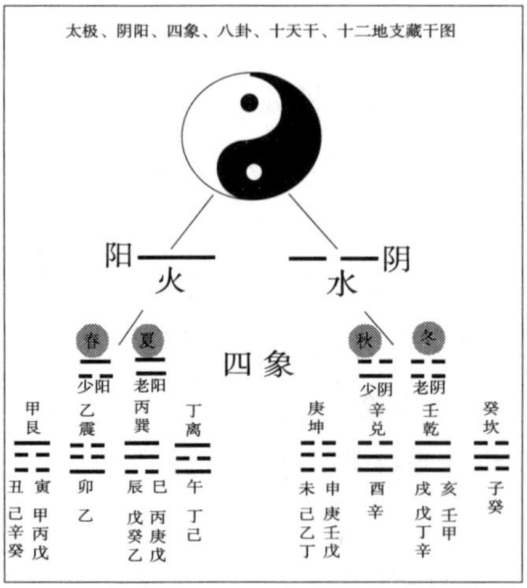

阴阳四象八卦图

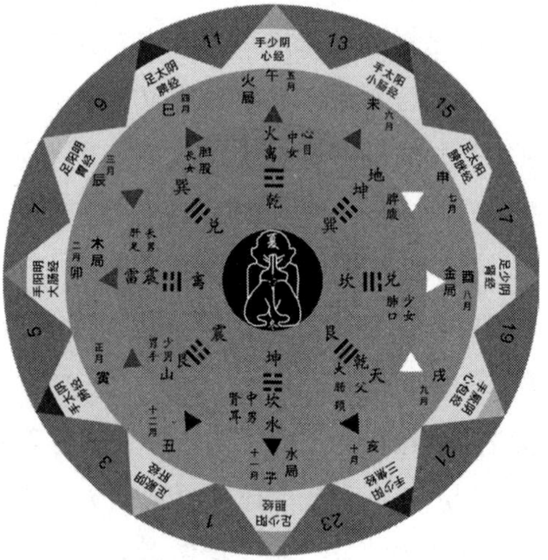

阴阳四象五行八卦图

太阳周日视运动产生了一日一夜、十二时辰，日为阳，夜为阴。以十二地支记十二时辰（子丑寅卯辰巳午未申酉戌亥），日出于卯，入于酉，盛于午，衰于子。卯为少阳，午为太阳，酉为少阴，子为太阴。

太阳的周年视运动产生了冬至、夏至、春分、秋分，四季中春夏为阳，秋冬为阴。太阳运行到北回归线是夏至，是一年中阳气最盛的时节，为太阳。阳极阴出，阴降于西，为少阴。太阳运行到南回归线是冬至，是一年中最寒冷阴气最盛的时节，为太阴。冬至否极泰来一阳来复，升于东，为少阳。太阴、太阳、少阳、少阴是为阴阳四象。

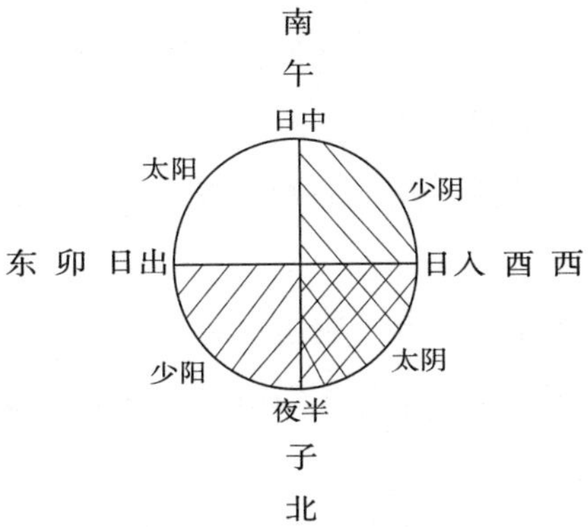

太阳周日视运动阴阳图

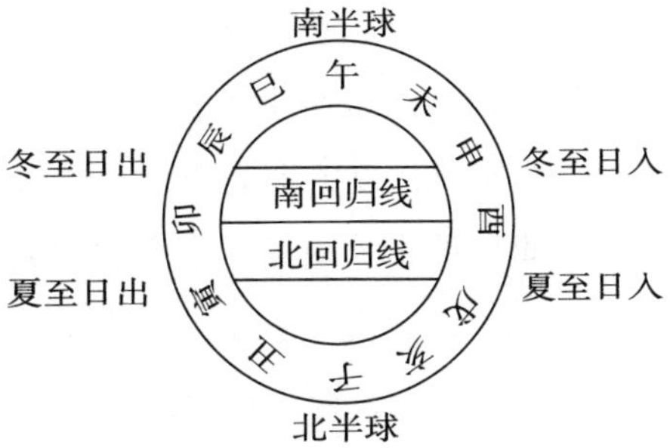

太阳周年视运动图

十月太阳历每月三十六天，两个月为一季，一年五季三百六十天。冬至称为“阳旦”，夏至称为“阴旦”，五季分别为甲乙月、丙丁月、戊己月、庚辛月、壬癸月，其属性分别以五行名为木、火、土、金、水。

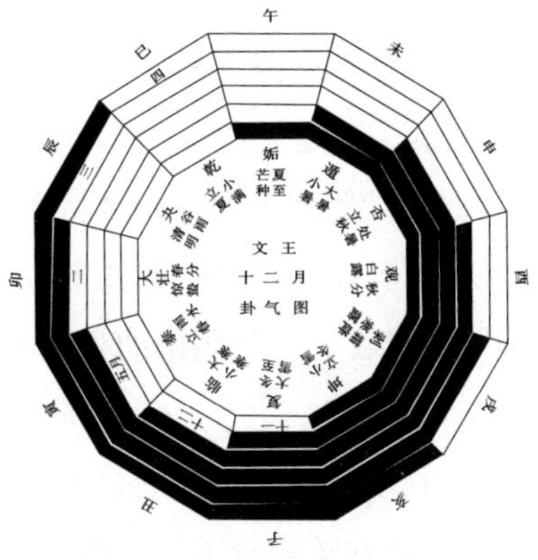

文王十二月卦气图

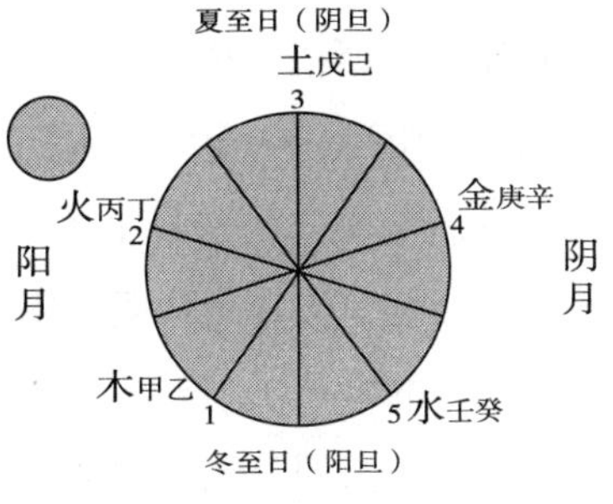

天干阴阳五行图

黄帝时期至秦汉时期阴阳五行理论形成体系，中医理论典籍《黄帝内经》（以下简称《内经》）中的阴阳理论，都出自天文历法的规律，如《素问·六节藏象论》云:“天以六六为节，地以九九制会，天有十日，日六竟而周甲，甲六复而终岁，三百六十日法也。”《素问·天元纪大论》云:“帝曰：上下周纪，其有数乎？鬼臾区曰：天以六为节，地以五为制。周天气者，六期为一备；终地纪者，五岁为一周。君火以明，相火以位。五六相合而七百二十气，为一纪，凡三十岁；千四百四十气，凡六十岁，而为一周。不及太过，斯皆见矣。”《素问·阴阳离合论》云:“日为阳，月为阴，大小月三百六十日成一岁，人亦应之。”《素问·六节藏象论》云:“春胜长夏，长夏胜冬，冬胜夏，夏胜秋，秋胜春，所谓得五行时之胜，各以气命其藏。”《素问·风论》云:“以春甲乙伤于风者为肝风，以夏丙丁伤于风者为心风，以季夏戊己伤于邪者为脾风，以秋庚辛中于邪者为肺风，以冬壬癸中于邪者为肾风。”

综上可以看出《内经》中蕴含的阴阳理论与十月太阳历有着密切联系，其中凡用三百六十之数、五季、每季七十二天均出自十月太阳历法。黄帝至秦汉时期阴阳五行、天人合一理论体系已经成熟。

用取象比类的思维，取天时地利人和万事万物之象不断变化规律类比，形成阴阳学说。阴阳学说的基本内容就是阴阳的对立制约、互根互用、消长平衡、相互转化。阴阳的对立制约对中药用药指导意义比较大，阴阳的互根互用、消长平衡、相互转化包含的各个方面则主要体现在中医的临床辨证用药施治方面。

自然界的一切事物或现象存在着相互对立的两方面，这就是阴阳的对立制约，如上与下、天与地、昼与夜等。阴阳的互根互用是指阴阳双方既相互对立又相互依存，任何一方都不能脱离另一方而单独存在。因为阴阳之间是对立制约、互根互用的，所以，阴阳并不是静止不变的，而是始终处于运动变化之中的，因而在一定限度、一定时间内的“阳消阴长”“阴消阳长”中维持着相对平衡的状态，这就是阴阳的消长平衡。而阴阳对立双方在一定的条件下，各自向其相反的方向转化，阴转化为阳、阳转化为阴的过程，就是阴阳的相互转化。

（2）河图中的象数阴阳五行

上古河图源自日月运行以数成象，在河图中，一至九的数位空间体中的奇数（阳数）一、三、五、七、九，以白点表示；偶数（阴数）二、四、六、八、十以黑点表示；阳数联系在时空体单元形成左旋，阴数联系在时空体单元形成右旋。一至九数位空间体按照两仪对位与差五原理，形成了天一对应地六，即“天一生水，地六成之”；地二对应天七，即“地二生火，天七成之”；天三对应地八，即“天三生木，地八成之”；地四对应天九，即“地四生金，天九成之”；天五对应地十，即“天五生土，地十成之”。

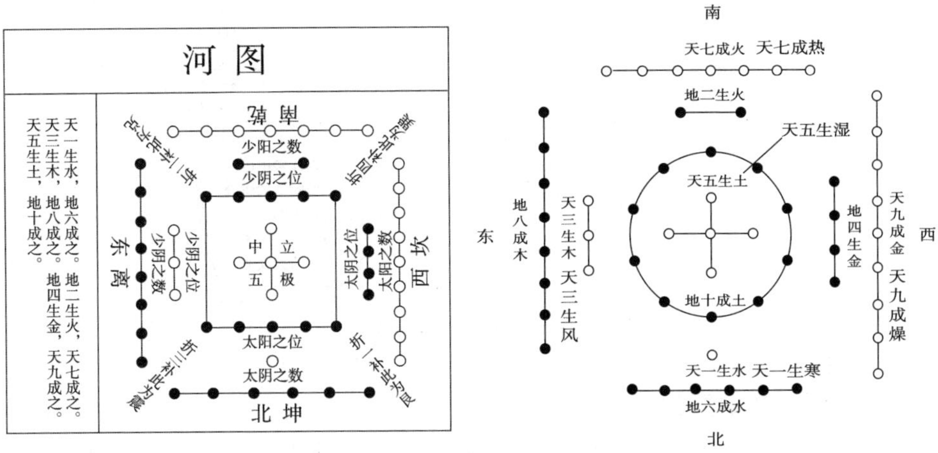

河图

在此时空体数位结构里，一、三、五、七、九为阳数，阳主升，二、四、六、八、十为阴数，阴主降，从而形成了阳主升阴主降的气机升降运动。

东方为木，故称河图数三与八为木数；南方为火，故称二与七为火数；西方为金，故称四与九为金数；北方为水，故称一与六为水数；中方为土，故称五与十为土数。所以古人称河图数为五行数。所谓五行数，即指月行五方之数。如此，河图模型便与五行图式结合在一起了。从河图相配来看，上弦丁壬木对应三、八，下弦乙庚金对应四、九，丙辛水对应一、六，戊癸火对应二、七，甲己土对应五、十。

天干交合之数象思维是指十天干五运合化的原理，《素问・五运行大论》：“黄帝坐明堂，始正天纲，临观八极，考建五常。请天师而问之曰：论言天地之动静，神明为之纪，阴阳之升降，寒暑彰其兆。余闻五运之数于夫子，夫子之所言，正五气之各主岁尔，首甲定运，余因论之。鬼臾区曰：土主甲己，金主乙庚，水主丙辛，木主丁壬，火主戊癸。”

十天干依河图之数的顺序：甲一，乙二，丙三，丁四，戊五，己六，庚七，辛八，壬九，癸十。

一六共宗，故甲己合化土。二七同道，故乙庚合化金。三八为朋，故丙辛合化水。四九为友，故丁壬合化木。五十同途，故戊癸合化火。

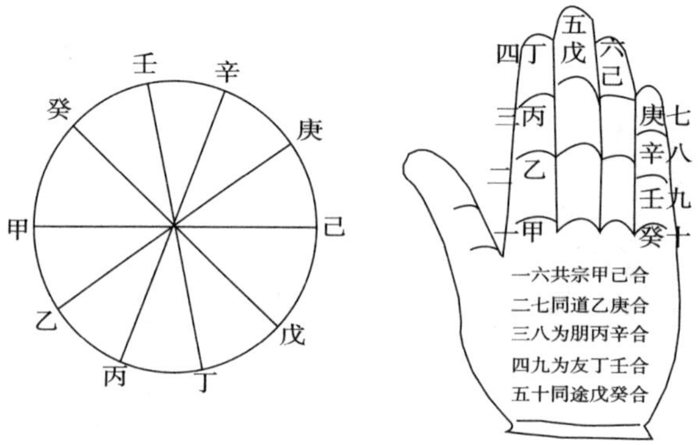

天干地支推演运气图

3. 五行之象的产生

五行是指水、火、木、金、土。五行来源于天地阴阳的变化，故河图中显示“天一生水，地六成之”“地二生火，天七成之”“天三生木，地八成之”“地四生金，天九成之”“天五生土，地十成之”。

《尚书·洪范》载:“五行，一曰水，二曰火，三曰木，四曰金，五曰土。水曰润下，火曰炎上，木曰曲直，金曰从革，土爰稼穑。润下作咸，炎上作苦，曲直作酸，从革作辛，稼穑作甘。”

这段话含义有三：第一，明确指出五行乃木、火、土、金、水。第二，描述了五行各自的特点，水有润下的特点，火有炎上的特点，木有曲直的特点，金能变革，土能种植庄稼。第三，五行对应五味，水对应咸味，火对应苦味，木对应酸味，金对应辛味，土对应甘味。

随着认识的发展深入，殷商时期原本朴素的“五行思想”被抽象化，“五行”由五种具体物质演变为“五种特性”，即凡具有滋润、向下之性者皆可用“水”比拟；凡具有炎热、趋上之性者皆可用“火”比拟；凡具有曲直、伸展之性者皆可用“木”比拟；凡具有能柔能刚、变革、肃杀之性者皆可用“金”比拟；凡具有生化、承载、收纳之性者皆可用“土”比拟。这样就有了据象归类的雏形。

《管子·幼官图》以东、南、西、北、中五方五季，每季两图，解说每个季节气候的不及与太过导致的不良结果，并取象比类到国家治理。

五行不仅与五味相对应，还与五方、五色、五德、五声、四时、五脏、天干等相对应。

4. 五行之数象思维

（1）五行之数

五行之数即五行之生数，就是水一、火二、木三、金四、土五，也叫小衍之数。一、三、五为阳数，其和为九，故九为阳之极数。二、四为阴数，其和为六，故六为阴之极数。阴阳之数合而为十五，故化为洛书则纵横皆十五数，乃阴阳五行之数。

（2）五行之象思维

古人通过日月五季五行、五星五行之象与其他事物之间的“象”相似性进行取象比类，中医学认为天地自然是大宇宙，人体受天地自然气候的影响，具有同样的运行规律，因此人体是小宇宙，在人体中以五藏（藏自然之气）为核心，五藏对应五行（天时之气），将人体分为五大系统，运用五行的推演方法进行类推，从而形成了天人合一五藏系统。五行归类的思维模式对中医学的作用在于，它促使人们从天人合一认知天象去认识人体，以五行生克制化原理，来认识人体阴阳五行气机的运行规律。

具体而言，五行学说以“人与天地相参”思想为指导，以五行为中心，以空间结构的五方、时间结构的五季，人体结构的五脏为基本框架，用以说明人体内部各系统以及人与自然环境的统一性。

第二节　中医药发展史

一、《周易》取象比类思想与中医药萌芽

《周易》是中国文化的瑰宝，是中华传统文化的源头，是一部“无字天书”。它阐释了宇宙生命、个人生命的作用，是叙述日月阴阳运行的一个大法则。

在自然界中，当太阳运行到北回归线时是最炎热的时节夏至，与后天八卦的“离卦”对应，即“太阳”。人是自然界的一分子，自然顺应推演世间万物的八卦的规律，所以在中医理论中，后天八卦的离卦五行属火，位在南方，与一

年四季的夏应象，与人体五脏的心应象，物极必反，以降为顺；当太阳运行到南回归线时是最寒冷的时节冬至，与后天八卦的“坎卦”对应，即“太阴”，坎卦五行属水，位在北方，与一年四季的冬应象，与人体五脏的肾应象，物极必反，以升为顺；震卦、巽卦五行属木，位于东方，以升为顺，震卦为雷，与人体五脏的肝应象，巽卦为风，与人体六腑的胆应象；兑卦、乾卦五行属金，位于西方，以降为顺，与四季的秋应象，兑卦与人体五脏的肺应象，乾卦与人体六腑的大肠应象；坤卦与艮卦五行属土，位于中央，坤卦与人体五脏的脾应象，艮卦与人体六腑的胃应象，脾主升，胃主降。

宇宙间的一切事物和现象都包含着阴和阳，以及表与里的两面。它们之间相互对立斗争又相互资生依存，天地之道，以阴阳二气造化万物。天地、日月、雷电、风雨、四时、寒热、虚实、男女、长幼等万事万物，莫不分阴阳。阴为人之体，阳为人之用，人以阴阳二气长养百骸。五脏、六腑、气血、经络、骨肉、腹背，乃至七损八益，一身之内，莫不合阴阳之理。阴阳八卦之象，用取象比类的思维，推导出世间万事万物之间的联系，也奠定了中医药学阴阳五行理论的基础。

阴阳学说用来指导治疗用药，主要从治疗原则和归纳药物性质两个方面来体现。中医认为疾病发生的主要原因是阴阳失调，而疾病的治疗就是根据这些基本的病理变化来确定治疗原则，以调整阴阳，使其恢复阴阳平衡的状态。阴阳学说确立治疗原则就是《内经》中提到的“寒者热之，热者寒之”，简单的理解就是寒病、实寒证用热药治疗，热病、实热证用寒药治疗。

二、中医药象思维的发展——《内经》

《内经》发源于黄帝时期，成书于战国时期，但其主体部分最后成书是在汉成帝的时候。当时刘向受命负责校理宫廷藏书，领导了我国第一次大规模文献整理活动。其中御医李柱国负责校订医书，《内经》就是在这次校订整理中汇编成书的，距今两千多年。

《内经》的出现标志着意象思维在中医药学的系统应用，其在吸收古圣人意象思维的基础上，据天象来认识人体并创立了藏象、经络等中医药学理论框架体系。如《素问·阴阳应象大论》曰：“六经为川，肠胃为海。”气血周流于经脉，与水流和河川类象，肠胃盛受水谷与海洋汇聚江河类象。

《内经》关于阴阳变化和五行理论的阐释，更是体现了意象思维的深入运用。如《素问・五运行大论》曰："夫阴阳者，数之可十，推之可百，数之可千，推之可万。天地阴阳者，不以数推，以象之谓也。"在《内经》中，凡属质性相反者，如内外、出入、上下、升降、寒热、静躁等亦皆以阴阳来比拟象征。

《内经》亦采取五行学说的模式，以五脏为核心，五脏配五行，将人体分为五大系统，分别由心、肝、脾、肺、肾作为统领。《素问・阴阳应象大论》则运用五行"自生"的推演方法进行类推，形成了具有自身特点的五行系统。

《内经》把自然界风的特性之善动，类推到人体病机方面来，如凡是具有活动性的、善变的、游走性的、摇动性的诸如眩晕、震颤、瘙痒、抽搐、行痹等皆类比为属"风"。以此类推创立了"风气通于肝""寒气通于肾""火气通于心""燥气通于肺""湿气通于脾"的理论。体外六气和人体五脏相通，这是中医六淫学说的核心，在《周易》朴素类比思维的基础上，《内经》把取象比类的方法广泛地应用于中医病理学、生理学以及中药学中。

由此可见，《内经》的出现，体现了意象思维在医学理论中的系统应用。后世思想家对意象思维进行了更加深入的认识，并不断拓展、充实和丰富意象思维的内涵。意象思维在中国传统社会也被应用于自然和人事的各个方面，以此来解释、分析或推测事物的发展趋势。

第二章 /
取象比类思想贯穿中医药理论体系

中国远古时期的圣人就创建了用取象比类的方法来认识宇宙自然和运动规律的思维方式。取象比类思维发源于远古时期，记载于黄帝周代先秦，经过历代先贤的演绎，贯穿于中医药理论体系，以及中国社会天文预测、地理认知、农耕文化与生活、社会治理、治国兴邦各个领域。

第一节　取象比类思维与阴阳五行

阴阳学说和五行学说各有特点，两者之间的联系十分密切。阴阳学说重点强调相对事物或同一事物两个方面之间的联系；五行学说则是强调事物群体所构成的生克制化的整体。人的生命活动、人与自然的关系是非常复杂的，所以中医药学是在分析、研究、探索、阐述人体内在脏腑、经络的生理功能和病理变化时，将阴阳学说和五行学说综合运用分析，来指导临证用药的。

观物致知，古人用取象比类思维认知天地规律，延伸到认知人体、植物、矿物、动物与宇宙天地自然规律的阴阳五行类象原理，通过理论在实践中的践行，并经过历代的总结归纳，形成了传统中医药学。

传统中医药学依据人体表现于外的能够被人们直观观察到的“物象”——五官之象、色象、脉象、舌象、声象、针刺感传之象、脏腑经络之象，与宇宙天地阴阳五行自然之象来取象比类，概括出人体生理的阴阳五行学说、中医藏象学说、中医脉象学说、人体经络学说，并确立了人体病理的证象学说、六经传变之象学说，创立了望五色形、闻五气声、问五味寒热、切三部九候诊断体系之脉象、五色象、五声象、五味象、五运六气象之学说，以及中药四气五味、升降浮沉药象学说。

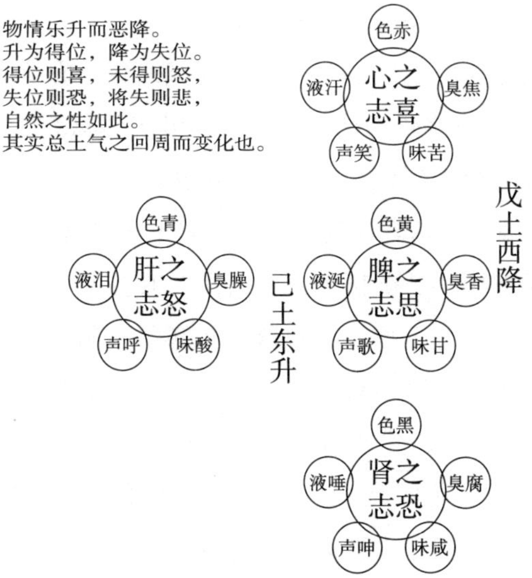

藏象图

古人智者通过观察到的植物、动物、矿物等的生长环境以及外在表现的形、色、气、味“物象”与宇宙天地自然阴阳五行规律类象，从而推导出这些物质的阴阳五行、四气五味之药象。

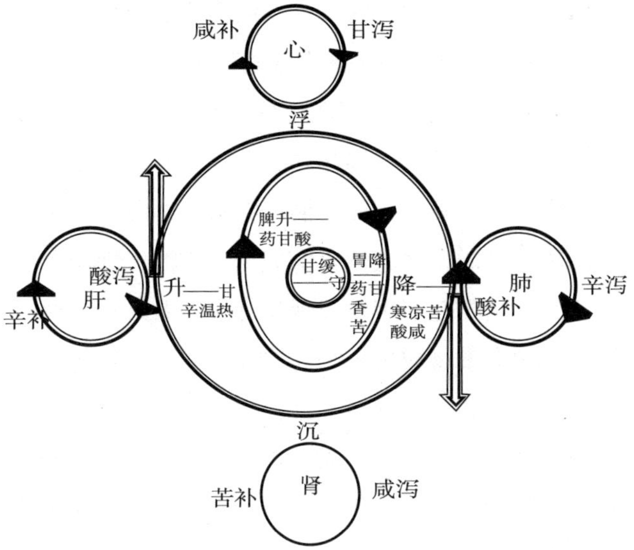

药象图

古人智者用取象比类的思维概括出“天人合一”，人体气机升降之象与自然界动植物之象，和天地宇宙阴阳之象是一个有机的整体，一年四季的五运（金木水火土）六气（风寒暑湿燥火）之象的阴阳升降浮沉之象，影响着人体气机左升右降一气周流之象，以及动植矿物药性的四气五味升浮降沉之象的变化，并推导出用药象之升降浮沉之象去纠正人体气机升降出现的失衡，也就是古人所言用药之偏性调整人体之偏，以达到一气周流、阴阳平衡的目的。

中医用药之法象：用药如用兵。配伍中，有君臣，有佐使，有向导；有缓攻，有急攻，有偷关；有上取，有下承，有旁取；有寒因寒用、热因热用、塞因塞用、通因通用诸法。取象比类思维对中医药学形成和发展以及应用产生了巨大的作用。所以说取象比类不是封建迷信，而是一种思维，是一种科学认知，是中医药学产生的纽带与基石。中医和中药是“1+1=2”的科学，“2”是完整的中医药理论体系，“1”是中医药理论体系的一部分，若将中医和中药分割成两个不同的理论体系，那么中医也就不可能会用中医理论看病了，中药就失去了和中医同体的理论支撑，中药也就失去了生命，不再具有中药的属性，则中医药死矣！

一、阴阳应象

仔细研读《内经》可以发现，其中涉及的阴阳五行概念，实际上与古代天文、历法有着密切的关系。现代中医药学基础理论认为，气由阴气和阳气组成，任何事物均可以用阴阳来划分。关于阴阳的概念，中医学基础理论的观点是：凡是运动着的、外向的、上升的、温热的、明亮的都属于阳，相对静止的、内守的、下降的、寒冷的、晦暗的都属于阴。把对人体具有推进、温煦、兴奋等作用的物质和功能统归于阳，对人体具有凝聚、滋润、抑制等作用的物质和功能统归于阴。其认为自然界任何事物或现象都包含着既相互对立又互根互用的两个方面。阴阳是对相关事物或现象相对属性，或同一事物内部对立双方属性的概括。阴阳之间的对立制约、互根互用，并不是处于静止和不变的状态，而是始终处于运动变化之中。这显然是采用哲学观念的阴阳解释阴阳学说，且后世对作为哲学观念的阴阳两字也应用得十分广泛，但追本求源，阴阳最早是起源于历法和季节更替的。

《周易》的核心基础就是阴阳，阳爻和阴爻组成八卦。《周易·系辞》：“一阴一阳之谓道”“阴阳之义配日月。”《春秋繁露·阴阳终始》：“天之道，终而复始。"《管子·乘马》："春秋冬夏，阴阳之推移也。"这些都说明实质上的阴阳是气候的变化导致的四季循环，所以，阴阳指因地球与太阳的相对运动而产生的光亮、温度等的变化。古人还总结出每个季节阴阳量的多少，也就是三阴三阳。

古人认知的三阴三阳来源于立杆测日影的天文科学观测实践的结果。立杆测日影，是古代中国天文学观测天体位置、勘定地体方位、划分节气、定立时刻制度的方法。

立杆测日影的方法：立一根垂直于平地的标杆（一般长八尺），每天早、中、晚三次测量日影长度的变化，还要与漏刻（沙漏时刻）和夜间北极星的位置相参照。

每天日影最短的时刻，就是太阳在正南，此时日影指向正北，就是午时。一年中，午时日影最短的一天是夏至，日影最长的一天是冬至。从冬至到次年的冬至，就是一个回归年。从夏至到冬至的平分点就是秋分，从冬至到夏至的平分点就是春分。也就是说，依据立杆测日影测得的"地中"来划分的"东、南、西、北"，与"岁、月、日、时、季节"的划分是直接对应的，日影的长短反映太阳与地表距离的远近，直观地说就是太阳距地表越近，地表越热，则阳气越多，反之亦然。所以三阴三阳实质上是以阴气阳气的多少来划分的，诚如《素问·天元纪大论》言："阴阳之气，各有多少，故曰三阴三阳也。"阴气由少至多的排列顺序是厥阴、少阴、太阴，阳气由少至多的排列顺序是少阳、阳明、太阳。

所以说，阴阳、三阴三阳的概念最早来自古人朴素的天文观，是对自然现象进行直观描述、规律总结的结果，是古人站在天地之间"人"的角度总结太阳的运动与地球阳气的变化规律的产物，天体运动，尤其是太阳的运动，决定了大地的时间、方位、温度以及万物的变化，生命的本源是太阳。

《素问·阴阳应象大论》曰："阴阳者，天地之道也，万物之纲纪，变化之父母，生杀之本始，神明之府也。治病必求于本。"阴阳是天体不断运动和相互作用的结果。

何谓阴阳天地之道？《内经》认为，天为阳，地为阴，阴阳交媾，化生万物。宇宙天地阴阳随着季节的变化而变化，天体运动不同的阶段产生不同的阴阳之气。"天为阳"指的是"天道"，也就是地球围着太阳公转的轨道和规律；"地为阴"指的是"地道"，也就是地球自转的轨道和规律，以及月亮围绕地球运转的规律。天道一周为一年，产生了四季四时阴阳四象以及六气和二十四节气；地道一周为一日，产生了白昼与黑夜的十二时辰（十二地支、十二生肖），昼为阳，夜为阴；月亮一个朔望周期为一个月，产生了潮涨潮落、虚虚实实。

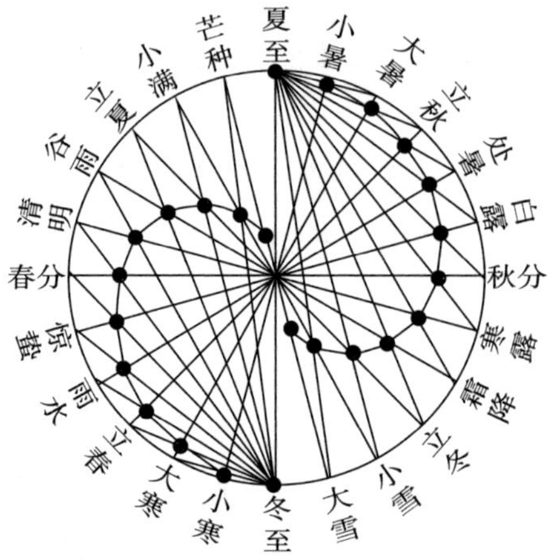

二十四节气图

我们常常用到“时候”这个词，如今“时候”仅代表时间，但实际“时候”包含着宇宙天文中最小的单元，天道轮旋，天之六气随之而变，五天一候，三候一节，四节一气，六节一时，四时一周也就是一年。立春惊蛰开始筹备农忙，“谷雨前后种瓜点豆”“芒种忙着种”，这是春生的最后时节了，夏至后土曰稼穑，庄稼开始快速地成长，经历了小暑、大暑，果实开始灌浆了，秋分时节庄稼丰收入库，可以充实地度过寒冬，迎来一阳初生。自然界万物在四时阴阳气的影响下，春生、夏长、秋收、冬藏。每当七星的柄指向东方的时候，正是春天，所以春在东方，而其升发之象与自然界的风、木和人体的肝的属性具有同类象，互相对应。人体处于宇宙阴阳六气之间，同样受四时阴阳之气的影响，这是中医药理论体系“天人合一”的核心。

什么是万物之纲纪呢？农民种庄稼往往会说一句话：“孤阴不生，独阳不长。”我们观察庄稼在烈日下会枯萎，此为阳太过，浇些水，阴阳平和又会精神起来；遇到连阴天，水大土湿，阴太过，庄稼的根就会烂掉，排水燥土，阴阳平和庄稼会重现生机。一个男子的精气无论多旺盛，没有女子的精气交媾是生不出人的。自然界的万事万物都需要处于阴阳平衡状态，才能够生机旺盛，才能成事。

春季阴阳有生发之象，所以万物生发；夏季阴阳有盛长之象，所以万物盛长；秋季阴阳有收肃之象，所以万物收肃；冬季阴阳有封藏之象，所以万物收藏。人体处于天地之间万物之中，人体的阴阳同样随着季节的变化而春生、夏长、秋收、冬藏。阳生于阴，而阴生于阳，阴阳互根，自然界春夏为阳，秋冬为阴，人体五脏为阴，六腑为阳，肝应木应春为阴中之阳，心应火应夏为阳中之阳，对应一年中的上半年，而木曰曲直，曲直作酸，火曰炎上，炎上作苦；肺应金应秋为阳中之阴，肾应水应冬为阴中之阴，对应一年中的下半年，金曰从革，从革作辛，水曰润下，润下作咸；脾应土应长夏，居在中州，寄于六月之间，在四季各十八天为阴中至阴。肾水润下得温煦而左升，肝木曲直长于土由水来润而升发，肾水与肝木的左升，全赖己土脾的滋养。肝木藏魂而生心火藏神，心火性炎上而苦，得肾水润下而收肃；肺为天，朝百脉，收敛阳气藏于肾水，肾水温而欲。阳出而阴入，阴降而阳藏，所谓太阳为开，少阳为枢，阳明为阖，太阴为开，少阴为枢，厥阴为阖，是阴阳出入法则。人体阴阳平衡，阴平阳秘，百病不生，人体阴阳失衡，百病滋生。此为人体应天地自然阴阳之象，左升右降一气周流之理。

夏金体性柔弱，何以火多不畏，盖皆暗藏土。暗土虽不能生金，有土隔之，火亦不能熔金也。最宜见水，得水则制火润土以生金，见木则破土助火以克金。

春月之金，余寒未尽，贵乎火气为荣，性柔质弱，欲得厚土为辅。春金不能无土，而土多有埋金之忧，不能无火，而火旺有熔金之虑。

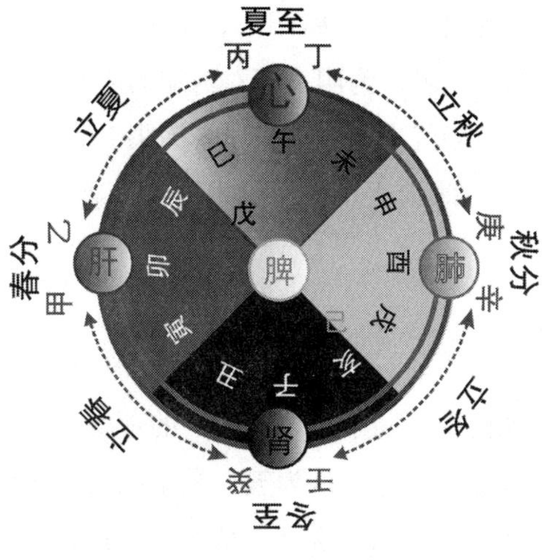

秋气肃杀，火来煅炼，逐成钟鼎之材，土多培养，反惹顽浊之气，见水则清神越秀，逢木则琢削施威，金助愈刚，过刚则折，气重愈旺，旺极则摧。

金至冬令，旺气已过，气泄而弱，土能制水，金体不寒，火来助土，子母成功，温养为利。

天地五行四季关系图

现实生活中，阴阳也确实体现在生活的点点滴滴，只是很多人并没有意识到，例如随着季节气候变化增减衣物、随着日出日落调整作息等都是阴阳调节的结果。再如，冬天比较冷，人们会穿上厚厚的衣服，而在夏天来到时，会换上凉爽的夏装，北方人冬天去南方出差时，会脱掉厚衣服换上与气候相适合的衣服等，这些实际上就是与大自然达到阴阳之间的相互平衡，是最普通的人与自然的统一。

然而，在涉及阴阳概念时，很多人认为是迷信、不科学，这是对阴阳学说的不理解和偏见。中医药学认为人们生活在自然界中，自然界存在着人们赖以生活的必要条件，所以自然界的变化直接影响到人体的反应。例如，产妇为什么只吃鸡蛋而很少吃鸭蛋，您是否想过这也涉及阴阳呢？没错，其中确实有着阴阳属性的缘故。因为鸡蛋属阳，鸭蛋属阴，就鸡蛋和鸭蛋的营养成分来讲，二者基本上一样，但是由于鸭子生活在水中，寒性较大，故而产妇很少吃鸭蛋。不但如此，我们早餐很少吃鸭蛋也是这个道理。如果产妇产后只吃鸭蛋，便会增加机体寒性，导致阴偏盛，容易患上寒证，因此坐月子的女人不应吃鸭蛋，而吃鸡蛋。

所以说，自然界中无处不阴阳，而阴阳之中亦有阴阳，药物亦然。《内经》首先提出了“药有阴阳”理论，《神农本草经》对这一理论予以践行。所谓“药有阴阳”，其含义甚广。若仅从植物药与矿物药分阴阳，矿物药质地沉重而主降，属性为阴，植物药质地轻清而属阳。若就植物药而言，凡药用其花、叶、枝者多属阳，若用其根、干者多为阴。若对药物的内涵以阴阳分，则“阳为气，阴为味……阴味出下窍，阳气出上窍。味厚者为阴，薄为阴之阳。气厚者为阳，薄为阳之阴。味厚则泄，薄则通。气薄则发泄，厚则发热”“气味辛甘发散为阳，酸苦涌泄为阴”。

二、五行应象

传统中医药学与现代中医药学对“五行”的理解不尽相同。现代中医药学基础理论采用哲学之五行的概念，认为五行是中医药学认识世界和生命运动的世界观和方法论，并赋予其阴阳的含义，认为木、火、土、金、水乃至自然界的各种事物都是由阴阳的矛盾运动所产生。阴阳的运动变化可以通过在天之风、寒、暑、湿、燥、火六气以及地之木、火、土、金、水五行反映出来，属医学科学中的哲学概念。《辞海》“五行”条：“指木、火、土、金、水五种物质。中国古代思想家企图用日常生活中习见的上述五种物质，来说明世界万物的起源和多样性的统一。”

古人的五行观与现代五行观念截然不同，《尚书·洪范》指出：“行者，顺灭行气。”《白虎通·五行》指出：“言行者，欲言为天行气之义也。”《春秋繁露·五行相生》言：“行者，行也。其行不同，故谓之五行。”《周易·说卦》云：“帝出乎震，相见乎离，说言乎兑，劳乎坎是也。”《史记·律书》说：“律历，天所以通五行八正之气。”《史记索隐》曰：“八正，谓八节之气。”“八节”，就是立春、立夏、立秋、立冬、春分、秋分、夏至、冬至。从古人的认知中可以看出，五行是阴阳时间周期变化产生的时节和节气。

《史记·天官书》曰：“天有五星，地有五行。”《汉书·艺文志》云：“五行之序乱，五星之变作。”“五星”和“五行”在古文中属于“互文”，两个词说的是一个意思。

《史记·历书》说：“黄帝考定星历，建立五行。”“考定星历”就是考定五行的时间定位。

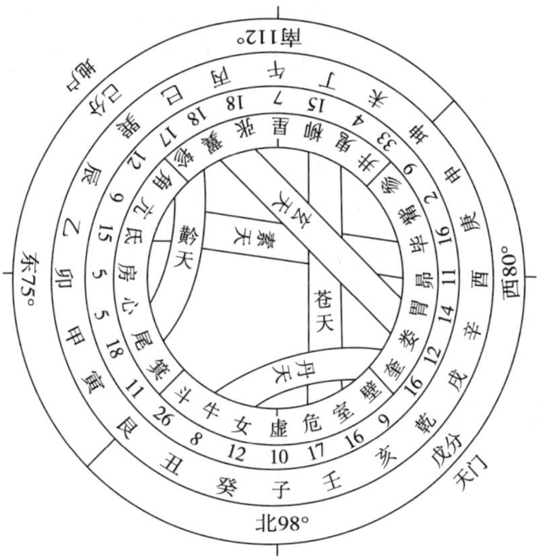

五星五行图

古人通过观察天上的星象来定时，从而推演出木、火、土、金、水五行，这也充分说明五行就是在说季节与气候。五星古称五纬，是天上五颗行星，木曰岁星，火曰荧惑星，土曰镇星，金曰太白星，水日辰星。五星一般按木火土金水的顺序，相继出现于北极天空，每星各行七十二天，五星合周天三百六十度。每年的十一月冬至前，水星见于北方，正当冬气交令，万物蛰伏，地面上唯有冰雪和水，即为水行；七月夏至后，火星见于南方，正当夏气交令，地面上一片炎热，即为火行；三月春分，木星见于东方，正当春气当令，草木萌芽生长，即为木行；九月秋分，金星见于西方，古代多代表兵器，以示秋天杀伐之气当令，万物老成凋谢，即为金行；五月土星见于中天，表示长夏湿土之气当令，木火金水皆以此为中点，木火金水引起的四时气候变化，皆从地面上观测出来，即为土行。木行就是一年中开始的第一个季节，相当于春季；火行为第二个季节，相当于夏季；土行为第三季，介于夏秋之间；金行为第四个季节，相当于秋季；水行为第五个季节，相当于冬季。四季与五行均随时间而演变，但两者属于两种不同的历法系统。四季与十二月八节二十四气相配，属于阴阳合历系统，而五行则属于纯阳历系统，它将一年分为五季，每季七十二天。

正如《四圣心源》所言："枢轴运动，清气左旋，升而化火，浊气右转，降而化水。化火则热，化水则寒。方其半升，未成火也，名之曰木。木之气温，升而不已，积温成热，而化火矣。方其半降，未成水也，名之曰金。金之气凉，降而不已，积凉成寒，而化水矣。水、火、金、木，是名四象。四象即阴阳之升降……四象轮旋，一年而周……阳之半升则为春，全升则为夏；阴之半降则为秋，全降则为冬。春生夏长，木火之气也……秋收冬藏，金水之气也……土无专位，寄旺于四季之月，各十八日，而其司令之时，则在六月之间。土合四象，是谓五行也""五行之理，有生有克。木生火，火生土，土生金，金生水，水生木。木克土，土克水，水克火，火克金，金克木。其相生相克，皆以气而不以质也，成质则不能生克矣。"

五行相克者，是制其太过也。木性发散，敛之以金气，则木不过散；火性升炎，伏之以水气，则火不过炎；土性濡湿，疏之以木气，则土不过湿；金性收敛，温之以火气，则金不过收；水性降润，渗之以土气，则水不过润。皆气化自然之妙也。

以上传统中医药阴阳五行理论，是从古天文地理学的规律类比推理而来，背离了传统中医药理论的临床，实际已经脱离了中医药理论体系。

现代中医药学经过发展，已经自成一体，需要更深入研究和临床验证。在临床应用中医药理论体系过程中，需要谨遵一体，只有系统性才有科学性。

五行学说着重以“五”为基数来揭示事物间的相互关系，以木、火、土、金、水五种物质生克制化构成其整体，用来解释宇宙和人体。五行学说不是静止、孤立地将事物归属于五行，而是以五行之间相生相克关系，探索和阐释事物之间的相互关系，相互协调平衡的整体性和统一性。

五行的相生是指一事物对另一事物具有促进、助长和滋生的作用，五行相克是指一事物的生长和功能对另一事物具有抑制和制约的作用。五行相生的次序为木生火、火生土、土生金、金生水、水生木。五行相克的顺序为木克土、土克水、水克火、火克金、金克木。相生相克，在五行中认为是自然界的正常现象，对人体来说，也属于正常的生理现象。

五行用来解释自然界包括五运、六气、五方、五季、五化等，而与之相应的人体则包括五脏、六腑、五官、五体、五志等，以此来阐述相互生克制化的整体。人体脏腑的生理活动与自然界环境之间同样存在着生克制化的关系，因而人和自然是一个整体（表 1）。

五化为生、长、化、收、藏，按照自然的规律，春天万物始生，夏天为万物生长的阶段，到长夏时就该转化了，秋天便是收割的季节，冬天则是储藏的季节。实际上人也是这样的，春天到了要去春游、踏青，呼吸新鲜的空气，万物生长复苏的时候人也是如此。人的生活习惯也是根据大自然的规律而来的，如秋天天气燥，容易导致咽干、咳嗽等症状，此时恰逢梨子收获，而吃秋梨膏或梨汤即能润肺止咳，也印证了天人合一的道理。

表 1　天人合一五行表

自然界						五行	人体						
五味	五色	五化	五气	五方	五季		五脏	六腑	五官	五体	五液	五志	五脉
酸	青	生	风	东	春	木	肝	胆	目	筋	泪	怒	弦
苦	赤	长	暑	南	夏	火	心	小肠	舌	脉	汗	喜	洪
甘	黄	化	湿	中	长夏	土	脾	胃	口	肉	涎	思	缓
辛	白	收	燥	西	秋	金	肺	大肠	鼻	皮毛	涕	悲	浮
咸	黑	藏	寒	北	冬	水	肾	膀胱	耳	骨	唾	恐	沉

按人体的各个部分与自然界的事物取象比类观点，五行共性分类如下：

（1）凡是具有向上、升发、生长等特性的事物，统归于“木”。相应于人体，肝喜条达、舒畅，最忌抑郁、生气，与木的特性相像，故肝在五行属木，主动，主升。五行中“木”对应的季节为春季，对应的五化为生，都说明“木”具有生长、向上、升发的特性。而春季多风，故风在五行属“木”。相对于人体，肝开窍于目；肝在志为怒，故暴怒可伤肝；肝在液为泪，在体合筋，其华在爪。夜间睡觉时的抽筋现象，中医认为这属于肝病，因为肝主筋。五脉中的弦脉，在五行中也属木，为肝脉，弦脉的主病多为肝胆疾病，这是因为肝与胆互为表里的原因。此外，春季的主脉为弦，是说春天的正常脉象也可为弦脉。五色中青色属木，主病以肝及足厥阴肝经的病证为主，如面部、口唇、爪甲等色青说明肝经有病，这也充分说明了人与自然的统一性。

（2）凡是具有温热、上升、升腾等特性的事物，统归于“火”。心阳能够温煦，具有温热的作用，故心属火。心开窍于舌，因此通过对舌的观察，可了解心主血脉和主神志的生理或病理状态。

（3）凡是具有生化、承受、接纳等特性的事物，统归于“土”。脾胃主管消化饮食、吸收营养，为人体提供养分，类似于土地生化万物以供人享用，故脾胃在五行中属土。脾与胃是互为表里的脏腑。脾在窍为口，其华在唇，故“口舌生疮”症状，中医认为是脾有伏热，循经上蒸于口而致。脾在志为思，故思虑过度可伤脾。脾在液为涎，脾胃不和通常表现为口角流涎。

（4）凡是具有清洁、收敛、肃降等特性的事物，统归于“金”。肺在人体的上部，具有使人体水分下行的作用，故肺属金。肺开窍于鼻，鼻部有病一般认为其根源在肺。肺主皮毛，如果皮肤生疮，中医认为其根源在肺，治疗时也是针对肺进行治疗。

（5）凡是具有寒凉、滋润、向下等特性的事物，统归于“水”。肾在人体的下部，肾中精气，滋润五脏，主管人体内水液代谢，故肾属水。肾开窍于耳及二阴，耳病一般与肾有关。

由于五脏、五色、五味、五官、五志、五体、五脉等都归属于五行范畴，所以在中医诊断治疗疾病时，综合望、闻、问、切获得的信息，根据五行的属性、归属和生克等进行诊断治疗。

三、人体应象

《素问·阴阳应象大论》曰：“东方生风，风生木，木生酸，酸生肝，肝生筋，筋生心，肝主目……在天为风，在地为木，在体为筋，在脏为肝，在色为苍，在音为角，在声为呼，在变动为握，在窍为目，在味为酸，在志为怒。”

《内经》根据八卦阴阳之卦象，通过取象比类，类推出了东方震卦雷对应天之风气、地之木气、人之肝脏，肝主筋，肝开窍于目，肝与心母子相生，认为天之六气——风，地之五行——木，与人体的筋、五脏的肝、五色的青、五音的角、五声的呼为同类同象，互相对应。

古人以阴阳五行之规律与人体应象，用取象比类思维推理出了人体的五入、五病、五并、五恶、五液、五禁、五发、五乱、五邪、五藏、五主、五劳、五脉等生理与病理的现象。

1. 五入

五行、五味之象应五脏之象（药理学基础）。

酸入肝，辛入肺，苦入心，咸入肾，甘入脾。

2. 五病

五行、五气之象应五证之象（病理学基础）。

心为噫，肺为咳，肝为语，脾为吞，肾为欠为嚏，胃为气逆、为哕为恐，大肠小肠为泄，下焦溢为水，膀胱不利为癃、不约为遗溺，胆为怒。

3. 五并

五行、五精之象应七情之象。

精气并于心则喜，并于肺则悲，并于肝则忧，并于脾则畏，并于肾则恐。

4. 五恶

五行、五脏之象应五气之象。

心恶热，肺恶寒，肝恶风，脾恶湿，肾恶燥。

5. 五液

五行、五脏应五液之象。

心为汗，肺为涕，肝为泪，脾为涎，肾为唾。

6. 五禁

五行、五味应五体之象（药理学基础）。

辛走气，气病无多食辛；咸走血，血病无多食咸；苦走骨，骨病无多食苦；甘走肉，肉病无多食甘；酸走筋，筋病无多食酸。

7. 五发

五行应疾病五发之象（病理基础）。

阴病发于骨，阳病发于血，阴病发于肉，阳病发于冬，阴病发于夏。

8. 五乱

五行、五邪应五乱之象（病理学基础）。

邪入于阳则狂，邪入于阴则痹，搏阳则为巅疾，搏阴则为喑，阳入之阴则静，阴出之阳则怒。

9. 五邪

五行应五邪之象。

春得秋脉，夏得冬脉，长夏得春脉，秋得夏脉，冬得长夏脉，名曰阴出之阳，病善怒不治。

10. 五藏

五行应五脏所藏之象（生理学基础）。

心藏神，肺藏魄，肝藏魂，脾藏意，肾藏志。

11. 五主

五行应五脏所主之象。

心主脉，肺主皮，肝主筋，脾主肉，肾主骨。

12. 五劳

五行应五劳所伤之象。

久视伤血，久卧伤气，久坐伤肉，久立伤骨，久行伤筋。

13. 五脉

五行、五脏应五脉之象（脉象学基础）。

肝脉弦，心脉钩，脾脉代，肺脉毛，肾脉石。

《素问·阴阳应象大论》认为天人合一，人与宇宙自然事物可以相互对应："惟贤人上配天以养头，下象地以养足，中傍人事以养五脏。"人的上部与天对应，而天以清阳在上，晴明空虚，故人以头部七窍清虚为养；人的下部与地对应，地在下为阴，精气神下盛，手足以下实为健；人在天地之间谓之中，天地之间的事物与人的中部也就是胸腹部的五脏对应，以人事养五脏。天为阳无形，地为阴有形，天在上虚，地在下实，人与自然同气相求，所以人同样是头部清虚，足部坚实，上虚下实为人体正常状态。

“天气通于肺，地气通于嗌，风气通于肝，雷气通于心，谷气通于脾，雨气通于肾。六经为川，肠胃为海。”人之肺主呼吸，吸入天气，天气通于肺。天食人以五气，地食人以五味，五味之气从口入，通于咽喉。肝风生升之气将营气输布全身。雷通天地，心主神明，雷电一瞬间，心神亿万里，雷电心神类比相通。脾运化水谷精微，谷气通过脾上传于肺。地气上升为云，天气下降为雨，雨水与肾水相类而和。人体的三阴三阳六经就和大地的川流一样，为人体输送气血营养，人体的肠胃就像容纳水谷的大海，为人体运化气血所需。《内经》将天地自然的属性，与人体结构属性一一类比，以天人合一取象比类思维进一步类推，用国家治理结构类比人体脏腑治理结构，以天文人事地理之象类比人体五脏六腑之能，开辟了“心者，君主之官也，神明出焉”，心主神明，就像国家君王的职能一样，主宰着人体的五脏六腑，而“肺者，相傅之官，治节出焉”，肺与心同居于膈上，就像国家的相傅，辅佐心君治理调节人体气机的中医药理论体系之藏象学说。

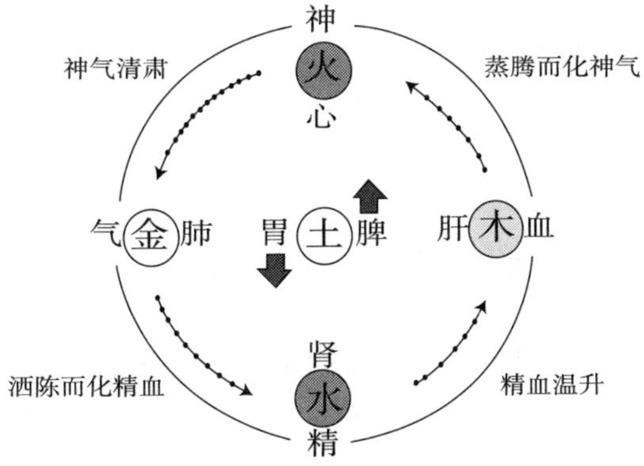

天人合一人体气机运行规律图

第二节 取象比类思维在中医中的应用

一、中医藏象与致病

中医认为病是由人体气机失常所引起，认为致病有三因，外因“风寒暑湿燥火”（六淫），内因“饮食劳倦”“七情内伤”，还有不内外因“蛇虫之害、外伤等”。

（一）外因致病

《素问·至真要大论》曰："身半以上，其气三矣，天之分也，天气主之；身半以下，其气三矣，地之分也，地气主之。以名命气，以气命处，而言其病，半，所谓天枢也。故上胜而下俱病者，以地名之；下胜而上俱病者，以天名之。"

（二）七情致病

怒伤肝，悲胜怒，风伤筋，燥胜风，酸伤筋，辛胜酸。

（三）饮食劳倦致病

饮食是人赖以生存和维持健康的基本条件，是人体生命活动所需精微物质的重要来源，但饮食要有一定的节制，避免因饮食失宜而内伤脾胃，影响健康。正如张仲景《金匮要略》所说："凡饮食滋味以养于生，食之有妨，反能有害……若得宜则益体，害则成疾，以此致危。"如果饮食失宜，可成为内伤病因，影响人体的生理功能，导致脏腑功能失调或正气损伤而发生疾病。饮食物主要是依赖脾胃的纳运作用进行消化吸收，故饮食失宜致病，首先损伤脾胃。由饮食失宜引起的内伤疾病常称为"饮食内伤"。饮食失宜主要包括饮食不节、饮食不洁、饮食偏嗜三种情况。

过劳，即过度劳累，也称劳倦所伤，包括劳力过度、劳神过度和房劳过度三种。

二、中医藏象的升降浮沉

就像日升日落、太阳的南北回归产生阴阳的升降出入一样，阴阳之气在人体亦有升有降有出有入。升降出入是气在人体运动的基本形式，亦是生命活动的根本保证，此即所谓天地自然大宇宙与人体小宇宙应象。

《素问·六微旨大论》曰："出入废则神机化灭，升降息则气立孤危。故非出入，则无以生长壮老已，非升降，则无以生长化收藏。"升降出入关乎病势的上下与开阖。升降出入异常是疾病发展的表现。在黄元御气机升降图中，脾胃是中气，为推动人体气机升降的枢轴，脾气左升，可以推动左侧的肝肾升发，胃气右降，可以带动心肺肃降。脾病则脾气不升，临床可见面色不华、眩晕、耳聋、腹胀、便溏等；胃病则肺、胃之气不降，临床可见咳嗽、气喘、胸闷，或呕吐、呃逆、恶心、腹胀等；或升之太过，如肝气过升，阳亢动风，临床可见头部胀痛、眩晕、耳鸣、面红目赤、心烦易怒，甚至口眼㖞斜、肢麻震颤、昏仆等；或不升反降，如脾气下陷，临床可见脘腹坠胀、便意频频，甚而致胃、肾下垂，或子宫、直肠脱垂等。就出入而言，或开之不及、当出不出，如无汗、便秘、小便点滴而出，甚而不出等；或阖之不及、出之太过，如呼吸深长有余而呼出为快、汗出淋漓、大便质稀次多、小便频数、遗精等；或入之不足，如纳差、短气不足以息、呼吸短促难续而吸入为快等；或入之太过，如热毒内陷、疫毒内攻、寒邪直中三阴等。所以说，中医药治病，实际是调整人体气机升降出入使其保持平衡状态。

三、五行应五藏之象中医治则

五行是阴阳的变化，人体之阴阳有体有用，人之体为阴，阳为用，人体处于阴阳平衡才是健康状态。人体中五脏为阴，六腑为阳，五脏六腑各有五行属性。肝藏（此为藏气）属木，心藏属火，脾藏属土，肺藏属金，肾藏属水。五行相生之象与五藏相生之象相应，肝木生心火，心火生脾土，脾土生肺金，肺金生肾水，肾水生肝木。肝是心之母，心是肝之子；心是脾之母，脾是心之子；脾是肺之母，肺是脾之子；肺是肾之母，肾是肺之子；肾是肝之母，肝是肾之子。

《内经》言“治病必求于本”——本于阴阳，中医药治病，其实就是调整人体气机阴阳的平衡，调整人体气机左升右降一气周流的太过与不及。

（一）五行相生治则

《难经·六十九难》:“虚则补其母，实则泻其子。”五行相生关系与五藏相生关系应象，当肝木虚的时候需要补其母肾水，肝木实的时候泻其子心火；当肾水虚的时候需要补其母肺金，肾水实的时候泻其子肝木。五藏之气平和，则人体阴阳平和，平和则病退。

（二）五行制化治则

《难经·七十五难》:“金、木、水、火、土，当更相平。东方木也，西方金也。木欲实，金当平之；火欲实，水当平之；土欲实，木当平之；金欲实，火当平之；水欲实，土当平之。东方肝也，则知肝实；西方肺也，则知肺虚。泻南方火，补北方水。南方火，火者，木之子也；北方水，水者，木之母也。水胜火。子能令母实，母能令子虚，故泻火补水，欲令金得平木也。经曰：不能治其虚，何问其余，此之谓也。”这是将五行制化之规律与五藏之制化应象，利用五藏制化规律，补虚泻实，调整人体气机达到阴阳平和状态，则百病消退。

在五行之中金气可以制化木气，以使木气不太过；水气可以制化火气，以使火气不太过；木气可以制化土气，以使土气不太过；火气可以制化金气，以使金气不太过；土气可以制化水气，以使水气不太过。所以，当东方肝木太过，是因为西方的肺金不及，失去了制化肝木的能力，根据“子能令母实，母能另子虚”的自然之象，泻肝之子火，补肝之母水，可以强肺金平肝木。古代五行所指是气，而非物质，物质是不能传化的。

四、五藏之象与五音五色

中医学受道家天人合一思想影响，提出了天人相应观，认为人的生理表现、病理变化和疾病诊治等都与自然界相应。如《素问·金匮真言论》曰：“东方青色，入通于肝，开窍于目，藏精于肝……其音角，其数八，是以知病之在筋也，其臭臊。南方赤色，入通于心，开窍于耳，藏精于心……其音徵，其数七，其臭焦。中央黄色，入通于脾，开窍于口，藏精于脾……其音宫，其数五，其臭香。西方白色，入通于肺，开窍于鼻，藏精于肺……其音商，其数九，其臭腥。北方黑色，入通于肾，开窍于二阴，藏精于肾……其音羽，其数六，其臭腐。”古人利用五行生克制化原理，通过查五色、听五音、闻五味等，可以诊断疾病所发、所传、所变，此是中医诊断学内容。五色、五音、五味同样也可以调理人体五藏之气机，达到治未病的目的。

五、五藏之象与按摩导引

按摩导引为中医治法，《灵枢·九针论》曰：“形乐志苦，病生于脉，治之于灸刺。形苦志乐，病生于筋，治之以熨引。形乐志乐，病生于肉，治之以针石。形苦志苦，病生于咽嗌，治之以甘药。形数惊恐，筋脉不通，病生于不仁，治之以按摩醪药。是谓五形志也。”

中医治病，不离阴阳。人体有十二经脉应象自然界山川河流十二经水。人体五脏之气血循行于十二经脉，左升右降循环无端，为人体输送能量，保持人体健康。调整人体气机升降归于平常，阴阳出入平和，是中医治病的根本。中医治病有六法：针、灸、砭、按跷、导引、药。按跷和导引，都是通过激发穴位能量来疏通经络，使经脉气血运行正常，则病症自消。

六、五藏之象与针灸

《灵枢·九针十二原》曰："余子万民，养百姓而收其租税。余哀其不给而属有疾病。余欲勿使被毒药，无用砭石，欲以微针通其经脉，调其血气，营其逆顺出入之会。"《灵枢·终始》曰："凡刺之道，毕于终始，明知终始，五脏为纪，阴阳定矣。阴者主脏，阳者主腑，阳受气于四末，阴受气于五脏。故泻者迎之，补者随之，知迎知随，气可令和，和气之方，必通阴阳""凡刺之道，气调而止，补阴泻阳。"治病本于阴阳。用药、用砭石、用针，都是一个目的，即调整人体脏腑经络气血，使其达到阴阳平衡。无论是用针还是用药调理人体阴阳平衡，都需要通晓人体经脉循行的终始和逆顺，能够明确诊断经脉气血阴阳的虚实，虚则顺经补之，实则逆经泻之。

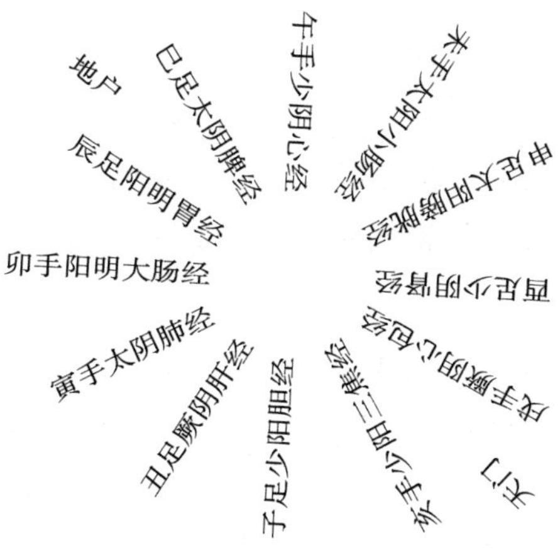

十二时辰与人体十二经络对应图

《难经·七十四难》曰："春刺井，夏刺荥，季夏刺输，秋刺经，冬刺合。"人体有十二经脉，以应一年十二月、一日十二时辰，三阴三阳各六经。十二经脉共有三百六十五穴以应一年三百六十五日。十二经脉各有五输穴处于人体肘膝关节下，阴经的五输穴排列为井、荥、输、经、合，其五行属性为井木、荥火、输土、经金、合水。

春刺井，有与季节气候相对应的含义，春在东方，五行为木，对应人体之肝藏，春季万物生发，易发肝病，井属肝木，所以刺井以祛邪。其他四藏原理相同，不一一展开。

七、藏象与药象

《素问·六节藏象论》云:“帝曰:藏象何如?岐伯曰:心者,生之本,神之处也;其华在面,其充在血脉,为阳中之太阳,通于夏气。肺者,气之本,魄之处也;其华在毛,其充在皮,为阳中之太阴,通于秋气。肾者,主蛰,封藏之本,精之处也;其华在发,其充在骨,为阴中之少阴,通于冬气。肝者,罢极之本,魂之居也;其华在爪,其充在筋,以生血气,其味酸,其色苍,此为阳中之少阳,通于春气。脾、胃、大肠、小肠、三焦、膀胱者,仓廪之本,营之居也,名曰器,能化糟粕,转味而入出者也,其华在唇四白,其充在肌,其味甘,其色黄,此至阴之类,通于土气。”

在中医藏象学说中,肝“为将军之官”“在天为风”,阴阳六气属风,“在地为木”,五行属性为木,“在体为筋”,肝主筋,“在味为酸”,酸入肝,酸性的药物与肝藏与木气相类。这体现出取象比类天人合一的中医理念。

药象有四气(寒热温凉)五味(酸苦甘辛咸),《素问·至真要大论》云:“岐伯曰:辛甘发散为阳,酸苦涌泄为阴,咸味涌泄为阴,淡味渗泄为阳。六者或收或散,或缓或急,或燥或润,或软或坚,以所利而行之,调其气使其平也。”

《素问·至真要大论》云:“岐伯曰:司天之气,风淫所胜,平以辛凉,佐以苦甘,以甘缓之,以酸泻之。热淫所胜,平以咸寒,佐以苦甘,以酸收之。湿淫所胜,平以苦热,佐以酸辛,以苦燥之,以淡泄之。湿上甚而热,治以苦温,佐以甘辛,以汗为故而止。火淫所胜,平以咸冷,佐以苦甘,以酸收之,以苦发之,以酸复之。热淫同。燥淫所胜,平以苦湿,佐以酸辛,以苦下之。寒淫所胜,平以辛热,佐以甘苦,以咸泻之。……寒者热之,热者寒之,温者清之,清者温之,散者收之,抑者散之,燥者润之,急者缓之,坚者软之,脆者坚之,衰者补之,强者泻之,各安其气,必清必静,则病气衰去,归其所宗,此治之大体也。”

《素问·脏气法时论》曰:“肝主春……肝苦急,急食甘以缓之。心主夏……心苦缓,急食酸以收之。脾主长夏……脾苦湿,急食苦以燥之。肺主秋……肺苦气上逆,急食苦以泄之。肾主冬……肾苦燥,急食辛以润之。”

《素问·五脏生成》曰:“故多食咸,则脉凝泣而变色;多食苦,则皮槁而毛拔；多食辛，则筋急而爪枯；多食酸，则肉胝䐢而唇揭；多食甘，则骨痛而发落，此五味之所伤也。故心欲苦，肺欲辛，肝欲酸，脾欲甘，肾欲咸。”此五味应五藏之气。

藏象与药象同气相求，人体有阴阳、五脏六腑、经络气血，都有阴阳五行属性。中药亦有阴阳五行属性，辛味、甘味、淡味为阳，酸味、苦味、咸味为阴，药有四性——寒热温凉，有五味——辛甘（淡）酸苦咸。中药的四气五味属性不同，其性能趋势不同。辛味能浮散宣发，甘味能升缓补中，酸味能收敛固涩，苦味能沉泄能燥，咸味能降泄能软坚，淡味能渗泄。药性的宣通可祛壅滞，补可祛弱，泻可祛闭，轻可祛实，重可祛怯，滑可祛着，涩可祛脱，燥可祛湿，湿可祛枯，寒可祛热，热可祛寒，和可安中，缓可制急，平可主养，静可制动。利用药的功能趋势，调理五脏六腑经络气机之偏归于平衡，是中药在中医药学中存在的意义。

第三节　取象比类思维贯穿于中药药理体系

《内经》在中国传统阴阳五行、理法数术、取象比类思想指导下，形成了基于天文地理自然科学的中医药理论体系，建立了阴阳五行学说、藏象学说、五运六气学说、经络气血学说、本草学说、脉象学说等。这些中医药理论学说，都根基于同一个阴阳五行理论。阴阳五行理论是体，藏象、气血、经络、本草等学说为用，它们之间同气相求，同宗同体，不可分割。

中医药学的起源、发展经历了几十万年，从草本植物，到虫兽石水，从初级阶段的经验积累，到有理有法，依法寻药、依法采药、依法制药、依法用药。医法根于易法，易法乃羲皇开创，法于阴阳，和于术数，取象比类，是中医药理论体系建立的基石和灵魂。

羲皇之法万年之久，《内经》《神农本草经》历五千年成矣，无论医理药理，一脉相承，不过羲皇之阴阳大道。

五千年前，岐黄撰《内经》，中医药理论体系建立，神农撰《神农本草经》，奠定中药学基础。

两千五百年前，越人撰《难经》，建立了脉象学、诊断学和经络学基础理论以及临床应用学。

两千年前，张仲景采《内经》《难经》而撰《伤寒论》《金匮要略》，确立理、法、方、药于一体的中医药临证医学。至此中医药理论与临床是上古至今最鼎盛时期。

回顾历史，中药学的发现与发展促进了中医临床学的发展。中药学专著《神农本草经》最早著录于《隋书·经籍志》，书中药味三百六十五种，其中植物药二百五十二种，动物药六十七种，矿物药四十六种。根据药物的性能和使用目的不同分为上、中、下三品，称为“三品分类法”，以应“天地人”三才之象。《神农本草经》的总论，归纳了十三条药学理论：提出了“君臣佐使”的方剂理论；提出药物关系“七情和合”以及药有君、臣、佐、使，以相宣摄合和，宜用一君二臣三佐五使，又可一君三臣九佐使的配伍原则；提出了“药性有宜丸者，宜散者，宜水煮者，宜酒渍者，宜膏煎者，亦有一物兼主者，亦有不可入汤、酒者，并随药性，不得违越”药物制剂原则，并指出哪些药物适合制成哪种剂型；提出了“凡欲治病，先察其源，先候病机，五脏未虚，六腑未竭，血脉未乱，精神未散，服药必治。若病已成，可得半愈。病势已过，命将难全”的治病原则；提出了“病在胸膈以上者，先食后服药；病在腹以下者，先服药而后食；病在四肢血脉者，宜空腹而在旦；病在骨髓者，宜饱满而在夜”以病象应药象的服药机理等。

《神农本草经》奠定了中药药理学基础。历史上具有代表性的几部本草，如《本草经集注》《新修本草》《证类本草》《本草纲目》等，都是基于《神农本草经》而发展起来的。

南朝梁陶弘景《本草经集注》创药物自然属性分类，南北朝雷敩《雷公炮制论》将药物加工技术进一步发展，唐代苏敬、李勣《新修本草》被誉为世界上第一部国家药典，宋代《证类本草》使诸家本草及各药单方，垂之千古，不致沦没，皆其功也。明代李时珍撰《本草纲目》以此为蓝本，但《本草纲目》对前代本草进行分割脔切，使前代本草原貌模糊不清。《汤液本草》为元代王好古所撰。王好古师从金元时期张元素、李东垣，所撰《汤液本草》录用了张元素《珍珠囊》和李东垣《药类法象》《用药心法》等，继承了张元素、李东垣的学术思想，在《内经》对于药物气味厚薄升降归经的基础之上，进一步详细阐述了药物形色气味所入三阴三阳各经的特点，归纳了药物四气五味、气味厚薄、升降浮沉的性能趋势。该书为金元时期药理学说的代表之作，此书所列药物性能，皆从名医临床实践而来，证明了取象比类阴阳五行理论指导下的中医药理论的有效性和科学性。清代吴仪洛撰《本草从新》，实鉴于《本草备要》著者汪昂“不临证而专信前人，难采诸说”之论，故重加修订，增之超半，是一部较为实用的本草著作。清末唐容川《本草问答》，写于西学日盛之时，采用传统的阴阳五行、形色气味、取类比象等学说来阐释中药药理，他认为中西医各有优劣，神农尝药“即试验也”，比西医药理的试验要早。

第一次鸦片战争后中医药逐渐衰落，医药开始废中医崇西化，虽然中医师的处方依然多出自《伤寒论》《金匮要略》《备急千金要方》等古籍，但其诊断学、脏腑经络学，甚至药理学等本源于阴阳五行取象比类的理论基础逐渐丧失，医者读古籍只能理解字面之意，已不知祖先之真意。现代中药学以及管理体系，都以西化的理念重视化学成分含量，不是以本源的阴阳五行理论来辨识药材，本来医药之理同源于阴阳五行，而目前体系仅仅注重药物成分和含量，久之药将不药，医者误药，误人性命。

《素问·六节藏象论》曰：“天食人以五气，地食人以五味。五气入鼻，藏于心肺，上使五色修明，音声能彰；五味入口，藏于肠胃，味有所藏，以养五气，气和而生，津液相成，神乃自生。”天之五气通过人体呼吸入鼻，藏在心肺，心肺为人体之天；地之五味通过人之口藏于脾胃，化生水谷精微上与天气交融，精神乃生，藏于心肾。以取象比类的思维将天气、地气与人气相应，指出了四时阴阳之气与药食的四气五味对于人体健康的影响，明确指出了中医用药治病原则。

自然界的植物、动物、矿物与人一样受天地阴阳变化的影响，植物、矿物、动物与天地之气相应，形成了四气五味。用具有四气五味动植矿物之气去影响人体五脏之病气，使人体阴阳保持平衡的状态，人才能健康长寿。

生长在不同气候及地理环境中的植物、动物、矿物，具有不同的气与味。如何分辨和发现动植矿物具有四气五味的属性，以及其升降浮沉的能力，从而用来作为中药为人治病呢？祖先早已总结出了一套指导理论。《素问·阴阳应象大论》说：“阴味出下窍，阳气出上窍。味厚者为阴，薄为阴之阳。气厚者为阳，薄为阳之阴。味厚则泄，薄则通。气薄则发泄，厚则发热。……气味，辛甘发散为阳，酸苦涌泄为阴。”

辨别植物、动物、矿物是否可以药用，辨别其药性、归经、主治病证，首先辨其所生、所长、形、色、气、味之阴阳五行所属，知其五行所属则知其归经以及升降浮沉之功能，与五藏五行之升降浮沉应象，调整阴阳治疗百病。

我国的第一部中药药理学著作《神农本草经》记载了药物三百六十五种，以治百病。传神农尝百草而知其药性，写就了《神农本草经》，创立了中药学理论。实际上，这个时期我国传统文化阴阳五行理论体系已经成熟，中药的寻找应该是在阴阳五行理论指导下，观药之生与长，辨形色气味阴阳五行属性，在通过实践、实验以及炮制，让药物的阴阳五行属性更适合于人体治病需要。

综上可知，神农尝百草的前提是找到百草，知之而后行，所谓“尝”乃实验、矫正，也就是炮制，所以说，中药药理学是建立在阴阳五行的基础上，抛开阴阳五行理论孤立存在的中药学，与中医药理论不吻合。

一、四气阴阳——寒热温凉

太阳运动而生阴阳，所谓风、寒、暑、湿、燥、火，三阴、三阳。气为阳，阳中亦有阴阳。寒、热、温、凉，四气皆象于天，温、热乃天之阳，凉、寒乃天之阴，此乃天之阴阳。

《神农本草经》所言药物有“寒、热、温、凉四气”。四气，即四性，是药物或食物的寒热温凉四种性气，与人们味觉可感知的五味相对而言。四气属阳，五味属阴，也就是《素问·阴阳应象大论》“阳为气，阴为味”之意。事物之阴阳属性是可分的，“阳中有阴，阴中有阳”，故药物寒热温凉之性还可再分阴阳。温性、热性为阳，凉性、寒性属阴。热甚于温，寒甚于凉，只是程度的差异。温热药有微温、温、热、大热的不同量级，寒凉药有凉、微寒、寒、大寒的不同量级，如果在性气上没有寒热温凉明显的性质差异，就用“平”标定其性气。

寒热温凉四气理论的产生，是通过药物的形色气味五行所属与人体五藏五行对应的生理反应进行归纳总结而成，如《神农本草经·序》言“疗寒以热药，疗热以寒药”，前一句“寒”是病象，“热”是药象，后一句“热”属病象，“寒”是药象。寒为阴，热为阳，寒证以热治，热证以寒治，人体阴阳得以平衡。药物的“寒”与“热”都得之于天地四时之气。中医药天人合一的理论明确了药物四气与自然天地四时阴阳五行以及产地或性状等方面有着密切的联系。

《素问·阴阳应象大论》云“天有四时五行，以生长化收藏，以生寒暑燥湿风；人有五脏化五气，以生喜怒悲忧恐”，提出了人与天地自然的关系，并认为中药的“气属阳，味属阴。味厚者为阴，薄为阴之阳。气厚者为阳，薄为阳之阴。味厚则泄，薄则通。气薄则发泄，厚则发热”。李东垣提出：“温凉寒热，四气是也，皆象于天。温、热者，天之阳也。凉、寒者，天之阴也。此乃天之阴阳也。”气为阳，气分阴阳，气厚为纯阳，气薄为阳中之阴。

辛甘淡属阳，甘淡之中亦有寒凉。酸苦咸属阴，酸苦之中亦有温平。如体润有水，色赤有火，气香有金，味甘有土，心形入心，子降于肾。又如性凉为清，气味俱轻薄淡者，为清中清品；性湿为浊，气味俱重厚浓者，为浊中浊品。

清中清品以清肺气，补助天真，如沙参、石斛、甘菊、扁豆、山药之类。

清中浊品以健脾阴，荣华肤腠，如人参、黄芪、白术、芡实、甘草之类。

浊中清品以补心血，宁养神志，如丹参、酸枣仁、生地黄、麦冬、紫菀之类。

浊中浊品以滋肝肾，坚强筋骨，如熟地黄、当归、天冬、枸杞子、肉苁蓉之类。

中药的四气“寒热温凉”皆有所养，温在东方养肝胆，热在南方养心神，湿在中央养脾土，清凉在西方养肺气，寒在北方养肾精。

用药之热解邪在表，用药之寒攻邪在里，用药辛甘发散，用淡渗泄，用酸苦涌泄，用咸沉下。

天之风寒暑湿燥热六气，药之寒热温凉四气，取象比类。

总之，四气又称四性，指药物寒热温凉四种不同的药性。寒、凉、温、热均是程度变化的不同，从四气的本质而言，只有寒热两性的区别。寒、热、温、凉四性也在阴阳范畴之内，寒凉药属阴，具有清热、泻火、凉血、解毒等的功效；温热药属阳，具有温里、助阳、通络、散寒等功效。

药物寒热温凉的认知过程，是先祖们经过长期观察药物对人体的阴阳盛衰、寒热变化作用倾向总结出来的。比如，病人出现发热、烦渴、面红、脉洪大等实热证时，治疗选石膏、知母、黄连等以减轻或者消除症状，所以就把能够治疗热证、热病的药物称为寒凉药；反之病人表现为怕冷、四肢冰凉、面色苍白、脉微弱等症状时，属虚证、寒证，用附子、干姜、肉桂等温性、热性的药物治疗，所以把能够减轻或消除寒证的药物，归于温热药。这就是《内经》所说的“热者寒之，寒者热之”的基本用药原则。

此外，还有平性药物，是指寒热界限不明显、性质比较平和的一类药物，但在实际用药治疗过程中也存在偏寒偏热的不同，并未超出四气的范围，不是绝对的平性，因此仍称“四气”而不是“五气”。

二、五味阴阳——酸苦甘辛咸

中药的味道统称“五味”，是指药物具有的酸、苦、甘、辛、咸五种不同的味道，也是最基本的五种滋味。中药因其五味不同，治疗作用也不相同。除此之外还有淡味，而古人认为淡附于甘，淡味与甘味基本相同，所以依旧称中药的味道为“五味”。“五味”与“四气”一样也有阴阳五行的属性。《内经》云“辛甘淡属阳、酸苦咸属阴”，《尚书·洪范》谓“酸味属木、苦味属火、甘味属土、辛味属金、咸味属水”。

五味的确定有两种情况，一种是口尝，是药物的真实味道；另一种是随着对药物的不断应用和实践，对药物的认识不断加深，根据五味作用于人体产生不同的反应、疗效，总结推衍出的药物归属。如葛根味辛，与其口尝的味道并不相符，但由于葛根具有解表散邪的作用，与辛味的能散、能行有关，故归于辛味。由此可见，五味不仅仅是药物味道真实的反映，更是对药物作用的高度概括。

早在《内经》时期，对五味的作用就有了“辛散、酸收、甘缓、苦坚、咸软”的概括。后来在此基础上，经过临床医家的不断补充，五味的作用也日臻完善：

（1）酸，“能收、能涩”，具有收敛、固涩的作用。酸味药材多具有固表止汗、敛肺止咳、涩肠止泻、固精缩尿、固崩止带的功效，如五味子能收敛止汗，乌梅能敛肺止咳，五倍子能涩肠止泻。

（2）苦，“能泄、能燥、能坚”，具有清泄火热、泄降气逆、通泄大便、燥湿、坚阴的作用。苦味药材多具有清热泻火、下气平喘、降逆止呕、通利大便、清热燥湿、苦温燥湿、泻火存阴的功效，如大黄能泻火通便，杏仁能降气平喘，黄连可以泻火，苍术可以燥湿，知母、黄柏可以滋阴降火。

（3）甘，“能补、能和、能缓”，具有补益、和中、调和药性、缓急止痛的作用。甘味的药物多具有滋养补虚、调和药性、止痛的功效，如人参可以补气，熟地黄可以补血，甘草可以调和药性、缓急止痛、缓解毒性。

（4）淡，“能渗、能利”，具有渗湿利小便的作用。淡味以利水渗湿药物为多，如茯苓、通草可以利水渗湿等。

（5）辛，“能行、能散”，具有发散、行气、行血的作用。辛味药材多为解表药、行气药、活血药，如生姜可以散寒，木香可以行气，红花可以行血。

（6）咸，“能下、能软”，具有泻下通便、软坚散结的作用。咸味药材多具有泻下或润下通便、软化坚硬、消散结块的功效，如芒硝能泻下通便、润燥软坚，牡蛎能软坚、消散瘰疬、痰核。

在日常生活中，一些食物也存在五味的特点，以咸味为例，咸能软坚，鸡蛋腌制时间长了鸡蛋皮会变酥，比正常的蛋皮易坏，就是这个道理。甘能补能缓也是一样，蜂蜜味甘甜，能够补缓、润肺、通便，只是这些生活中的事例，人们没有意识到性味功效而已。

五星之动，化生地之阴阳五行，金、木、水、火、土，生、长、化、收、藏，成地之五味，辛、甘（淡）、酸、苦、咸。五行应五味，味为阴，阴中亦有阴阳，辛、甘、淡之味，地之阳，酸、苦、咸之味，地之阴，味厚为纯阴，味薄为阴中之阳，此乃地之阴阳也。

《内经》对五味阴阳所属有丰富而系统的认识。《素问·脏气法时论》言：“辛、酸、甘、苦、咸，各有所利。”《素问·阴阳应象大论》和《素问·至真要大论》以阴阳之象与五味相类，认为“辛甘发散为阳，酸苦涌泄为阴，咸味涌泄为阴，淡味渗泄为阳”。《素问·脏气法时论》指出了五味的功能：“辛散，酸收，甘缓，苦坚，咸软。”《素问·阴阳应象大论》之“味厚则泄，薄则通”，指出药味厚薄之不同，其升降浮沉的功能亦不同。

明代贾所学将药之五味性能功用，进行了细致地归纳：

（1）五味所走——酸走筋，苦走血，甘走肉，辛走气，咸走骨。

（2）五味所养——酸养筋膜，苦养血脉，甘养肌肉，辛养皮毛，咸养骨髓。

（3）五味所主——辛主散，甘主缓，淡主渗，酸主收，苦主泄，咸主软，滑主利，涩主敛。

（4）五味所能——（辛）能散结，能祛风，能横行，能利窍，能润燥。（甘）能缓急，能上行，能发生，能润肠，能补气，能补阳。（淡）能渗泄，能利窍，能下行。（酸）能收缓，能收湿，能敛散，能敛热，能束表，能活血。（苦）能坚脆，能燥湿，能直行，能降下，能涌泄，能去垢，能解毒，能开导，能养血，能补阴。（咸）能软坚，能凝结，能沉下。（滑）能利窍，能养窍。（涩）能收脱。

（5）五味所宜——肝宜食甘，心宜食酸，脾宜食咸，肺宜食苦，肾宜食辛。

（6）五味所禁——肝病禁辛，心病禁咸，脾病禁酸，肺病禁苦，肾病禁甘。肝病无多食酸，筋病无多食酸，酸多则肉病。心病无多食苦，血病无多食苦，苦多则皮病。脾病无多食甘，肉病无多食甘，甘多则骨病。肺病无多食辛，气病无多食辛，辛多则筋病。肾病无多食咸，骨病无多食咸，咸多则脉病。

《神农本草经》《内经》创立了本于天地阴阳之中药学理论体系，经过后世历代医家的本草注解补充，本于阴阳五行取象比类的中药药理学形成了完整的体系。

三、四气五味之升降浮沉

升降浮沉是中药对人体作用趋向的概括，是指药物对机体有向上、向下、向外、向内的四种不同作用趋向，这与疾病所表现出的趋向是相对而言的。升，是上升提举，趋向于上；降，是下达降逆，趋向于下；浮，是向外发散，趋向于外；沉，是向内收敛，趋向于内。升与降、浮与沉的性质是相反的，按阴阳属性区分，升浮属阳，沉降属阴。一般来讲，凡味属辛、甘，气属温、热的药物，大都是升浮药，如麻黄、升麻、黄芪等；凡味属苦、酸、咸，气属寒、凉的药物，大都是沉降药，如大黄、芒硝、山楂等。

人体气机有升降浮沉运行之规律，而中药因其四气五味的属性，亦有升降浮沉行走之性能。

古人以药物之形取象比类定药性，凡在土中，中半以上的部分，气脉上行，属于根；中半以下，气脉下行，属于梢。以人之象与药之象对应，病在人的中焦与上焦用根，在下焦用梢，因为根升而梢降。凡是药根有上、中、下之形，人体身半以上，类天之阳，取象用头；在中焦用身；在身半以下，地之阴，用梢。形色气味之阴阳五行类象，是在植物中寻找药物、确定药性以及用药治病的法则。

古人以药物的气味取象比类，归纳出药物的升降图。药有气味的厚薄，气味薄厚阴阳属性不同，决定了药物的升降浮沉趋势。

味为阴，味薄，阴入而阳出，为阴中之阳，阳从阴出而左升，所以味薄的药有通散的作用，包含了甘、酸、苦、咸、平之味。

味为阴，味厚，阴盛阳入，为阴中之阴，阴则降，所以味厚的药具有沉降的作用，包含了酸、苦、咸、寒之味。

气为阳，厚乃多之意，气厚的药，阳盛而阴入，为阳中之阳，所以气厚的药物具有升发的作用，包含辛、甘、温、热之气。

气为阳，薄乃少之意，气薄的药，阳入阴出，为阳中之阴，所以气薄的药具有渗泄的作用，包含辛、甘、淡、平、凉、寒之气。

阳则升浮，清阳为天，出上窍，发腠理，实四肢。阴则沉降，浊阴为地，出下窍，走五脏，归六腑。

具有轻清象的药物（味薄，如薄荷、辛夷、麻黄、桂枝），轻清飞扬，所以具有升浮之功。

味厚重浊为阴，而阴则成形（味厚，如大黄之类），《内经》讲“清阳上天，浊阴归地”。

根主上生，故性升；子主下垂，故性降；茎身居中，能升能降，故性和；枝叶在旁，主宣发，故性散。有的药性重在根，有的重在实，有的重在茎，有的重在叶，应该根据其性之所重，来确定其药之升降浮沉、性味归经、主治疾病的功能。寒主于沉，热主于浮，温主于补，凉主于清，风主于升，燥主于通，湿主于润，清主于和，浊主于降。

1. 升浮药物

凡升者皆得天之气，凡形质轻者升。如：

（1）麻黄气温，禀春之木气，其茎空直达而上，味苦、辛，纯得天轻扬之气，故专主气分，从阴出阳，透达周身上下之皮毛，具有升浮的药性。

（2）桂枝气温，味辛，从枝形象可知其性四达，气亦轻扬，阳中之阳主升。

（3）生姜气温，味辛，其气升散，为阳中之阳，主升。

（4）葱白之根生土内，其叶空茎直，气胜于味，引土下黄泉之气以上达苗叶，故功专升散，能通肺窍。

（5）白头翁气温、味苦，形一茎直上，升之象所以能升；其花清香所以能散；其无风独摇，有风不动，色白有毛，凡毛皆得风气，又采于秋月，得金木交合之气，故能息风。

（6）柴胡生于春而采于夏，得水木之气，味辛、苦（春乃冬水所生，春木乃亡于夏），为阴中之阳，柴胡色青与肝应象，一茎直上，根中有孔道，引水气上达于苗，故性主升，其中松虚应象腠理，能达阳气，且味清苦，能清三焦之火。

（7）升麻味甘、辛，能升脾胃之气；系苗叶，故有散性也。

（8）白芷辛香，色白入肺与阳明经，根性主升，故能升散肺与阳明之风寒。

（9）金银花、连翘、甘菊味清而质轻，故能升清气，清上焦头目之热。

2. 沉降之药

凡降者皆得地之味，故味厚者沉降，凡重者沉降。如：

（1）芒硝本得水气，得水中阴凝之性，而味咸能软坚，清气分之热。因其得水之阴味，而未得水中之阳气，故降而不升，且水究属气分，故芒硝凝水之味，纯得水之阴性，而清降气分之热。

（2）大黄味苦大寒，阴中之阴，气薄味厚，气味具降。味厚，阴，入血分，专下血分之结，其味厚且有烈气相助，故能速降。

（3）黄连气寒味苦，味苦为阴，味厚而降，清心火。

（4）黄芩气平，味苦，味苦为阴，味厚而降，但中多虚空，有孔道，所以有升之象，能清肺之火。

（5）磁石因其质重而能降。

（6）牛膝之降则以形味为治，因其根深味苦，故能引水火下行。

（7）赭石亦重镇，而色赤又入血分，故一名血师，以其能降血也。

降而沉者，味必苦，质必重；降而散者，味必辛，气必香；降而渗利者，味必淡，气必薄。薏苡仁、泽泻、车前子、茯苓皆味淡气薄，皆属阳中之阴，不能行在上之清窍，故皆行在下之清窍，而能利小便。果实类的中药皆有降的能力，如牵牛子、车前子皆主降利，荔枝核、山楂核皆主降散，豆蔻、西砂仁味虽辛，而究在温中以降气，柏子仁、酸枣仁润心以降火。

辨药之浮沉以治病气之浮沉，必须明白表里升降之义，祖先认识归纳总结中药气味厚薄升降浮沉的过程，取类比象思维贯穿始终。

四、归经

现代中医学认为，归经理论的形成主要是以藏象学说、经络学说理论为基础，以所治具体病证为依据。人体十二经脉联络着五脏六腑，通过经络将气血输送到人体的上下内外四肢百骸，以维持机体的正常运转，人体脏腑经络受内外之邪的影响出现病证，以病证所在经络选择对应经络的中药来治疗，是现代中医学的归经理论。

那么，是先有病，还是先有药？是先知其病，后知其药归经？

《素问·阴阳应象大论》云："东方生风，风生木，木生酸，酸生肝……在天为风，在地为木，在体为筋，在脏为肝，在色为苍，在音为角，在声为呼，在变动为握，在窍为目，在味为酸，在志为怒。"东方为春，阳气始生，木气升发，此时木气初生乃酸涩，人体肝气与木气类象，物以类聚，色青、音角、声呼、握紧、眼睛、七情之怒、五味之酸皆与肝气所类。对于气味归经，《内经》中阐述清晰，何药归何经古人亦是采用了取象比类的思维方法。

古人言归经，首先辨药之形色气味，根据药物的四气五味升降浮沉阴阳五行之象，与脏腑经络阴阳五行之象取象比类，取同类象归一，得知何药入何经，所以说归经理论的基础是阴阳五行之道。东方春，万物生发、木之气温之象，与味之酸、人之肝、色之青类象，所以有升发之形的药入肝，青色药入肝，气温药入肝，酸味药入肝经。

辨色归经，如独活色黑，而黑对应肾，对应膀胱，所以入足太阳膀胱经与足少阴肾经；白芷色白，而白对应肺，对应大肠，所以入手太阴肺经与手阳明大肠经。

因体形归经，如羌活、独活、葛根皆根深，能以地中水气上达于苗叶，其苗又极长，应象人身足太阳膀胱经，从膀胱水中达阳气于经脉，以卫周身，故三物均入足太阳膀胱经。

吴仪洛《本草从新》曰："凡药各有形、性、气、质，其入诸经，有因形相类者，如连翘似心而入心，荔枝核似睾丸而入肾之类；有因性相从者，如润者走血分，燥者入气分，本乎天者亲上，本乎地者亲下之类；有因气相求者，如气香入脾，气焦入心之类；有因质相同者，如头入头，干入身，枝入肢，皮行皮，又如红花、苏木汁似血而入血之类，自然之理可以意得也。"又言："凡质之轻者上入心肺，重者下入肝肾，中空者发表，内实者攻里，为枝者达四肢，为皮者达皮肤，为心为干者，内行脏腑，枯燥者入气分，润泽者入血分，其上下内外各以其类相从者。"

所以说，中药的归经理论源自天地自然阴阳五行之象与人体、药物之象对应，也就是取象比类。

归是作用的归属，经是脏腑经络的概称，归经即某些药物对某些脏腑经络的病变起到主要治疗作用，药材的归经不同作用也不同，归经指明了药物治疗的适用范围，也就是疗效所在，包含着药物定性、定位的概念。

归经也是经过长期脏腑经络学说结合中药对不同经络、病变发挥的不同治疗作用，进行归纳总结形成的用药理论，如把某些服用以后能够起到明目作用的药物归于肝经，把能够治疗口舌生疮的药物归于脾经等。同样为寒性药，由于归经的不同，有的可清肝火，有的则清胃火，如气喘、咳嗽可选归肺经的苦杏仁、紫苏子，失眠可选归心经的朱砂、茯神。也有一药归数经者，相应的治疗范围也扩大了，如苦杏仁既归肺经也归大肠经，所以苦杏仁既能平喘止咳又能润肠通便；石膏归肺、胃二经，所以能清肺、胃二经之火。

五、配伍

自古圣人用药，皆据阴阳五行之象。《神农本草经》说：“药有君、臣、佐、使，以相宣摄合和，宜用一君二臣三佐五使，又可一君三臣九佐使也。”

《素问·至真要大论》曰：“主病之谓君，佐君之谓臣，应臣之谓使……气有高下，病有远近，证有中外，治有轻重，适其至所为故也。《大要》曰，君一臣二，奇之制也；君二臣四，偶之制也；君二臣三，奇之制也；君二臣六，偶之制也。”天之六气，司天三气主上半年，主人身天枢之上（高），在泉之三气主下半年，主人身天枢以下（下），人受邪气，有自邪（近，病证轻，新发）、实邪、虚邪、微邪（远）、贼邪（远，重证，久病），有冬中邪不发而发于春。不同的病邪，可产生不同病证，病邪有在里，有在外，所以遣方用药需要斟酌病邪内外轻重，用药如用兵，要合理的排兵布阵，也就是符合阴阳五行规则的药物配伍直达病所，是药物配伍的原则。《大要》说药物配伍有奇数有偶数，配伍的方剂有小方有大方。

《神农本草经》指出药有“七情和合”，认为药“有单行者，有相须者，有相使者，有相畏者，有相恶者，有相反者，有相杀者。凡此七情，合和视之”。这就是药物配伍理论中“七情和合”的源头，指药物配伍中的特殊关系。

六、有毒无毒

《神农本草经》载药三百六十五种，分上中下三品，上品无毒，中品有毒无毒，下品有毒性。上品药为君，无毒，可用于日常保健，可以多服，久服不伤人；中品药为臣，有无毒、有毒之分，需斟酌使用；下品药一百二十五种为佐使，多有毒，不可久服。

中药的毒性是药性之偏，即偏温、偏热、偏凉、偏寒。毒性大，偏性大，以应病邪凶险病证之偏性，即所谓以毒攻毒，负负为正。

《冯氏锦囊秘录》曰："至如药性之温者，于时为春，所以生万物者也；药性之热者，于时为夏，所以长万物者也；药性之凉者，于时为秋，所以肃万物者也；药性之寒者，于时为冬，所以杀万物者也。"故凡温热之剂，均为补虚；寒凉之剂，均为泻实。极阳极阴皆有毒，例如附子味辛大热，性之烈与坎中之阳相类，有大毒，经过炮制可退其毒性，可以温肾水，用于肾阳虚脱，回阳救逆。

七、中药命名

《侣山堂类辩》：按《本草纲目》金石、草木、禽兽、果谷，自神农至今，记载本草一千六百余种，中药命名依据各自的阴阳五行功能而定，如黄连、白芷、青黛、玄参之类，以五色而命名；甘草、苦参、酸枣仁、细辛之类，以五味而命名；寒水石、腽肭脐、火硝、香薷之类，以六气而命名；桑皮、橘核、苦杏仁、紫苏子之类，以体而命名；夏枯草、款冬花、长春（常春藤）、秋葵之类，以四时阴阳而命名；防风、续断、决明子、益智仁之类，以功能相类而命名；钩藤、马兜铃、狗脊、乌头之类，以形应象而命名。中药命名，多从其气，或其味，或其色，或其形类象，或其功能。如五气分走五脏，五味、五色逆治五行，皮以治皮，节以治骨，核以治丸（松节、杉节及草根之多坚节者，皆能治骨；荔核、橘核之类，治睾丸），子能明目，藤蔓者治筋脉，肉者补血肉，各从其类。如水草、石草，其性主升；子实，其性主降；甘香之品，能横达于四旁；寒热之气，性浮沉于上下；在土之根梢，本乎上者亲上，本乎下者亲下；在外之枝干，在根者治本，在枝者行于四肢，此物性之自然之性相类象。如夏枯草和款冬花，夏枯草生于冬末，长于三春，是正得水木之气，遇夏则枯，木当火令，则其气退谢，故用以退肝胆经之火，款冬花生于冬月冰雪之中，而花又在根下，乃坎中含阳之象，故能引肺中阳气下行，而为利痰止咳之药，二味中药皆以四时之气而命名，皆得其时阴阳之性而用。"秋英之菊，秋鸣之蝉，感金气而能制风；凌冬不凋者，得寒水之气，而能清热；先春而发者，秉甲木之性，而能生升。此感天地四时之气，而各有制化也。甘温者补，苦寒者泻；色赤者走血，色白者走气；赤圆者象心，白瓣者象肺，紫尺者益脾，香圆者入胃，径直青赤者走肝，双仁圆小者补肾，以形色之相类也（以象形而治五脏，详《金匮要略》）。阳者主上，阴者主下，阴中之阳升，阳中之阴降；轻清者主上，重浊者主下，浊中之清升，清中之浊降。凡物感阴阳之气而生，各有清浊升降之质性者也。又如山栀炒黑而降，黑豆黄卷而升，红曲生血，神曲化粳。此假造酿而得化功者也。因名而取实，因象以用形，得其性之升降浮沉，气之温凉寒热，色之青黄赤白，味之甘苦酸辛，一千六百余种，大概不越乎此矣。”

八、司岁备物

中药采集，自上古以来皆司岁备物，是为得天地阴阳之专精。如君相二火司天的年份，则收取姜、桂、附子之辛热类药物；如太阳寒水司天的年份，则收取黄芩、大黄之苦寒类药物；如太阴土气司天的年份，则收黄芪、白术、人参、茯苓、山药、黄精之甘土类药物；如厥阴风木司天之年份，则收取羌活、防风、天麻、钩藤之风类药物；如阳明燥金司天之年份，则收取苍术、桑白皮、半夏之燥类药物。在司岁之年之药物，因得主岁之气所养，药物之功力更强。

而今之中药种植和采收，已经不以阴阳属性之论，司岁备物观念更遥远，无论是种植、检验还是质量管理，皆以“成分”而论。中药“成分论”和“属性论”在矛盾中焦灼，即使有医者遵循中医理论依据属性论开方，但用药却为颗粒饮片，实际也落入“成分论”中。

综上所述，中医药理论之本源，不离阴阳五行之理，而“成分论”和中医药理论风马牛不相及，根本无法取象比类，无法用以调整人体阴阳失衡。“成分论”适用于西医药，西药往往都是单一成分化学纯品，而一味中药里面则包含成百上千种成分，而且局限于定量检测技术手段，很多微量成分目前还检测不出来，但是检测不出来的成分不见得没有作用，所以，以中药饮片里面某一种或几种成分作为标准来评价中药质量本身值得质疑，况且，一张中医处方往往是几种十几种中药，这些中药放在一起再经过煎煮，各种中药里面的几百上千种成分之间又会发生化学反应，那么分析化学成分简直就成为一项几乎不可能完成的工作。有鉴于此，古人创造性的舍“数”取“性”，抛开每一种中药里面的具体成分不论，而是把这些成分的总体作为研究的主体，来论述它的阴阳五行属性功用，而且属性功用是建立在人与药相应，同时也是古人“万物类象”的属性数学归纳法的指导下的一种具体应用。

九、道地药材

道地药材历史悠久，这一概念可追溯到《神农本草经》，书中记载：“土地所出，真伪新陈，并各有法。”南朝陶弘景所著《本草经集注》中明确了道地药材的优质性，认为“药所生，皆有境界”。道地药材一词首次出现在明代《牡丹亭·词药》（1598 年）中“好道地药材”。宋代已形成了一批著名的栽培道地药材的地区。明、清时期药材贸易繁盛，促进了道地药材的发展。

道地药材除了有明显的地域性特征外，还包括最宜的采植时节、产地与加工方法等。《千金翼方》指出：“凡药，皆须采之有时日，阴干、暴干，则有气力。若不依时采之，则与凡草不别，徒弃功用，终无益也。”

十、炮制

中药传统炮制方法中，几乎每个药都有一种以上的炮制方法，比如古代白术的炮制方法有五十多种，应用的辅料有二十多种，火制法以清炒和土制法最为普遍，麸制法也较常见。历代炮制方法由简到繁，一般都有质量要求，特别到明清时期提出了很多新的炮制方法，并对炮制的作用与目的做了很多精辟论述，如乳炙、蜜炙以润制燥，土、米之类以助脾和胃，姜汁、枳实炙以燥湿化痰祛滞等等。中药经过不同的炮制方法，改变了药物属性，产生了不同的药物功能。

1. 盐炒

明代徐彦纯《本草发挥》“五脏补泻法”载有“心虚则盐炒补之”“以盐炒补心肺”。陈嘉谟《本草蒙筌》也载有“入盐走肾脏，仍仗软坚”。盐炒药物可引药下行，增强药物补肾强筋骨作用，多用于牛膝、补骨脂、益智仁、小茴香、知母等。

2. 醋炙

（1）引药入肝，增强疗效。散瘀止痛类药物，如延胡索、三棱、莪术，醋炙可增强其活血止痛作用；乳香、没药、五灵脂，醋炙除增强活血止痛作用外，兼有矫嗅矫味之功。疏肝理气药，如青皮、香附、柴胡、郁金等，醋炙可增强疏肝止痛作用，青皮、香附还能消积化滞。

（2）降低毒性，缓和药性。峻下逐水药甘遂、大戟、芫花、商陆等，醋炙后能降低毒性，缓和峻泻作用。

（3）矫嗅矫味。具有特殊气味的药物，如动物粪便类和树脂类，醋炙可减少不良气味，便于服用。

3. 酒炙

（1）改变药性，引药上行。临床上常用的一些苦寒药，性本沉降下行，多用于清中焦、下焦湿热。酒炙后不但能缓和药物寒性，免伤脾胃阳气，并可借酒升提之力引药上行，而能清上焦邪热，如大黄、黄连、黄柏等。大黄性寒，微苦，为峻下之要药，生用泻下可以通大便秘结。酒可提升，引药上行，达至高之处，驱热而下，故邪热在上非酒不治，导瘀血也必资大黄，但须酒治则可，更应体会阴阳虚实。药能治病，乃用药之力。

（2）增强活血通络作用。酒炙能改变药物组织的物理状态，有利于成分的浸润、溶解、置换、扩散与溶出，即可产生某些“助溶”作用提高有效成分的溶出率。临床上常用的一些活血祛瘀、通络药多用酒炙，如当归、川芎、桑枝等，一方面使酒与药物协同发挥作用，另一方面使药物有效成分易于煎出而增强疗效。

（3）矫臭去腥。一些具有腥气的动物类药物，经酒炙后可除去或减弱腥臭气，如乌梢蛇、蕲蛇、紫河车等。

4. 姜炙

生姜辛、温，能温中止呕、温肺止咳、解毒。姜炙的目的是制约药物的寒性，增强和胃止呕的作用，缓和不良反应，增强疗效，多用于炮制降逆止呕、祛痰止咳的药物，如黄连、厚朴、竹茹、半夏等。

5. 蜜炙

蜂蜜味甘，性平，有润肺止咳、益脾、矫味等作用。蜜炙的主要目的是：

（1）增强润肺止咳作用，如蜜紫菀。

（2）增强补脾益气的作用，如蜜黄芪。

（3）缓和药性，如蜜麻黄。

（4）矫味和消除不良反应。

十一、煎煮

《慎疾刍言》曰：“煎药之法各殊，有先煎主药一味，后入余药者；有先煎众味，后煎一味者；有用一味煎汤，以煎药者；有先分煎，后并煎者；有宜多煎者（补药皆然）；有宜少煎者（散药皆然）；有宜水多者；有宜水少者；有不煎而泡渍者；有煎而露一宿者；有宜用猛火者；有宜用缓火者。各有妙义，不可移易。”

十二、制剂（丸散膏丹）

药应据其性而制剂，《神农本草经》指出“药性有宜丸者，宜散者，宜水煮者，宜酒渍者，宜膏煎者，亦有一物兼宜者。亦有不可入汤酒者。并随药性不得违越”，如消石“炼之如膏”，术“作煎饵”，茺蔚子“可作浴汤”（外用洗剂），葡萄“可作酒”，白芷“可作面脂”，牛角、牛胆“可入丸药”，猬皮“酒煮杀之”，露蜂房“火熬之良”，当归治“金创煮饮之”，雷丸“作膏摩，除小儿百病”，蛇蜕“火熬之良”，贝子“烧用之良”等等。此处既讲了药物炮制加工方法，也说明了不同药物在具体应用时要采用不同的剂型。

病气各异，所应制剂之药气不同。《慎疾刍言》曰：“凡病只服煎药而愈者，惟外感之证为然，其余诸证，则必然丸散膏丹、针灸砭镰、浸洗熨溻、蒸提按摩等法，因病施治。”中药制剂丸散膏丹也包含取象比类之意，《珍珠囊补遗药性赋》曰：“散者，细末也，不循经络，止去膈上病及脏腑之病，气味厚者，煎服去滓。但服药丸者，去下部之疾，其丸极大而光且圆；治中焦者次之；治上焦者则极小。……汤者荡也，去久病者用之；散者散也，去急病者用之；丸者缓也，不能速去其病，用药徐缓而治之也。

《医学入门》曰：“汤散丸丹㪷等分，药有宜膏煎者，宜水者，酒渍者，宜丸宜散者，亦有一物兼宜者。但古人以口咬细，令如麻豆大，为粗末煎之，使药水清汁饮于腹中，循行经络，易升易散；今人以刃锉如麻豆大，亦㕮咀法也。若一概为细末，不分清浊矣。如治至高之病加酒煎，去湿加姜煎，补元气加枣煎，发散风寒加葱煎，去膈上病加蜜煎。散者，细末也，不循经络，止去膈上病及脏腑之病。气味厚者，白汤调服；气味薄者，水煎和渣服。丸者，治上部之疾，其丸极大而光且圆，治中焦者次之，治上焦者极小。稠糊面丸者，取其迟化，直至下焦；或酒或醋丸者，取其收散之意也。犯半夏、南星或去湿者，以生姜汁煮糊为丸，制其毒也。稀糊丸者，取其易化也。水浸炊饼为丸及滴水为丸者，皆取其易化也。炼蜜为丸者，取其迟化而气循经络也。蜡丸者，取其难化而旋旋取效也。大抵汤者，荡也，去久病者用之；散者，散也，去急病者用之；丸者，缓也，不能速去其病，从缓而治；丹即丸之大者，凡药宜预修合，若临病旋制，药多不备，其能效乎？凡言等分，分两均等无异。养性补虚缓方皆然。”

中药制剂，与中医藏象、中药药象同气相求。

十三、服用方法

古人服药活人法，在上不厌频而少，在下不厌顿而多，少服则滋荣于上，多服则峻补于下。病在心上者，先食而后药；病在心下者，先药而后食。病在四肢者，宜饥食而在旦；病在骨髓者，宜饱食而在夜。

第四节　用药之象调人之偏

历代本草皆言：用药者当知轻清之象生升，重浊成形之象沉降。清中清者，清肺以助其天真；清中浊者，荣华腠理；浊中清者，荣养于神；浊中浊者，坚强骨髓。

药物升降浮沉的四种趋势，决定了药物的功能作用，故《素问·至真要大论》言：“五味阴阳之用……辛甘发散为阳，酸苦涌泄为阴，咸味涌泄为阴，淡味渗泄为阳，六者或收或散，或缓或急，或燥或润，或软或坚，以所利而行之，调其气使之平也。”

药物的四气——寒热温凉，五味——辛甘（淡）酸苦咸，形成了药物气机的势能方向，而人体气机运行亦有其循行路线与方向。药物的治病作用，是采用药物气机的功能趋势，来纠正偏离航道的人体气机，使其归于正道，也就是阴阳平和。阴平阳秘，则百邪不侵！

一、虚则补其母，实则泻其子

《难经·六十九难》曰：“经言，虚者补之，实者泻之，不虚不实，以经取之，何谓也？然：虚者补其母，实者泻其子，当先补之，然后泻之。”

肺为金，肝为木，肾为水，心为火，脾为土，五行相生关系为木生火，火生土，土生金，金生水，水生木。生我者为母，我生者为子。

《东垣十书五脏之气交变论》：假如脾、肺虚，则补其母，谓肺病而补其脾也；脾母能令肺子虚也，用理中汤，非补脾也，脾中补肺也。故曰：虚则补其母。以脾为生肺之本也，则用人参、白术之类。假如脾、肺实，则泻其子，谓脾病而泻其肺也；肺子能令脾母实也，用泻黄散，非泻脾也，脾中泻肺也。故曰：实则泻其子。以脾为生肺之上源，则用栀子、石膏之类。

二、寒者热之，热者寒之

《素问·至真要大论》言："寒者热之，热者寒之。"《医学启源·药类法象》曰："药有气味厚薄，升降浮沉，补泻主治之法，各各不同……味之厚者，阴中之阴，味厚则泄，酸、苦、咸、寒是也。"比如温病，"脉浮洪，舌黄，渴甚，大汗，面赤，恶热者，辛凉重剂白虎汤主之"（《温病条辨》）；"气之厚者，阳中之阳，气厚则发热，辛甘温热是也"（《医学启源·药类法象》）；"少阴病，身体痛，手足寒，骨节痛，脉沉者，附子汤主之"（《伤寒论·辨少阴病脉证并治》）。

三、东方实，西方虚，泻南方，补北方

《难经·七十五难》曰："经言，东方实，西方虚；泻南方，补北方，何谓也？然：金、木、水、火、土，当更相平。东方木也，西方金也。木欲实，金当平之；火欲实，水当平之；土欲实，木当平之；金欲实，火当平之；水欲实，土当平之。东方肝也，则知肝实；西方肺也，则知肺虚。泻南方火，补北方水。南方火，火者，木之子也；北方水，水者，木之母也。水胜火。子能令母实，母能令子虚，故泻火补水，欲令金得平木也。"

东方实，西方虚，泻南补北。东方木，肝也；西方金，肺也；南方火，心也；北方水，肾也。五行中，木旺则克土，火旺则刑金，水旺则制火，泻南火味则肺金清，而东方肝木不实，补北方水味则心火降而西方肺金不虚。

故《罗太无口授三法·痿》曰："东方实而西方虚，言病因也。泻南方补北方，言治法也。故治痿专以补阴为主，用黄柏、人参、茯苓、生地、防己、黄芪、白术、当归、牛膝、木瓜补虚壮骨等药。切不可作风治而用风药，风能燥湿，则阴血益衰矣。"

第五节　遣方用药中的象思维

一、君臣佐使

《药品化义》曰："岐伯则曰：方制君臣者，主病之谓君，佐君之谓臣，应臣之谓使，所以明善恶之殊贯。故李东垣曰：凡药之所用，皆以气味为主，补泻在味，随时换气，主病为君。假令治风，防风为君；治寒，附子为君；治湿，防己为君；治上焦热，黄芩为君；中焦热，黄连为君。兼见何证以佐使，分药治之，此制方之要。"

《素问·至真要大论》曰："帝曰：气有多少，病有盛衰，治有缓急，方有大小，愿闻其约奈何？岐伯曰：气有高下，病有远近，证有中外，治有轻重，适其至所为故也。大要曰，君一臣二，奇之制也；君二臣四，偶之制也；君二臣三，奇之制也；君二臣六，偶之制也。故曰：近者奇之，远者偶之；汗者不以奇，下者不以偶；补上治上制以缓，补下治下制以急；急则气味厚，缓则气味薄，适其至所，此之谓也。病所远而中道气味乏者，食而过之，无越其制度也。是故平气之道，近而奇偶，制小其服也；远而奇偶，制大其服也；大则数少，小则数多，多则九之，少则二之。奇之不去则偶之，是谓重方；偶之不去则反佐以取之，所谓寒热温凉，反从其病也。"

二、药味奇偶的作用

所谓药味奇偶是指处方中药味的奇偶，也就是"奇方"和"偶方"。

奇方是什么意思呢？奇方就是单味药或药味合于单数的方剂，用一味药以出奇，而不必多味以取胜。药味多，未免牵制，反不能单刀直入。凡脏腑之中，只有一经专病者，独取一味而多其分两，用之直达于所病之处，自能攻坚而奏功如神也。

如用白术一味以利腰脐之湿，用当归一味以治血虚头晕，用川芎一味以治头风，用人参一味以救脱救绝也，以上都是以一味取胜。

偶方是指二味药或药味合于双数的方剂。若邪盛，用单味药攻邪而邪不能去，不可仍用一味攻邪，必更取一味以同攻其邪也；若正衰，用单味药补正而正不能复，不可仍用一味补正，必另取一味以同补其正也。

如人参与当归并用可以治气血之虚，黄芪与白术同施可以治脾胃之弱，人参与肉桂同投可以治心肾之寒，黄芪与茯苓相兼则利水而不走气，黄芪与防风相制则祛风而不助胀，以上都是以两味药取胜。

三、五味阴阳之合用

《素问·至真要大论》曰：“帝曰：善。五味阴阳之用何如？岐伯曰：辛甘发散为阳，酸苦涌泄为阴，咸味涌泄为阴，淡味渗泄为阳。六者或收或散，或缓或急，或燥或润，或软或坚，以所利而行之，调其气使其平也。

“帝曰：非调气而得者，治之奈何？有毒无毒，何先何后？愿闻其道。岐伯曰：有毒无毒，所治为主，适大小为制也。

“帝曰：请言其制？岐伯曰：君一臣二，制之小也；君一臣三佐五，制之中也，君一臣三佐九，制之大也。寒者热之，热者寒之，微者逆之，甚者从之，坚者削之，客者除之，劳者温之，结者散之，留者攻之，燥者濡之，急者缓之，散者收之，损者温之，逸者行之，惊者平之，上之下之，摩之浴之，薄之劫之，开之发之，适事为故。

“帝曰：何谓逆从？岐伯曰：逆者正治，从者反治，从少从多，观其事也。帝曰：反治何谓？岐伯曰：热因寒用，寒因热用，塞因塞用，通因通用。必伏其所主，而先其所因，其始则同，其终则异。可使破积，可使溃坚，可使气和，可使必已。”

中药也是在五行属性的指导下在临床中应用的。中药汤剂中多数方剂中都有甘草，这主要是因为甘草具有调和诸药、解诸毒的功效。甘草为什么能调和诸药、解诸毒呢？这也是根据五行理论进行解释的，并不是因为现代药理研究认为的甘草中的主要成分——甘草甜素的作用，而且一些研究已经证实甘草甜素对人体有一些不良影响。中医用甘草解毒是因为甘草味甘、色黄、归脾经，在五行中属土，这也是甘草的独有特性，正是甘草的这种特性决定了甘草是最好的解毒中药，其他中药无法比拟。

“炭”为什么能止血？中医、西医说法不同，西医认为“炭”有吸附性而止血，中医认为“炭”能止血的理论基础是五行学说，“炭”是黑色的，黑在五行中属水，血为红色，红就是赤，赤在五行中属火，根据五行相克的理论——

水克火，因此“炭”能止血。

总的来说，中药是在阴阳五行理论指导下，充分利用四气、五味、升降浮沉、归经等特性，发挥其治疗作用。从这个层面来看，中药与药用植物的有效成分没有什么关系，现代中药药理研究也应从这个方面来着手，按照中药本身的自然规律去研究，而不是研究药物的有效成分，毕竟有效成分单体的提取不能包含药物本身的功能。现在中药研究所面临的问题，恰恰就是很多科研单位以及生产企业都是按现代西药开发的模式研究开发中药，这就违背了中医辨证理论，没有属性的药物也不能称为中药。

中医理论的产生与形成是古人长期对自然观察的结果，通过对自然和人体认识的不断加深，古人发现人体与自然界的事物和现象存在着千丝万缕的联系，甚至因中药材的不同形状、不同用药部位在疗效上都有较大的差别。如核桃，作为中药，其具有补脑益智的功效，而之所以发现其补脑益智的功效，是因为它的外形与人的大脑极为相似，这就是中医所说的“取象比类”。这也是我们重点提到的，中药治疗疾病与其形质关联紧密。

第三章 /
取象比类思维认识中药概述

第一节　中药的形质与功效密切相关

中医药是中华民族的瑰宝，博大精深，源远流长，在世界医药史上占有重要地位，在治病救人方面，至今仍然发挥着不可替代的作用。

中医认为任何疾病的发生发展都是由致病邪气作用于人体引起机体正邪交争，导致阴阳气血偏盛偏衰或脏腑经络功能活动失常的结果。中药的基本作用就是纠正阴阳气血偏盛或偏衰的病理现象，应用中药的最根本原则也是以阴阳五行思想为指导。

就中药而言，每种药物都有自己的药性，在此所说的“药性”是与功效有关的药物性质与性能的统称，它包括四气、五味、升降浮沉、归经等，每味药物根据四气、五味、升降浮沉、归经的不同，其治疗作用也不同，这也是中药与西药的最大区别。

第二节　气味合参，相得益彰

每种药物都同时具有“气”与“味”，只有把四气、五味结合起来，才能更加准确地辨别药物。明代著名医家缪希雍提出“物有味必有气，有气斯有性”，也是强调药性由气与味组成，必须做到气与味相结合。

一般来讲，药物的气味相同，作用也往往相近；气味不同，作用也就有所不同；气同味异、味同气异，药物的作用也各有不同。

气味相同的药物，功效也会有主次之分，如黄芪甘温但偏于甘，以补气为主；锁阳甘温但偏于温，以助阳为主。

气味不同，作用不同，如黄连苦寒，具有清热燥湿之效；党参甘温，具有补中益气之功。

气同味异，作用不同，如麻黄、苦杏仁、大枣、乌梅、紫河车同属温性，但麻黄为辛温之品，具有散寒解表之功，苦杏仁苦温，具有下气止咳之效，大枣甘温，能行补脾益气之功，乌梅酸温，具有敛肺涩肠之效，紫河车咸温，可行助气之力。

气异味同，作用亦不相同，如薄荷、石膏、附子、桂枝均为辛味之药，但因四气不同而作用不同，薄荷辛凉，能疏散风热，石膏辛寒，能清热降火，附子辛热，能补火助阳，桂枝辛温，能解表散寒。

此外还有一气数味的中药，则标志其治疗范围的扩大。如当归为辛甘温之品，甘以补血，辛以行气活血，温以祛寒，故有补血、活血、行气止痛、温经散寒的功效。即便是气味相同的药物，功能相近的同时，也会有所区别，如麻黄、紫苏都是辛温的药物，都有发汗解表、散风寒的作用，但麻黄又能平喘而紫苏能安胎。

由此可见，药物的气味所表示的作用以及气味配合的规律较为复杂，所以就要具体分析掌握药物的共性和特性才能较全面、准确地认识每种药物，指导临床用药。

第三节　以物之气味形色之象辨药之阴阳五行之象

中药治病全赖其气。人与草木万物俱与天地四时阴阳之气相应，草木受天地之气所养，阴阳五行气之不同，草木之气、味、形、色、质各异。观草木之气味形色质，知其阴阳五行之性能。

辨识药物，必先辨识气味形色质，根据药物的四气、五味、形、色、质，知药物气味之寒热、厚薄、清浊、缓急、躁静、平和、酷锐之性及归经、行走趋势、功效。

药性凉为清，气味俱轻薄淡者，为清中清品；性湿为浊，气味俱重厚浓者，为浊中浊品。

气为阳，药物气厚（温热）为纯阳，气薄（寒凉）为阳中之阴。味属阴，味厚（酸苦咸）为纯阴，味薄（辛甘淡）为阴中之阳。气厚辛热而左浮，味薄气温而左升，气薄味凉而右降，味厚气寒而右沉。脾己土中央左升，肝木东温而左升，积温而热生心火，热极生凉而降生肺金；胃戊土右降，肺金凉收跟随右降，积凉成寒肾水藏。

天地人物本一气，知药气阴阳之势能，明人气阴阳之偏行，以药之阴阳之势能，纠人之阴阳之偏性，是中医药治病的根本。

一、辨识药物四气五味

古人分析药的四气五味是从药的生之时、长之地、成之候、形状、质地、颜色、口尝味道这些药象里面包含的阴阳五行之象而来的。

1. 从无形之五运六气，观有形药物之性气

中医药理论来自天人合一，所谓天人合一，乃人与天地之气相类，天地之气象影响着人与药物的生存态势。天有六气，地有五行，天之六气风寒暑湿燥热生药物之性，地之五运金木水火土生药物之味。

太阳的周年视运动产生了四时六气，每三个月一时——春夏秋冬，每两个月行一气。地之东应春木而温，地之南应夏火而热，地之西应秋金而凉，地之北应冬水而寒。四时阴阳之气、地域纬度五行之气，决定了药物的阴阳五行四气之性。

初之气厥阴风木（1 月 22 日至 3 月 22 日）——风——阴中之阳——酸辛甘——青。

二之气少阴君火（3 月 22 日至 5 月 22 日）——火——阴中之阳——苦辛——赤。

三之气少阳相火（5 月 22 日至 7 月 22 日）——火——阳中之阳——苦甘——赤。

四之气太阴湿土（7 月 22 日至 9 月 22 日）——湿——阳中之阴——甘苦——黄。

五之气阳明燥金（9 月 22 日至 11 月 22 日）——燥——阳中之阴——辛酸——白。

六之气太阳寒水（11 月 22 日至 1 月 22 日）——寒——阴中之阴——咸苦——黑。

《本草问答》曰："秉阳之气而生者其性阳，秉阴之气而生者其性阴，或秉阴中之阳，或秉阳中之阴，总视其生成以为区别。盖必原一物之终始与乎形色气味之差分而后能定其性矣。"

如蜈蚣生于南方干燥土中，而味大辛，是禀燥金之气所生；蛇形长是禀木气，行则曲折是禀水气，在辰属巳，在位居北，在星象苍龙，总观于天，知蛇只是水木二气之所生也，其性温，味咸；夏枯草生于冬，禀寒水之气而生，气寒，味苦，长于三春，得木火之气而味辛苦；半夏，在夏半之时生，而其根成于秋时，得燥金之气，气温，味辛，性烈。

2. 从有形之形质色味药象，查植物之五行阴阳

探究药物的生长环境，查形体势能轻重实空软硬及燥润滑腻干之质地，辨识其阴阳五行属性。取象比类，凡是根主升，出苗者同，根因地气主升，而根在地下，但需形色气味具升；梢主降与尾相同；头主补中守，与身同；茎主通主和；叶属阳发生，主散；花属阴成实，主补；子主降，兼补，能长生；仁主补，能主润利；蒂主宣；皮能降火，主散表；肉主补；汁主润利。大则性宽缓，中则性猛，小、细、尖则性锐。中空通而能行气。薄轻而能升，厚重则能降。干燥则能祛湿；湿润而能祛燥，主补；滑腻能利窍；油能润燥。

（1）观色

从药物的青红黄白黑紫苍之色，辨识药物的五行属性。肝木主青色而酸，心火主红色而苦，脾土主黄色而甘，肺金主白色而辛，肾水主黑色而咸。

（2）尝味

从药物的酸苦甘辛咸淡涩之味，辨别药物的阴阳升降浮沉属性，宣通补泻渗敛散之功能。酸入肝，苦入心，甘入脾，辛入肺，咸入肾，淡入胃。温热气厚左升，辛甘平味薄左升，寒凉气薄右降，酸苦咸味厚右降。

二、从药物六气四性和五行五味知归经

如夏枯草生在三春少阳之时，禀纯阳之气，遇阴气则枯，而知其入肝胆经。

又如大黄，《药品化义》言其纯阴（有土有水）体润，色黄，气雄而香，味大苦带辛。草木有水则体润，水寒而土湿，苦性寒，故大黄性气寒。黄应脾胃土象，故可入脾胃经。《本经疏证》言其色黄气香，故为脾药，然黄中通理，状如锦文，质色深紫，非火之贯于土中耶。其体润，其断面红肉白筋之深紫锦文，火在土中之象，又苦为心之药，故可入心包经、大肠经、肝经；苦性寒水，又体润有水之象，故还可入足太阳寒水膀胱经。

三、从气味之阴阳查气味之薄厚，明药气升降浮沉功能趋势

如夏枯草气寒，味辛苦，其寒水之气得辛温之味而薄；其辛苦味而薄，气味俱薄，能升能降。

又如大黄，性气与味具重浊。气寒而薄，味苦而厚，阴中之阴，趋势沉降。其气雄乃大寒，故气薄而降，五行五嗅气香脾所主，苦中有水味厚，气味厚重所以沉降。

四、用药气之升降浮沉调整人体气机

夏枯草，遇夏则枯之象，木遇火令，其气退谢，故用以退肝胆经之火。辛左升能散肝胆郁结，苦寒右降能燥湿、清肝胆少阳之郁热。

款冬花，生于冬月冰雪之中，而花又在根下，乃坎中含阳之象，故能引肺中阳气下行，而为化痰止咳之药。

麦冬、天冬、忍冬、冬青皆凌冬不凋，感水津之气，故二冬（麦冬、天冬）能清肺金，忍冬能清风热，冬青子滋肾。其分别处，又以根白者入肺，藤蔓草走经络，冬青子色黑，则入肾滋阴。

半夏，虽生当夏之半而其根成于秋时，得燥金辛烈之气味，故主降利水饮，为阳明之药。

大黄，《本草问答》言其“味苦，形大而气烈，故走脾胃，下火更速……黄者土之色，五行之理，成功者退火之色红，而生土之黄色，是黄者火之退气所生也，故黄苦之药皆主退火”。大黄味苦大寒，是得地火之阴味而色黄，又为火之退气所生，故能退火，专下血分之结。味厚且有烈气，味既降而气复助之，故能速下。大黄之质滑润有汁，故主滑利。大黄纯于苦味，而又有雄烈之气，以气行其苦味，则走而不守。大黄直走下焦，用酒炒至黑色则质轻味淡，能上清头目，不速下也。取象比类，南火北水，南离卦北坎卦，南夏季北冬季，南心北肾。苦之入心皆因苦为水，水得三焦之火气上承润心火，苦为水，肾五行属水，所以苦味补肾。苦在心为用，在肾为体。五行之理，火生土，夏心火退，长夏脾土才生。子黄土能退母红火，故黄色可以退火。大黄得苦味直降，又得气寒相助而速降，因质地润滑而有滑利之功。集三个沉降因素于一身，故大黄雄烈、走而不守。酒味辛，能升散，用酒炒，大黄得酒之升散之气，而能上行清头目。

分论

取象比类思维辨识中药

中医药理论的产生与形成是先祖们长期观察自然和人体疾病变化的结果，如在治疗方法中，如具有代表性的治疗原则“增水行舟”“引火归元”“釜底抽薪”等。《素问·五运行大论》言“候之所始，道之所生”，阐述的就是通过观察外在的现象归纳总结事物的内部规律法则之意。

中医认为人与自然相呼应，根据自然气候的变化，取象比类，可以反映人体疾病的变化。这样的事例随处可见，如明代医家周慎斋，中年时期患上了中满之证，走访很多名医也没治好，虽广泛搜罗药方，但是却不敢贸然使用。后来，在某个十五之夜，周慎斋强打精神在院中赏月，突然一片乌云遮住了月亮，同时，他感觉到心胸憋闷不已。一会儿，清风徐来，云散月朗，胸中憋闷也随之疏解了。于是，周慎斋恍然大悟，云属阴，风属阳，阳气通畅则阴云消散，心想：我患的疾病也应该属于此吧！便自拟和中丸服用，一个月以后疾病痊愈。

中药也是如此，先祖们在应用中药时，了解到中药的疗效，将中药的普遍特性综合归纳，发现中药的形质与人体疾病发生的部位在治疗上有着密切的内在联系。

中药形质，指的是中药材的形体部位、科属类型、生长趋势、重量、质地。中药材的形质与人体存在着独特的内在联系，通过中药材形质对人体疾病产生治疗效果，反映了中药形质具有药物特性。由此可见，中药的形质也属于中药药物性能。

植物的种子、果实、花、叶、枝、藤、根及根茎入药，治疗功效主要的依据是植物本身入药部位与人体的独特的内在联系。《本草从新》云“凡质之轻者上入心肺，重者下入肝肾，中空者发表，内实者攻里，为枝者达四肢，为皮者达皮肤，为心为干者内行脏腑，枯燥者入气分，润泽者入血分，此上下内外各以其类相从也”，说明中药的功效还在于中药本身的特有属性，阴阳、五行、四气、五味的归属等，再次印证中药的功效并非有效成分的说法，而完全属于天人合一的中医理论。

第一章 / 不同植物入药部位相同功效相近

第一节　根类药的生长趋势决定作用

入药部位为根及根茎类药材占中药的大部分，这类药物作用较复杂。由于根及根茎的生长趋势是向内向下的，因此很多根及根茎类药材的作用有向内向下的趋势，大黄、丹参、赤芍、三棱、莪术等都是此类药材。但是，同样是根及根茎，因其生长习性、生长环境，其形、色、气、味的不同，四气五味归经亦不同，很多根及根茎类药物的作用具有向外向上的趋势。还具有补中气、固护中气、升发阳气的作用，如甘草、黄芪、党参、人参等。

《本草问答》说："凡药根之性多升，实之性多降……根主上生，故性升……根之性多升，又须视其形色气味。皆专重于根者，则专取其根用之。有如升麻，其根大于苗，则根之得气厚，故专取其根。又其根中多孔窍，是吸引水气以上达苗叶之孔道也，故其性主上升。气味辛甘，又是上升之气味，合形味论性，皆主于升，故名升麻，是为升发上行之专药。又如葛根，其根最深，吸引土中之水气以上达于藤蔓，故能升津液，又能升散太阳、阳明二经，取其升达藤蔓之义。葛根藤极长，而太阳之经脉亦极长，葛根引土下之水气以达藤蔓，太阳引膀胱水中之阳气以达经脉，其理相同。故葛根能治太阳之痉，助太阳经由膀胱水中而达其气于外也。根色纯白属金，又能吸水气上升，是金水相生之物，又能引津气以治阳明之燥。葛根与升麻不同，葛根根实，故升津而不升气；升麻根空，有孔道以行气，故升气而不升津。黄芪亦根中虚松有孔道，惟升麻味不厚，故升而不补；黄芪味厚，故升而能补也。黄芪根深长至数尺，取芪者不用锄掘，力拔出土，以其根无旁枝也。据此则知其性直达。又其根内虚松，能通水气，直引上下黄泉之水气，以上达于苗，故能升达人之元气，以充发于上达于表。人之元气生于肾，出于膀胱之水中，循气海之膜网而上达胸膈，以至于肺，充于皮毛。黄芪内虚松通达，象人膜网能引土下黄泉之水气以上贯苗叶，象人元气，由肾达肺以至表，故黄芪能升达元气，托里达表。……惟皆是根升之性，而又有形色气味之不同，故主治各异。盖以升麻通气之孔道更大，兼有辛发之气味，故其性纯于升。黄芪色黄气温味纯甘，故升而兼补。葛根色白味微苦，故升而清火，不能补也。论药者当细辨之。……所谓根升者，必其气味形色皆具升性，乃能升达。若牛膝等根既坚实，而形不空，则无升达之孔道；味既苦泻而气不发，则无升发之力；且其气味既降，而根又深入，是又引气归根以下达，与升麻等之上行者义正相反，理可对勘而知也。”

一、人参

【命名】形如人形，有神，故名。

【性味归经】味甘、微苦，气温，归脾、肺经。

【功效主治】大补元气，主补五脏，固脱生津，安神魄。治劳伤虚损，食少，倦怠，反胃吐食，大便滑泄，虚咳喘促，自汗暴脱，惊悸，健忘，眩晕头痛，阳痿，尿频，消渴，妇女崩漏，小儿慢惊，及久虚不复，一切气血津液不足之证。

【药象及释义】以取象比类思维辨识本草，秉药象辨阴阳及四气五味升降浮沉功能趋势（下同）。

1. 秉药象知性味归经

“人蓡年深，浸渐长成者，根如人形”（李时珍），质润、色黄、味甘。多年生草本，其“茎必三椏，叶必五加，三五阳数也”（唐容川）。人参生于阴，成于阳，为坎中之阳纯阳（唐宗海）。人参生于我国东北深山密林中阴湿之地，背阳向阴，多长于椵树下，椵树叶如桐叶，阴影密，所以人参微寒。纯阳而气温；五行五色脾主色黄，五行五味脾主味甘，所以人参色黄入足太阴脾经。人参质润，苦凉，入手太阴肺经。

2. 秉药象知气味薄厚升降趋势

人参气味俱厚（气甘温纯阳而厚，味浓郁微寒而厚），气厚左升，味厚右降（《内经》、张元素、王好古、吴仪洛）。气温，气厚，阳中之阳；味甘苦凉，阳中之阴。可升可降。人参产于我国东北，由地之阳在北，受地阳气，不畏冰雪，性大温气厚（阳中之阳）。人参生长在北方坎位、密林树下阴寒之腐土中，禀阴水之气而生，生于阴水气而微寒，故人参生于阴，成于阳，为坎中之阳。

3. 秉药象知功效主治

野山参经过多个春夏秋冬生长化收藏的运化而成，自古本草称有神之人参为最佳，其意俱人神而后采收最具药之性味。古人称人参为“人蓡”，“蓡”，浸渐年深（李时珍）之意，是多年生化，慢慢长成，精充神沛乃能类人也。《素问·上古天真论》云女子二七、男子二八天癸来，人之精神，14 ～ 16 岁始成，人之长成需经历 18 周春生夏长秋收冬藏的化生，人参如俱精神质量上乘，亦必须经历 18 载春秋化生最佳。其形如人身，人身之肾藏精神，而人身之肾水生于阴出于阳为坎中之阳，人参之象与人身之肾水之象相应，故可补阳气、固元气，元阳之气上达于肺，气化而上出于口鼻即为津液，此人参生津液之理。人参形似人身，在土壤中是横着生长的。李时珍对人参的评价为“形如人形，有神”，是指因人参如人形，所以具备人身之精气，也就是肾精肾阳之气，故可以参形补人身之元阳。《本草新编》曰：“（人参）能入五脏六腑，无经不到，非仅入脾、肺、心而不入肝、肾也。五脏之中，尤专入肺、入脾。其入心者十之八，入肝者十之五，入肾者十之三耳。世人只知人参为脾、肺、心经之药，而不知其能入肝、入肾。但肝、肾乃至阴之经，人参气味阳多于阴，少用则泛上，多用则沉下。故遇肝肾之病，必须多用之于补血补精之中，助山茱、熟地纯阴之药，使阴中有阳，反能生血生精之易也。”

【功效解释】在上千种植物中唯独人参有“胳膊”“腿”“头”，在土壤中是横着生长的。李时珍对人参的评价为“形如人形，有神”，这是典型的“以形补形”的中药，中医认为气是构成人体和维持人体生命活动的最基本物质，以人参大补人之气，因此人参具有大补元气之功效。西医认为的人参主要作用来自含量较高的人参皂苷，人参芦头中人参皂苷含量很高，但是中药用于补气时，并不用人参芦。人参入药的部位虽同为根，但参芦、人参、参须的功效不尽相同，参芦为根茎入药，具有催吐的功效，《本经逢原》言“参芦能耗气，专入吐剂”；人参为主根入药，具有大补元气的功效，自古就有人参“不去芦令人吐”的记载，因此人参作为补气药物，必须去掉参芦；人参的细支根及须根为参须，补气作用较人参差。人参的叶称为参叶，现代药理研究发现参叶中人参皂苷含量高出人参 10 倍，但人参叶并不用于药材。

【附方】治营卫气虚，脏腑怯弱，心腹胀满，全不思食，肠鸣泄泻，呕哕吐逆：人参（去芦）、白术、茯苓（去皮）、甘草（炙）各等分。上为细末，每服二钱，水一盏，煎至七分，通口服，不拘时，入盐少许，白汤点亦得。常服温和脾胃，进益饮食，辟寒邪瘴雾气。(《太平惠民和剂局方》)

整理：刘凤梅

二、大黄

【命名】又名将军，由“将军”的名字可看出本药的作用非常猛烈。

【性味归经】味苦，性寒，归脾、胃、大肠、肝、心包经。

【功效主治】因其趋势沉降，又入脾、胃、大肠、肝、心包经，所以具有荡涤肠胃、泻热通肠、凉血解毒、逐瘀通经的作用。主治实热便秘，积滞腹痛，泻痢不爽，湿热黄疸，气痞血闭。

【药象及释义】

1. 秉药象知性味归经

《药品化义》言其纯阴（有土有水）体润，色黄，气雄而香，味大苦带辛。草木有水则体润，阴阳五行之水寒而土湿，苦性寒，故大黄性气寒。五行五色黄应脾胃土象，故可入脾胃经;《本经疏证》云其色黄气香，故为脾药，然黄中通理，状如锦文，质色深紫，非火之贯于土中耶。其体润。其断面红肉白筋之深紫锦文，火在土中之象，又苦为心之药，故可入心包经、大肠经、肝经；苦性寒水，又体润有水之象，故还可入于足太阳寒水膀胱经。

2. 秉药象知气味薄厚升降趋势

大黄性气与味具重浊。气寒而薄，味苦而厚，阴中之阴，趋势沉降，为阴中之阴。其气大寒故气薄而降，五行五臭气香脾所主，苦中有水味厚，味厚重所以沉降，大黄之气雄，所以降之功峻烈。

3. 秉药象知功效主治

《本草问答》曰：“大黄味苦，形大而气烈，故走脾胃，下火更速……黄者土之色，五行之理，成功者退火之色红，而生土之黄色，是黄者火之退气所生也，故黄苦之药皆主退火”“大黄味苦大寒，是得地火之阴味而色黄，又为火之退气所发见，故能退火，专下血分之结。以味厚且有烈气，味既降而气复助之，故能速下……大黄之质滑润有汁，故主滑利……大黄纯于苦味，而又有雄烈之气，以气行其苦味，则走而不守”“大黄直走下焦，用酒炒至黑色则质轻味淡，能上清头目，不速下也”。

取象比类，南火北水，南离卦北坎卦，南夏季北冬季，南心北肾。五行之五味苦之入心皆因苦为水，水得三焦之火气上承润心火，苦为水，肾五行属水，所以苦味补肾。苦在心为用，在肾为体。五行之理，火生土，夏心火退，长夏脾土才生。子黄土能退母红火，故黄色可以退火。大黄得苦味直降，又得气寒相助而速降，又因质地润滑而有滑利之功。三个沉降因素集于一身，故大黄雄烈走而不守。酒味辛，能升散，用酒炒，大黄得酒之升散之气，而能上行清头目。

【功效解释】苦能降，寒能泻热，故具有泻热通便、行瘀破积的作用，主要治疗肠胃积热。《本草从新》中提到大黄因其入血分，性沉而不浮，用其走而不守，以涤荡肠胃燥结、除郁热。“性沉不浮”是源于大黄的入药部位为根及根茎。《药品化义》：“大黄苦重能沉，带辛散结，气味重浊，直降下行，走而不守，有斩关夺门之力，故号为将军，专攻心腹胀满。”

肠胃蓄热，积聚痰实，便结瘀血，女人经闭，盖热淫内结，用此开导阳邪，宣通涩滞，奏功独胜。

【附方】治大便秘结：大黄二两，牵牛头末五钱。上为细末，每服三钱。(《素问病机气宜保命集》)

整理：刘凤梅

三、丹参

【命名】因其色红而得名。

【性味归经】味苦，性微寒，归心、肝经。

【功效主治】活血祛瘀，安神宁心，排脓，止痛。主要治疗血分病，如月经不调、经闭痛经、腹部肿块、烦热不安、癥瘕积聚、胸腹刺痛等。

【药象及释义】

1. 秉药象知性味归经

丹参色赤，五行五色属火，其味苦，味苦有水，故性气寒。色赤与味苦皆与心应象，故入手少阴心经；色赤又为血分，肝藏血，入肝经。

2. 秉药象知气味薄厚升降趋势

丹参性气与味俱轻清，气味俱薄，体干，色赤，气和，属阴中有阳，味薄而升；味微苦，性凉，气平薄而降，能升能降。

3. 秉药象知功效主治

丹参为心与包络血分药，因其微苦，故能益阴，气味轻清俱薄，故能走窍，以此通利关节，调养血脉，以疗诸般血证，主治心腹邪气，寒热痼疾，骨节肿痛，四肢不遂，经水不调，胎气不安，血崩胎漏，丹毒凝聚，暴赤眼痛，此皆血热为患，用之清养其正而邪自祛也。力清心调血，盖心恶热，如有邪热，则脉浊而不宁，以此清润之，使心神常清。心清则气顺，气顺则冲和，而血气皆旺也。古人以此一味代四物汤，通调经胎产、诸失血证，大有奇功。盛后湖尝赞为血药中良剂。《妇人明理论》云："四物汤治妇人病，不问产前产后，经水多少，皆可通用。惟一味丹参散，主治与之相同。盖丹参能破宿血，补新血，安生胎，落死胎，止崩中带下，调经脉，其功大类当归、地黄、芎䓖、芍药故也。"

【功效解释】色红入血分，心主血脉，肝藏血，味苦，所以能通能降，微寒能除烦热，故具有活血通经、凉血消肿、除烦清心的功效。

【附方】

（1）丹参散：治妇人经脉不调，或前或后，或多或少，产前胎不安，产后恶血不下并治之。兼治冷热劳，腰脊痛，骨节烦疼。丹参（去芦）不以多少，为末。每服二钱，酒调下，经脉不调食前，冷热劳无时。(《女人大全良方》)

（2）落胎下血方：丹参十二两，酒五升，煮取三升，温服一升，一日三服。亦可水煮。《备急千金要方》)

（3）寒疝腹痛：小腹阴中相引痛，白汗出，欲死。以丹参一两为末。每服二钱，热酒调下。(《太平圣惠方》)

（4）小儿身热，汗出拘急，因中风起。丹参半两，鼠屎（炒）三十枚，为末。每服三钱，浆水下。(《圣济总录》)

（5）惊痫发热：丹参摩膏：用丹参、雷丸各半两，猪膏二两。同煎七上七下，滤去滓盛之。每以摩儿身上，日三次。(《备急千金要方》)

（6）妇人乳痈二方：丹参、白芷、芍药各二两，㕮咀，以醋腌一夜，猪脂半斤，微火煎成膏，去滓敷之。(《孟诜必效方》)热油火灼，除痛生肌。丹参八两锉，以水微调，取羊脂二斤，煎三上三下，以涂疮上。(《肘后方》)

整理：刘凤梅

四、赤芍

【命名】色红曰赤。

【性味归经】味苦，性微寒，归肝经，略带粉色决定入血分。

【功效主治】泻肝火，散瘀活血，止痛。主要用于温毒发斑、吐血衄血、目赤肿痛、肝郁胁痛、经闭痛经、癥瘕腹痛等病症。

【药象及释义】

1. 秉药象知性味归经

芍药十月生芽，正月乃长，北方春季第一个破寒土萌发而出，三月放花，为春花之殿，与春、木、肝类象而微寒，气平；味苦酸为木火之味，色赤入血，肝藏血，故入肝、胆经。

2. 秉药象知气味薄厚升降趋势

芍药，气微寒、平，味苦酸，气味俱薄，味薄左升，气薄右降，可升可降，阴中之阳。

3. 秉药象知功效主治

芍药，能泻能散，能补能收，赤白相，无分彼此，其功全在平肝，肝平则不克脾胃，而脏腑各安，大小便自利，火热自散，郁气自除，痈肿自消，坚积自化，泻痢自去，痢痛自安矣。芍药十月生芽，三月放花，破阴寒凝冱而出，乘阳气全盛而荣，故能破阴凝、布阳和。盖阴气结则阳不能入，阴结破则阳气布焉，是布阳和之功，又因破阴凝而成也。特其味苦酸，苦者能降不能开，故凡阴冱之结于上，非开无以致其力者，忌之。酸则能破能收，故凡阴结既破，不欲其大泄降者，宜之。此则所宜分别者也。《伤寒论》中，用芍药者六十四方，其功在合桂枝以破营分之结，合甘草以破肠胃之结，合附子以破下焦之结，其余合利水药则利水，合通瘀药则通瘀。其体阴则既破，而又有容纳之善。其用阳则能布，而无燥烈之虞。虽必合他药始能成其功，实有非他药所能兼者。世之人徒知其能收，而不知其收实破而不泄之功也。

【功效解释】《本草从新》是这样区分赤芍和白芍的：“白补而敛，赤散而泄。”色红，红者入血，可治疗血分疾病，故能活血化瘀。

【附方】治妇人气血不和，心胸烦闷，不思饮食，四肢少力，头目昏眩，身体疼痛：牡丹皮、白茯苓、赤芍药、吴白芷、甘草各一两，柴胡三两（去

芦）。上六味为末，每服三钱，水一盏，入姜、枣，煎至七分，温服，食后临卧服。（《妇人大全良方》）

整理：刘凤梅

五、三棱

【命名】颂曰：三棱，叶有三棱也。生荆楚地，故名荆三棱以著其地。

【性味归经】味苦，性平，归肝、肺经。

【功效主治】破血行气、消积。治癥瘕积聚，气血凝滞，心腹疼痛，胁下胀痛，经闭，产后瘀血腹痛，跌打损伤。

【药象及释义】

1. 秉药象知性味归经

三棱为黑三棱科多年水生草本植物黑三棱、小黑三棱及细叶黑三棱的干燥块茎，多为野生，体重而实有阴沉之象，尝味苦，苦为阴，其苗叶与根均作三棱之状，三数为阳为木数故气温，色白位在西方金凉之气，故气和而平。气凉色白入肺经，三数为木入肝经。

《本草问答》曰：天地间物，不外气、数二者，而实则数生于气，气多者数多，气少者数少，得气之先则其数居前，得气之后则其数居后。故水生于天一，火生于地二，得气之阳则数奇，得气之阴则数偶，故河图五行之数，互为生成即其数，便可测其气也。若天地生成而有此数者，如三棱又因秉气之阴阳，以成其数之奇偶，辨药者即可本其数之奇偶以定药之阴阳。

2. 秉药象知气味薄厚升降趋势

三棱性气与味俱轻，气薄阳中有阴金之象右降，味薄阴中有阳木之象左升，能升能降。

3. 秉药象知功效主治

《本草问答》曰："三棱色白，苦温行气，诸书皆用以破血中之气，以其苗叶与根均作三楞之状，三为木数，故能入肝之血分，色白属气，味苦温，主行气。"三棱破血中之气，三棱味但苦而不辛，破血之力多而散气之力少。

三棱以其味苦体重，专破血中之气，能彻上彻下，有雷厉风行之势，主消老癖癥瘕，结块气胀，女人经闭，死胎难下，产后宿血，扑损积瘀，无不奏效。恐伤真气，不宜久服，虚人及孕妇皆勿用。

三棱体重者佳，用面包火煨，加醋炒后用。

【功效解释】苦平入肝肺血分，破血中之气，也能通肝经聚血，散一切血瘀气结，用于治疗癥瘕痞块、瘀血经闭、食积胀痛等病症。

【附方】治癥瘕：三棱草（切）一石，以水五石，煮取一石，去渣，更煎取三斗，于铜器中重釜煎如稠糖，出，纳密器中，旦以酒一盏服一匕，日二服，每服常令酒气相续。(《千金翼方》)

整理：刘凤梅

六、莪术

【命名】以姜科植物莪术而命名。

【性味归经】味辛、苦，性温，归肝、脾经。

【功效主治】行气破血，消积止痛。主要用于治疗癥瘕积聚、气血凝滞、脘腹胀痛、经闭腹痛等病症。

【药象及释义】

1. 秉药象知性味归经

莪术，呈类圆球形、纺锤形，具降破之象，新生侧根有时呈姜块状，闻之气辛温又香，口尝味辛、苦，质坚重角质样，故具阴之象；外表皮灰黄色，显光洁，断面黄褐色或绿褐色，土木之色。东方春生五行之木与人体肝之象相应，辛、肝皆俱升发宣散之象，故入肝经；五行五气香脾所主，色黄，故入脾经。

2. 秉药象知气味薄厚升降趋势

味苦味厚右降，性温气厚左升，气通散味沉降而烈。

3. 秉药象知功效主治

莪术入肝，属血分，以其味辛性烈，专攻气中之血，主破积削坚，有星移电闪之能，祛积聚癖块，止心疼，治霍乱、经闭血瘀、扑损疼痛，理中气。

莪术专入于气分以破血，虽破血，然不伤气也。莪术破血，三棱破气。

《本草新编》载莪术入于气分之中以破血，吾疑血破而气亦破矣。夫入气以破血，又贤于入血以破气乎？莪术入气以破血，三棱入血以破气。虽气血俱不可伤，而血郁于气之中，不得不消血也。然而，消药必伤气血，与其消气，不若消血，况原病于血之瘀也。莪术专消气中之血，但破血而不破气。血有可破而破之，气无壅滞，无可破也，又宁破气哉。

《本草问答》曰：莪术破气中之血，故皆能破积。三棱味但苦而不辛，破血之力多而散气之力少。莪术兼辛味能行气以破血，则气血两行，与积聚尤为合宜，故诸方多用莪术、姜黄，气味俱厚，故行气行血。

【功效解释】香烈行气通窍，辛能行能散，苦能降，温能通，故能行气破血、消积止痛。

【附方】消食化积：用于饮食积滞之胃腹胀痛，常配焦麦芽、焦槟榔。

整理：刘凤梅

七、附子

【命名】其为乌头旁生子根而得名。

【性味归经】味辛、甘，性大热，归心、肾、脾经，通行十二经。

【功效主治】回阳救逆，补火助阳，散寒除湿。治阴盛格阳，大汗亡阳，吐利厥逆，心腹冷痛，脾泻冷痢，脚气水肿，小儿慢惊，风寒湿痹，痿躄拘挛，阳痿，宫冷，阴疽疮漏及一切沉寒痼冷之疾。

【药象及释义】

1. 秉药象知性味归经

《神农本草经》曰附子出犍为，是今川西南地区，西南湿土之地。种于冬月寒水之时，春月生苗，长于六月，成于冬月寒水之时，禀四时之象，为水中之纯阳。附子为母根附生之子根，其色纯黑，水之象，口尝而味辛烈，故气大热；体重而大实，气雄壮性大热而烈；西南湿土孕育，肉色黄，入脾经；太阳寒水所成入肾经、膀胱经，辛味振肾阳蒸动其气入心经，故通行十二经。

2. 秉药象知气味薄厚升降趋势

附子为坎卦中纯阳，为阳中之阳，性气大热，味辛烈，气与味俱厚，能左浮能右沉，浮多沉少。

3. 秉药象知功效主治

附子温补肾阳以助十二经，禀坎中一阳之气所生，故不入中上焦，单从下焦扶补阳气。极阳极阴皆有毒，附子之烈正以其纯是坎阳之性，可以大毒。

《汤液本草》曰："非身表凉而四肢厥者，不可僭用。如用之者，以其治四逆也。"

《本草从新》曰："辛，甘。大热纯阳。其性浮多沉少，其用走而不守。通行十二经，无所不至。能引补气药以复散失之元阳（眉批：丹溪曰，气虚甚者，稍加附子以行参、芪之功，肥人多湿亦用）；引补血药以滋不足之真阴；引发散药开腠理，以逐在表之风寒（眉批：同干姜、桂枝温经散寒发汗）；引温暖药达下焦，以祛在里之寒湿（眉批：善引火下行，津调涂足心亦妙）。治三阴伤寒戴阳（眉批：吴绶《伤寒蕴要》曰，附子阴证要药，凡伤寒传变三阴，中寒夹阴，身虽大热，而脉沉细，或厥冷腹痛，甚则唇青囊缩，急须用之，若待阴极阳竭而用之已迟矣。东垣治伤寒阴盛格阳，面目俱赤，烦渴引饮，脉七八至，但按之则散，用姜附汤加人参，投半斤得汗而愈，此神圣之妙也），中寒中风（眉批：卒中曰中，渐伤曰伤，轻为感冒，重则为伤，又重则为中），气厥痰厥，咳逆（眉批：元阳下亏，生气不布，宜同归、地、人参用），自汗（眉批：陈言《三因方》有芪附、术附、参附三汤。嘉言曰：卫外之阳不固而自汗，则用芪附；脾中之阳遏郁而自汗，则用术附；肾中之阳浮游而自汗，则用参附。凡属阳虚自汗，不能舍三方为治）。”

【功效解释】附子属纯阳之体，其性浮多沉少，其用走而不守，通行十二经，为回阳救逆首选药，具有回阳补火、逐风寒湿邪的功效，用于治疗四肢厥逆、阳虚欲脱、四肢厥冷、风寒湿痹等病症。《汤液本草》：“（附子）入手少阳三焦、命门之剂，浮中沉，无所不至，味辛大热，为阳中之阳，故行而不止，非若干姜止而不行也。”《本草纲目》：“按王氏究原方云，附子性重滞，温脾逐寒；川乌头性轻疏，温脾去风；若是寒疾即用附子，风疾即用川乌头。”《本草经读》：“附子，味辛气温，火性迅发，无所不到，故为回阳救逆第一品药。”

【附方】治伤寒阴盛格阳，其人必躁热而不欲饮水者：大附子一枚烧为灰，存性，为末，蜜水调服。（《传家秘宝方》）

整理：刘凤梅

八、干姜

【命名】生姜制干以命名。

【性味归经】味辛，性热，归脾、胃、肺经。

【功效主治】逐寒邪而发表，温经燥脾湿，定呕消痰，可以治疗呕吐泄泻、呕吐腹痛、肢冷微寒、寒饮咳嗽等病症。

【药象及释义】

1. 秉药象知性味归经

《本经疏证》曰：物之燥者不恶湿，为恃其气足以御之也。物之湿者不畏热。姜喜欢沙燥之地，厌恶低湿的地方，所以长在陇上。畏惧太阳，需要盖苇棚以避酷暑，如果秋季热则无姜。是故四时交替，水土六气流迁，百物生长收藏都受四时六气的影响。姜春天种，中夏生长，感受着火气的影响，故其性温；因交于湿土当令而姜枝叶长茂，根株横溢，感土气以昌盛，故其色黄；于是金经一气以培以充，等到阳明燥金之气当令，而气乃全，用乃具，故其味辛。味辛气热，乃姜禀火气，土为其体，金为其用。五行之土乃脾、胃，入脾、胃经；五行之金乃肺、大肠，入肺、大肠经。

2. 秉药象知气味薄厚升降趋势

张元素曰：姜气温大热，干姜气薄味厚，半沉半浮，可升可降，阳中之阴也；大辛大热，阳中之阳。

3. 秉药象知功效主治

干姜以金为用，所以主治节，宣诸气，而泌清泄浊。假使中宫清气阻遏而不至肺，则气壅于上，胸满咳逆上气之病生。

干姜其用有四：通心助阳，一也；去脏腑沉寒痼冷，二也；发诸经之寒气，三也；治感寒腹痛，四也。

易老云：干姜能补下焦，去寒，故四逆汤用之。干姜本味辛，及见火候，稍苦，故止而不移，所以能治里寒。非若附子行而不止也。理中汤用此者，以其四顺也。

或云：干姜味辛热，人言补脾，今言泄而不言补者，何也？东垣谓：泄之一字，非泄脾之正气也，是泄脾中寒湿之邪，故以姜辛热之剂燥之，故曰泄脾也。

《本草问答》："干姜补脾火，是以土治水，干姜以散虚寒。"《药品化义》："干姜，干久体质收束，气则走泄，味则含蓄，比生姜性热过之，所以止而不行，专散里寒。如腹痛身凉作泻，完谷不化，配以甘草，取辛甘合化为阳之义。入五积散，助散标寒，治小腹冷痛。入理中汤，定寒霍乱，止大便溏泻，助附子以通经寒，大有回阳之力，君参、术以温中气，更有反本之功。生姜主散，干姜主守，一物大相迥别。孕妇勿用。"

【功效解释】辛、热能逐寒邪，归肺、胃经，故能治疗咳嗽、呕吐泻泄等。

【附方】

（1）治卒心痛：干姜末，温酒服方寸匕，须臾，六七服，瘥。（《肘后方》）

（2）治头目眩晕吐逆：川干姜（炮）二两，甘草（炙赤色）一两。上二味，为粗末。每服四五钱，用水二盏，煎至八分，食前热服。（《传信适用方》）

（3）肾中无阳，脉气欲绝，黑附子为引，水煎服之，名姜附汤，亦治中焦寒邪，寒淫所胜，以辛散之也，又能补下焦，故四逆汤用之。干姜本辛，炮之稍苦，故止而不移，所以能治里寒，非若附子行而不止也。理中汤用之者，以其回阳也。（《药类法象》）

整理：刘凤梅

九、高良姜

【命名】李时珍曰：陶隐居言此姜始出高良郡，故得此名。

【性味归经】味辛，性热，归脾、胃经。

【功效主治】温胃散寒，止痛，可以治疗胃寒疼痛、呕吐、嗳气等症。

【药象及释义】

1. 秉药象知性味归经

高良姜主产于广东湛江，海南以及广西北海、玉林等南方地区，受南方火气影响气热。二月、三月采根，受厥阴风木之气而成，气温热。口尝味辛辣。棕色有芳香气，入脾、胃经。

2. 秉药象知气味薄厚升降趋势

高良姜气热味辛辣，阳中之阳，气厚而浮，味薄而升，应成时之木气。

3. 秉药象知功效主治

脾胃寒湿则脾不能升清，胃不能降浊，脾胃升降之气失运。高良姜味辛，气大温，纯阳，入脾、胃经，治客寒犯脾胃者实效。《本草新编》曰其健脾开胃，消食下气，除胃间逆冷，止霍乱转筋，定泻痢翻胃，祛腹痛心疼，温中却冷，大有殊功。倘内热之人误用之，必至变生不测，又不可不慎也。高良姜止心中之痛，然亦必与苍术同用为妙。否则，有愈、有不愈，以良姜不能祛湿故耳。

【功效解释】《本草正义》："良姜大辛大温，洁古谓辛热纯阳，故专主中宫真寒重症。"

【附方】养脾温胃，去冷消痰，大治心脾疼痛，宽胸下气，进美饮食，疗一切冷物所伤：良姜（去芦）、干姜（炮）等分。上为细末，面糊为丸，如梧桐子大，每服十五丸至二十丸，食后橘皮汤下。（《太平惠民和剂局方》）

整理：刘凤梅

十、木香

【命名】本名蜜香，因其香气如蜜也。

【性味归经】味辛、苦，性温，归脾、胃、肝、大肠经。

【功效主治】行气止痛，健脾消食。用于治疗胸脘胀痛、泻痢后重、食积不消、不思饮食。

【药象及释义】

1. 秉药象知性味归经

木香一株五根，一茎五枝，一枝五叶，叶间五节，与脾土五数应象，属阳；冬月采挖，禀湿土寒水之气而出，体重而坚，气性温。气香窜，五数合脾胃，入脾、胃经；味辛而微苦，色苍，入大肠、肝经。

2. 秉药象知气味薄厚升降趋势

《汤液本草》言木香，气热，味辛、苦，纯阳。味浓于气，阴中阳也。性气与味俱厚，能升能降，可浮可沉。

3. 秉药象知功效主治

《本草问答》："木香之理气，以其香气归脾，而味兼微辛，又得木气之温，力能疏土。且木香茎五枝五叶五节五皆合脾土之数，故能理脾也。"

木香行气以行湿，其气浮味沉，上中下三焦皆理，力调诸气。

《药品化义》："木香，香能通气，和合五脏，为调诸气要药。盖诸气膹郁，皆属于肺，故上焦气滞用之，为金郁则泄之也。中气不运，皆属于脾，故中焦气滞用之，为脾喜芳香也。大肠气闭则后重，故下焦气滞用之，为塞者通之也。以此治痞闷、嗳气、水肿、腹胀、痢疾、脚气，皆散滞调气之功。但辛香属阳，阳则升浮，如中焦、下焦结滞，须佐槟榔坠之下行。因性香燥，同黄连、黄芩治痢疾；同黄柏、防己治脚气，皆借寒药而制其燥，则用斯神矣。若怒气拂逆攻冲，遍身作痛，以此使肺气调，则肝气自伏。若肝气郁，致胁肋小腹间痛，同青皮疏之，令肝气行，则血顺痛止。"

【功效解释】《本草从新》记载："辛苦而温，三焦气分之药，能升降诸气，泄肺气、疏肝气、和脾气、治一切气痛。”其性味辛、苦、温，归脾、胃、肝、大肠经，芳香行散，可升可降，具有行气止痛、健脾消食的功效。主要用于治疗胸脘胀痛、泄泻、里急后重、消化不良等症。

【附方】木香与黄连共同组成治疗痢疾的首选药物——香连丸，用于治疗由脾胃气滞所致的脘腹胀痛、食少呕吐，常配砂仁、陈皮同用。

整理：刘凤梅

十一、香附

【命名】其根相附连续而生，可以合香，故谓之香附。

【性味归经】味辛、微苦、甘，性平，归肝、脾、三焦经。

【功效主治】行气解郁，调经止痛。主要用于治肝胃不和、气郁不疏、胸腹胀满、月经不调等。

【药象及释义】

1. 秉药象知性味归经

香附长在河南、淮南水湿之地，受土湿之气而生；五六月中抽一茎，三棱中空，一三阳数，阳出于水；其根有须，须下结子一二枚，转相延生，子上有细黑毛，大者如羊枣而两头尖，子实、黑毛、两头尖都与锋芒之象应；二八月采收，得厥阴风木与阳明燥金之气成，金得木气而平，故香附气平。色紫红五行属木，口尝味辛，而入肝经；味甘入脾；阳数，微苦，形尖，体重质硬，故力锐气快之象，入三焦经。

2. 秉药象知气味薄厚升降趋势

香附可升可降，其气味俱薄。气为阳中之阴，降；味为阴中之阳，升。

3. 秉药象知功效主治

《本草新编》：香附入肝、胆之经，而解气开肝中之滞涩，但伤肝必伤其血，而香附不能生血也，必得白芍、当归以济之，则血足而郁尤易解也。方中君药中之解郁之品，莫如芍药。芍药得臣使，速于解者，莫如香附、柴胡。芍药为香附之君，而香附为芍药之佐，合而治郁，无不解之郁。

李时珍曰：“香附之气平而不寒，香而能窜。其味多辛能散，微苦能降，微甘能和。乃足厥阴肝、手少阳三焦气分主药，而兼通十二经气分。生则上行胸膈，外达皮肤；熟则下走肝肾，外彻腰足。炒黑则止血，得童溲浸炒则入血分而补虚，盐水浸炒则入血分而润燥，青盐炒则补肾气，酒浸炒则行经络，醋浸炒则消积聚，姜汁炒则化痰饮。得参、术则补气，得归、芍则补血，得木香则疏滞和中，得檀香则理气醒脾，得沉香则升降诸气，得芎䓖、苍术则总解诸郁，得栀子、黄连则能降火热，得茯神则交济心肾，得茴香、破故纸则引气归元，得厚朴、半夏则决壅消胀，得紫苏、葱白则解散邪气，得三棱、莪术则消磨积块，得艾叶则治血气暖子宫，乃气病之总司，女科之主帅也。”飞霞子韩懋云：“香附能推陈致新，故诸书皆云益气。而俗有耗气之说，宜于女人不宜于男子者，非矣。盖妇人以血用事，气行则无疾。老人精枯血闭，惟气是资。小儿气日充，则形乃日固。大凡病则气滞而馁，故香附于气分为君药，世所罕知。臣以参、芪，佐以甘草，治虚怯甚速也。”

【功效解释】《本草从新》记载：“（香附）气香味辛能散，微苦能降，微甘能和，乃血中气药，通行十二经八脉气分。主一切气，利三焦，解六郁（痰郁、火郁、气郁、血郁、湿郁、食郁）。”《本草正义》：“香附，辛味甚烈，香气颇浓，皆以气用事，故专治气结为病。”

【附方】

（1）治心气痛、腹痛、少腹痛、血气痛不可忍者：香附子二两，蕲艾叶半两。以醋汤同煮熟，去艾，炒为末，米醋糊为丸梧子大，每白汤服五十丸。（《濒湖集简方》）

（2）治偏正头痛：川芎二两，香附子（炒）四两。上为末，以茶调服，得腊茶清尤好。（《澹寮集验秘方》）

整理：刘凤梅

十二、乌药

【命名】又名旁其，色黑而名。

【性味归经】味辛，性温，归脾、肺、肾、膀胱经。

【功效主治】顺气，开郁，散寒，止痛。用于治疗胸胁胀痛、脘腹冷痛、反胃吐食、疝气肿胀等症。

【药象及释义】

1. 秉药象知性味归经

乌药生岭南邕州、容州及江南，一叶三桠，叶青阴白。根色黑褐肉色苍，四五月开细花，黄白色。六月结实，禀木火之气生长，故性气温。六月结实得土湿之气，入脾经，口尝味辛，横生。八月采根，禀秋燥金之气入肺经；乌药色黑、味苦，五行属水，入肾、膀胱经。

2. 秉药象知气味薄厚升降趋势

乌药可升可降，其气味俱薄，气薄阳中之阴，味薄阴中之阳。

3. 秉药象知功效主治

乌药气雄性温，故快气宣通，疏散凝滞，外解表而理肌，内宽中而顺气。以之散寒气，则客寒冷痛自除；驱邪气，则天行疫瘴即却；开郁气，中恶腹痛、胸膈胀满，顿然可减；疏经气，中风四肢不遂，初产血气凝滞，渐次能通，皆借其气雄之功也。

【功效解释】《本草从新》记载："（乌药）辛温香串，上入脾肺，下通膀胱与肾，能疏胸腹邪逆之气，一切病之属气者皆可治。"其性味辛、温，具有顺气止痛、温肾散寒的功效。

【附方】

（1）治心腹气痛：乌药，水磨浓汁一盏，入橘皮一片，苏一叶，煎服。（《濒湖集简方》）

（2）治七情忧思所致胀满痞塞：乌药、香附、沉香、砂仁、橘红、半夏，为末。每服二钱，灯心汤调。（《赤水玄珠》）

整理：刘凤梅

十三、郁金

【命名】因能开肺金之郁故名郁金。

【性味归经】味辛、苦，性凉，归心、肺、肝经。

【功效主治】行气解郁，凉血破瘀。治胸腹胁肋诸痛，失心癫狂，热病神昏，吐血，衄血，尿血，血淋，妇女倒经，黄疸。

【药象及释义】

1. 秉药象知性味归经

郁金长于江南火气之地，冬、春采挖，可知其生于火土，成于太阳寒水、厥阴风木六气之令，气寒中有温。皮灰色，肉紫黑微黄，有水有土，质光洁而有水性，故气凉。朱丹溪云："属火而有土与水。"口尝其味苦、辛，苦为心之药，故入心经，厥阴木气之味辛入肝经，气凉入肺经。

2. 秉药象知气味薄厚升降趋势

郁金气凉而薄，味辛、苦而薄，所以气味俱薄，可升可降。

3. 秉药象知功效主治

唐容川言："郁金乃姜黄之子，而气薄味胜，故行血之功甚于行气。"

陈士铎言："郁金乃入血分之气药，其治诸血症，正因血之上行，皆属于内热火炎。郁金能降气，而火自降矣，况性又入血分，故能降下火气，则血自安经而不妄动也。"

【功效解释】郁金味辛、苦，性微寒，其性轻扬上行，入心及心包络、肺经，具有宣解泄郁、凉血破瘀的功效，凉心热、散肝郁、破血下气，治疗两胁胀痛、胸腹疼痛、痛经、吐衄血、癫狂、神昏谵语等症。其性轻扬，能散郁滞、顺逆气，上达高巅，善行下焦，心肺肝胃气血火痰郁遏不行者最验，故治胸胃膈痛、两胁胀满、肚腹攻疼、饮食不思等症。气味苦寒者，谓气寒而善降，味苦而善泄也。

【附方】

（1）治妇人胁肋胀满，因气逆者：郁金、木香、莪术、牡丹皮。（《本草汇言》引《女科方要》）

（2）治血淋，心头烦，水道中涩痛，及治小肠积热，尿血出者：生干地黄、郁金、蒲黄。上等分，为细末。每于食前，煎车前子叶汤调下一钱，酒调下亦得。（《普济方》）

整理：刘凤梅

十四、半夏

【命名】因半夏时节采集故而得名。

【性味归经】味辛，性温，有毒，归脾、胃、肺经。

【功效主治】燥湿痰，宣通阴阳，治湿痰冷饮，呕吐，反胃，咳喘痰多，胸膈胀满，痰厥头痛，头晕不眠。

【药象及释义】

1. 秉药象知性味归经

半夏在半夏时节生根，在秋之季长成，得阳明燥金辛烈之气味，气性温；

其根色白，形体圆滑，体燥，色白，气和，味大辛略苦，味辛能散结，性燥能去湿，脾家所喜，故入脾、胃、肺三经。

2. 秉药象知气味薄厚升降趋势

半夏，色白，气和，味大辛略苦，属阳中有微阴，禀阳明燥金之气体燥，性热而烈，能降，性气与味俱浊，主降。

3. 秉药象知功效主治

半夏之成得阳明燥金辛烈之气味，故主降利水饮，为阳明之药。

《药品化义》："东垣云，大和脾胃气，治其本也。主疗痰厥咳逆，头痛头眩，肠鸣痰泻痰疟，诚快剂也。若呕家必用半夏，以其性燥，善能去水，水去则呕止。又能温胆，盖心惊胆怯，由于痰聚经络，胆气不得上升，以此豁痰，胆气自平。孕妇头晕呕吐，名恶阻，由胃气虚弱，中脘停痰所致，以此化痰滞而健脾，须用黄芩等药监之。伤寒时气，大、小柴胡汤中皆用半夏，善却半表半里之邪。如邪气传里，里热已深者，又勿宜用，恐其性燥，损血耗津，慎之。"

【功效解释】辛温体滑性燥，能走能散，和胃健脾，除湿化痰，发表开郁，下逆气，止烦呕，止呕燥湿痰效果明显。

【附方】治湿痰，咳嗽脉缓，面黄，肢体沉重，嗜卧不收，腹胀而食不消化：南星、半夏（俱汤洗）各一两，白术一两半。上为细末，糊为丸，如桐子大，每服五七十丸，生姜汤下。（《素问病机气宜保命集》）

整理：欧维赐

十五、天南星

【命名】颂曰：天南星即本草虎掌也。李时珍曰：虎掌因叶形似之，非根也。南星因根圆白，形如老人星状，故名南星，即虎掌也。

【性味归经】味苦、辛，性温，有毒，归肺、肝、脾经。

【功效主治】燥湿化痰，祛风定惊，消肿散结。治中风痰壅，口眼㖞斜，半身不遂，癫痫，惊风，破伤风，风痰眩晕，喉痹，瘰疬，痈肿，跌扑折伤，蛇虫咬伤。

【药象及释义】

1. 秉药象知性味归经

天南星长于阴湿谷地的林下，四月生苗，状如荷梗，天南星色白根圆，八月长成，得阳明金土之气化，味辛、苦，气性温平，又得阳明燥烈之气化，归肺、肝、脾经。

2. 秉药象知气味薄厚升降趋势

天南星味大辛微苦而薄，气温平而薄，能升能降，性气与味俱浊。

3. 秉药象知功效主治

天南星味辛烈，能散复能燥；气雄猛，能通复能开，故力豁风痰湿痰，主治暴中风不省。古来论中风者不一：曰湿，曰火，曰痰。总之，湿郁生火，火盛生痰，痰火相搏，而成风之象。有痰涎壅盛、口眼㖞斜、手足瘫痪、半身不遂诸症，以此开痰破结，则风摇火焰之势自然而息。若湿痰横行，经络壅滞而不通，致言语费力，呵欠喷嚏，头目眩晕，颈项痰核，肩背酸疼，双臂作痛，两手软痹，为患多端，以此导其痰，则诸症悉愈。但辛燥之药，不宜多用。

【功效解释】味辛而苦，故能治风散血，气温而燥，能胜湿除痰，用于顽痰咳嗽、风疾眩晕、中风痰壅、口眼㖞斜、半身不遂等症。

【附方】治卒中昏不知人，口眼㖞斜，半身不遂，咽喉作声，痰气上壅，无问外感风寒、内伤喜怒，或六脉沉伏，或指下浮盛，并宜服之。天南星（生用）一两，木香一分，川乌（生，去皮）、生附子（去皮）各半两。上细切，每服半两，水二大盏，姜十五片，煎至八分，去滓，温服，不拘时候。（《太平惠民和剂局方》）

整理：欧维赐

十六、党参

【命名】《百花镜》曰："党参，一名黄参，黄润者良，出山西潞安、太原等处，有白色者，总以净软壮实味甜者佳，嫩而小枝者名上党参，老而大者名黄党参。"党参主产于山西、陕西、四川等地，以山西上党产者最为有名，故称为党参，唐朝时上党改为潞州，故又有"潞党参"之称。

【性味归经】味甘，性平，归脾、肺经。

【功效主治】补中益气，健脾益肺。用于治疗脾肺虚弱之气短心悸、食少便溏、虚喘咳嗽、内热消渴等。

【药象及释义】

1. 秉药象知性味归经

党参生长于北方山地灌木中，秋季长成，禀燥金之气，色黄味甘，俱土金之性，性平，而入脾、肺经。

2. 秉药象知气味薄厚升降趋势

党参味甘而味薄，阴中之阳左下升；燥金之气平而气薄，阳中之阴右上降。能升能降，以升为主。

3. 秉药象知功效主治

党参味甘能补，又能入脾、肺经，可补脾肺之气，故其能补中益气，健脾益肺，可治疗脾肺气虚所引起的气短心悸、食少便溏、虚喘咳嗽，其味甘，又可以生津，故可用于治疗内热消渴等。

【功效解释】党参味甘，性平，归肺经，故有清肺之力，亦不似沙参之性寒专泄肺气也。

【附方】清肺金，补元气，开声音，助筋力：党参（软甜者，切片）一斤，沙参（切片）半斤，桂圆肉四两。水煎浓汁，滴水成珠，用磁器盛贮，每用一酒杯，空心滚水冲服，冲入煎药亦可。(《得配本草》)

整理：孙红甫

十七、黄芪

【命名】《本草纲目》曰："耆长也，黄芪色黄，为补者之长故名。"

【性味归经】味甘，性微温，归肺、脾经。

【功效主治】补气固表，托疮生肌、利水，主要用于治疗气血虚弱、自汗、久泻脱肛、子宫脱垂、肾炎浮肿、蛋白尿、糖尿病、慢性溃疡等病症。

【药象及释义】

1. 秉药象知性味归经

黄芪禀北方水中之阳气以生，根长数尺，深入土中吸引土下黄泉之水以上生其苗叶，外皮紫黑，唯其禀水中之阳气，故成此水火之间色。质松绵，似腠理，八月生成，俱土金之气，味甘淡，微温，肉色黄味甘，土之色味也，故入肺、脾经。

2. 秉药象知气味薄厚升降趋势

黄芪味甘而淡，味薄，性气温厚，气味俱升。

3. 秉药象知功效主治

黄芪皮黄入脾，肉白走肺，性温能升阳，味甘淡，用蜜炒又能温中，主健脾，故内伤气虚，少用以佐人参，补中益气。治脾虚泄泻，疟痢日久，吐衄肠血，诸久失血后，及痘疮惨白。主补肺，固表疏卫虚，多用以君人参，使敛汗固表。治自汗盗汗，诸毒溃后收口生肌，及诸痘疮贯脓。痈疽久不愈者，从骨托毒而出，必须盐炒。痘科虚不发者，在表助气为先，又宜生用。若气有余，表邪旺，腠理实，三焦火动，宜断戒之。至于中风手足不遂，痰壅气闭，始终皆不可加。

【功效解释】 黄芪，味甘，性温，生用固表，无汗能发，有汗能止，温分肉，实腠理，补肺气，泻火，解肌热；炙用补中，益元气，温三焦，壮脾胃，生血生肌，排脓内托，为疮痈圣药。《本草问答》：黄芪味厚，故升而能补也。黄芪根深长至数尺，取芪者不用锄掘，力拔出土，以其根无旁枝也。据此则知其性直达。又其根内虚松，能通水气，直引上下黄泉之水气，以上达于苗，故能升达人之元气，以充发于上达于表。人之元气生于肾，出于膀胱之水中，循气海之膜网而上达胸膈，以至于肺，充于皮毛。黄芪内虚松通达，象人膜网能引土下黄泉之水气以上贯苗叶，象人元气，由肾达肺以至表，故黄芪能升达元气，托里达表。

【附方】 小便不通：用黄芪二钱，加水二碗，煎成一碗，温服。(《总微论》)

整理：欧维赐

十八、山药

【命名】 山药本名为“薯蓣”，被称为山药是因为两犯帝讳的缘故。据《本草纲目》记载，在唐代宗时期，因代宗的名字为李豫，“豫”和“蓣”同音，山药第一次犯帝讳，故改名为“薯药”。到了宋英宗时期，宋英宗名叫赵曙，因“曙”和“薯”同音，山药第二次犯讳，于是又将“薯药”改名为“山药”，一直沿用至今。

【性味归经】 味甘，性平，归肺、脾、肾经。

【功效主治】补脾养胃，生津益肺，补肾涩精。主要用于治疗脾虚食少、久泻不止、肺虚喘咳、肾虚遗精、带下、尿频等症。

【药象及释义】

1. 秉药象知性味归经

《名医别录》曰：“薯蓣生嵩高山谷。”二月、八月长成，禀燥金之气，色白，则得土中之金气，味甘，故性平，以河南产者为佳，根长，深入土中，引土下黄泉之水而达苗，味甘有液，是得土湿之气，故入肺、脾、肾经。

2. 秉药象知气味薄厚升降趋势

《药品化义》：“山药属阳，有土与金、水，体轻，色白，气微香，味甘，性温，能浮能沉，力补肺脾，性气与味俱薄。”

3. 秉药象知功效主治

山药色白入肺，味甘归脾，补其不足，清其虚热，润皮毛，化痰涎，固肠胃，止泻痢。肺为肾母，故又益肾强阴，治虚损劳伤。脾为心子，故又益心气，治健忘遗精。

【功效解释】仲景八味丸用干山药，以其凉而能补也，亦治皮肤干燥，以此物润之。山药，温补而不骤，微香而不燥，循循有调肺之功，治肺虚久嗽，何其稳当。因其味甘气香，用之助脾，治脾虚腹泻、怠惰嗜卧、四肢困倦，又取其甘则补阳，能补中益气、温养肌肉，为肺脾二脏要药。土旺生金，金盛生水，功用相仍，故六味地黄丸中用之治肾虚腰痛，滑精梦遗，虚怯阳痿，但性缓力微，剂宜倍用。《本草求真》言其性涩，能治遗精不禁，味甘兼咸，又能益肾强阴，故六味地黄丸用此以佐地黄，然性虽阴而滞不甚，故能渗湿以止泄泻。

【附方】

（1）治湿热虚泄：山药、苍术等分，饭丸，米饮服。（《濒湖集简方》）

（2）治痰气喘急：山药捣烂半碗，入甘蔗汁半碗，和匀，顿热饮之。（《简便单方》）

整理：欧维赐

十九、白术

【命名】李时珍曰：按《六书本义》，术字篆文，象其根干枝叶之形。

【性味归经】味苦、甘，性温，归脾、胃经。

【功效主治】健脾益气，燥湿利水，止汗，安胎，主要用于治疗脾虚食少、腹胀泄泻、痰饮眩悸、水肿、自汗、胎动不安等症。

【药象及释义】

1. 秉药象知性味归经

白术质油润似脾膏油之象，故为脾药；味辛香，故气温。白术温而有汁，正是水火相交之物，乃中土脾也；油润似脾、色苍白、气微香、味苦、甘、性温，故入脾、胃经。

2. 秉药象知气味薄厚升降趋势

性微温气厚，能升；味苦甘而厚，能降。性气与味俱厚，能升能降。

3. 秉药象知功效主治

白术为脾药，属阴中之阳，体微润而重，色苍白，气微香，味微苦略辛，性微温气厚，能升脾阳，降胃气，力健脾。

《本草问答》曰："白术有油，以补脾之膏油，而油又不粘水，故能利水；气香温亦主利水，又能升发，使脾土之气上达，故白术为补脾正药。"

《本草化义》曰："白术味微苦略辛，取其辛燥湿，苦润脾，燥之润之，脾斯健旺。盖脾属湿土，土无水泽，不能滋润，非专宜燥。经曰：脾苦湿，为太湿则困滞，然过燥则干裂，此以辛燥脾，实以苦润脾。主治风寒湿痹，胸膈痰痞，嗳气吞酸，恶心嘈杂，霍乱呕吐，水肿脾虚，寒湿腹痛，疟疾胎产。能使脾气健运，正气胜而邪气自却也。且润脾益胃，为滋生气血，痘疮贯脓时助浆满圣药。凡郁结气滞，胀闷积聚，吼喘壅塞，胃痛由火，痈疽多脓，黑瘦人气实作胀，皆宜忌用。"

【功效解释】《本草经疏》曰："术，其气芳烈，其味甘浓，其性纯阳，为除风痹之上药，安脾胃之神品……术气芳烈而悍，纯阳之物也，风为阳邪，发于阳部，故主之也。风眩头痛目泪出者，阳虚则风客之而眩，痰厥则头痛，风热壅则目泪出也。"《本草通玄》曰："白术，补脾胃之药，更无出其右者。土旺则能健运，故不能食者，食停滞者，有痞积者，皆用之也。土旺则能胜湿，故患痰饮者，肿满者，湿痹者，皆赖之也。土旺则清气善升，而精微上奉，浊气善降，而糟粕下输，故吐泻者，不可阙也。"《本草求真》曰："白术味苦而甘，既能燥湿实脾，复能缓脾生津。且其性最温，服则能以健食消谷，为脾脏补气第一要药也。"

【附方】治虚弱枯瘦，食而不化：于术（酒浸，九蒸九晒）一斤，菟丝子（酒煮吐丝，晒干）一斤。共为末，蜜丸，梧子大，每服二三钱。(《本草纲目拾遗》)

整理：欧维赐

二十、地黄

【命名】药用部位根茎在地下而呈黄色而名。

【性味归经】生地黄，味甘、苦，性寒，归心、肝、肺经。熟地黄，味甘，性微温，归肝、肾经。

【功效主治】生地黄具有清热凉血功效，用于温热病热入营血等证。熟地黄具有补血滋阴功效，用于血虚萎黄、眩晕、心悸、失眠、月经不调、崩漏等症。

【药象及释义】

1. 秉药象知性味归经

河南居天下之中，产地黄，河南平原土厚水深，故地黄得中央戊己湿土之气而生，内含润泽土之湿也，土生金。《内经》云脾为阴中之至阴，地黄以湿、体濡润、味苦而气寒；气寒、色紫、味苦甘，入心、肝、肺经。熟地黄由生地黄借酒蒸熟制黑而纯为阴，味苦化甘，性凉变温，专入肝脏补血。

2. 秉药象知气味薄厚升降趋势

《药品化义》曰："生地，属阴中有微阳，体濡润，色紫，气和，味甘带微苦，性凉，能浮能沉，力清肝凉血，性气薄而味厚……熟地属纯阴（有水与土），体濡润，色黑，气微香，味甘，性制温，能沉，性气与味俱厚。"

3. 秉药象知功效主治

《药品化义》曰："生地味甘凉血，带苦益阴，色紫入肝，通彻诸经之血热。若吐血、衄血、便血、溺血、血崩、胎漏、血晕及疮疡诸毒，跌扑折伤，皆属血热，以此清热而凉血。若骨蒸劳怯，目痛头眩，五心烦热，大小肠燥，腰腿酸疼，皆属阴虚，以此滋阴而养血。如忧患焦思，文章苦志，为政劳神，三者未有不动心火，火动则耗血，以致心虚惊悸、头晕目昏、舌干口燥，宜取濡润清凉，同麦冬养神而生血。盖肝气热则胆虚，此独使肝清而胆受其荫，故有益胆之功。肝木旺则克土，此又使肝平而脾去其仇，更有助脾之效……（熟地黄）借酒蒸熟制黑而纯为阴，味苦化甘，性凉变温，专入肝脏补血。因肝苦急，用甘缓之，兼主温胆；又心为肝之子，能益心血；取色黑走肾，更补肾水。凡内伤不足，苦志劳神，忧患伤血，纵欲耗精，调经胎产，皆宜用此。安五脏，和血脉，润肌肤，养心神，宁魂魄，滋补真阴，封填骨髓，为圣药也。取其气味浓厚，为浊中浊品，以补肝肾，故凡生熟地黄、天冬、麦冬、炙龟板、当归身、山茱萸、枸杞、牛膝，皆黏腻濡润之剂，用滋阴血，所谓阴不足者补之以味也。”

【功效解释】《医学正传》云：“生地黄生血，而胃气弱者服之恐妨食。熟地黄补血，而痰饮多者服之恐泥膈。或云，生地黄酒炒则不妨胃，熟地黄姜汁炒则不泥膈，此皆得用地黄之精微者也。”

《本草从新》曰：“（熟地黄）滋肾水，封填骨髓，利血脉，补益真阴，聪耳明目，黑发乌须。又能补脾阴，止久泻，治劳伤风痹，阴亏发热，干咳痰嗽，气短喘促，胃中空虚觉馁，痘证血虚无脓，病后胫股酸痛，产后脐腹急疼，感证阴亏，无汗使闭，诸种动血，一切肝肾阴亏，虚损百病，为壮水之主药。”《药品化义》曰：熟地，借酒蒸熟，味苦化甘，性凉变温，专入肝脏补血。因肝苦急，用甘缓之，兼主温胆，能益心血，更补肾水。凡内伤不足，苦志劳神，忧患伤血，纵欲耗精，调经胎产，皆宜用此。生地黄，内专凉血滋阴，外润皮肤荣泽，病人虚而有热者宜加用之。

【附方】

1. 生地黄

治妊娠堕胎后血出不止，少腹满痛：生干地黄（焙）、当归（焙，切）、芎䓖（去芦头）各二两，阿胶（炙令燥）、艾叶各半两。上五味，粗捣筛，每服三钱匕，水一盏，煎至七分，去滓温服，空心服之，晚后再服。（《圣济总录》）

2. 熟地黄

治骨蒸体热劳倦：熟地黄、当归、地骨皮、枳壳（麸炒）、柴胡、秦艽、知母、鳖甲（炙）等分。末，水一盏，乌梅半个，煎七分，和梅热服。（《幼幼新书》）

整理：欧维赐

二十一、何首乌

【命名】传说是从人名而来。

【性味归经】味苦、甘、涩，性温，归肝、心、肾经。

【功效主治】解毒、消痈、润肠通便。治肝肾阴亏，须发早白，血虚头晕，腰膝软弱，筋骨酸痛，遗精，崩漏带下，久疟，久痢，慢性肝炎，痈肿，瘰疬，肠风，痔疾。

【药象及释义】

1. 秉药象知性味归经

何首乌禀春之气以生，而为风木之化，成于八月之秋金之时，气温，通于肝，为阴中之阳药，故专入肝经。李时珍曰："何首乌，足厥阴、少阴药也。"皮黑肉黄赤，入肾经、心经。体熟干实（生润），色熟黑（生紫白二种），黑入肾，白者入气分，赤紫者入血分。味苦涩，入心经。

2. 秉药象知气味薄厚升降趋势

何首乌属阴，气和，味熟甘略涩（生涩），性熟温（生凉），能沉，性气薄而味厚，主降。

3. 秉药象知功效主治

何首乌藤夜交合（别名夜交藤），得阴气最厚，借久蒸制熟成紫黑色，入肝兼肾，取味甘平略涩，能益肝敛血滋阴。主治腰膝软弱，筋骨酸疼，截虚疟，止肾泻，除崩漏，解带下，皆神验也。且涩能敛，用此疗头面风疹，皮肤燥痒，涩又能收脱，故云何首乌疗久痢为宜，白芍药始末俱用。

【功效解释】《本草纲目》："何首乌，白者入气分，赤者入血分。肾主闭藏，肝主疏泄，此物气温味苦涩，苦补肾，温补肝，能收敛精气，所以能养血益肝，固精益肾，健筋骨，乌发，为滋补良药，不寒不燥，功在地黄、天门冬诸药之上。气血太和，则风虚、痈肿、瘰疬诸疾可知（除）矣。"《本草正义》："首乌，专入肝肾，补养真阴，且味固甚厚，稍兼苦涩，性则温和，皆与下焦封藏之理符合，故能填益精气，具有阴阳平秘作用，非如地黄之偏于阴凝可比。"

【附方】乌须发，壮筋骨，固精气：赤、白何首乌各一斤（米泔水浸三四日，瓷片刮去皮，用淘净黑豆二升，以砂锅木甑铺豆及首乌，重重铺盖，蒸至豆熟取出，去豆、曝干，换豆再蒸，如此九次，暴干为末），赤、白茯苓各一斤（去皮，研末，以水淘去筋膜及浮者，取沉者捻块，以人乳十碗浸匀，晒干，研末），牛膝八两（去苗，酒浸一日，同何首乌第七次蒸之，至第九次止，晒干），当归八两（酒浸，晒），枸杞子八两（酒浸，晒），菟丝子八两（酒浸生芽，研烂，晒），补骨脂四两（以黑芝麻炒香，并忌铁器，石臼捣为末）炼蜜和丸弹子大一百五十丸，每日三丸，侵晨温酒下，午时姜汤下，卧时盐汤下。其余并丸梧子大，每日空心酒服一百丸，久服极验。（《积善堂方》）

整理：欧维赐

二十二、沙参

【命名】《本草纲目》：“沙参白色，宜于沙地，故名。”

【性味归经】味甘、微苦，性微寒，归肺、胃经。

【功效主治】清肺养阴，益胃生津。主治阴虚久咳，痨嗽痰血，燥咳痰少，虚热喉痹，津伤口渴。

【药象及释义】

1. 秉药象知性味归经

《名医别录》曰：“沙参，生河内川谷及冤句、般阳、续山，二月、八月采根，曝干。”沙参生于近水之沙地，其性全寒，苦中带甘，故曰微寒，色白多汁，禀金水之精气，色白，质松，中空，故能入肺经。

2. 秉药象知气味薄厚升降趋势

《药品化义》云：沙参，属阴中有微阳，体轻，色肉白皮淡黄，气和，味微苦，性凉，性气与味俱清，能升能降。

3. 秉药象知功效主治

《药品化义》曰：“沙参色白，原名白参，体轻虚，味微苦，气味俱清，为清中清品，专入肺经。经曰：肺苦气上逆，以此清顺其气，肺性所喜，即谓之补。主治久嗽痰逆，鼻塞热壅，皮肤燥痒，失血病久，此皆补阴而制阳也。盖肺与大肠为表里，以此使肺气清而大肠受荫，故肠红下血久者，皆得而不妄泄矣。又肺金清则不克肝，而肝气得养，用治血积惊烦，心腹结热，能益阴血，邪气自宁。所以肺寒用人参，肺热用沙参，迥然而别。”

【功效解释】《本草从新》曰：“甘、苦，微寒。味淡体轻，专补肺阴，清肺火。治久咳肺痿，金受火刑者宜之。寒客肺中作嗽者勿服（眉批：人参补五脏之阳，沙参补五脏之阴，肺热者用之）。白实长大得者良。恶防己，反藜芦（眉批：肺热咳嗽者，用沙参半两，水煎服之，甚效）。”

【附方】

（1）卒得疝气：沙参捣筛为末，酒服方寸匕。（《肘后方》）

（2）妇人白带：沙参为末，每服二钱，米饮调下。（《证治要诀》）

整理：欧维赐

二十三、麦冬

【命名】根似穬麦，故谓之麦冬。

【性味归经】味甘、微苦，性微寒，归心、肺、胃经。

【功效主治】养阴生津，润肺清火，用于肺燥干咳，虚痨咳嗽，津伤口渴，心烦失眠，内热消渴，肠燥便秘，白喉。

【药象及释义】

1. 秉药象知性味归经

《名医别录》曰："麦门冬叶如韭，冬夏长生。生函谷川谷及堤坂肥土石间久废处（生于冻土）。二月、三月（少阴君火）、八月、十月（少阴冬水）采根，阴干。"《本草崇原》："麦门冬气味甘平，质性滋润，凌冬青翠，盖禀少阴冬水之精，上与阳明胃土（冻土艮卦）相合。"其性微寒，色白，味甘、微苦，归肺、胃、心经。

2. 秉药象知气味薄厚升降趋势

《药品化义》曰："麦门冬，属阳中有微阴，体濡润，色白，气和，味甘，性凉，能浮能沉，力润肺，性气薄而味厚。"

3. 秉药象知功效主治

《药品化义》曰："麦冬色白体濡，主润肺；味甘性凉，主清肺。盖肺苦气上逆，润之清之，肺气得保。若咳嗽连声，若客热虚劳，若烦渴，若肺痿，皆属肺热，无不悉愈。同生地，令心肺清则气顺，结气自释，治虚人元气不运，胸腹虚气痞满，及女人经水枯，乳不下，皆宜用之。同黄芩扶金制木，治鼓胀浮肿。同山栀清金利水，治支满黄疸。又取其四时叶青，凌冬不凋，长生之物，同小荷钱清养胆腑，以佐少阳生气。入固本丸，以滋阴血，使心火下降，肾水上升，成坎离既济、心肾相交之义。"

【功效解释】《本经疏证》曰："麦门冬，其味甘中带苦，又合从胃至心之妙，是以胃得之而能输精上行，肺得之而能敷布四脏，洒陈五腑，结气自尔消熔，脉络自尔联续，饮食得为肌肤，谷神旺而气随之充也。”《本草正义》：“麦冬，其味大甘，膏脂浓郁，故专补胃阴，滋津液，本是甘药补益之上品。”《本草新编》：世人未知麦冬之妙用，往往少用之而不能成功为可惜也。不知麦冬必须多用，力量始大，盖火伏于肺中，烁干内液，不用麦冬之多，则火不能制矣；热炽于胃中，熬尽其阴，不用麦冬之多，则火不能息矣。更有膀胱之火，上逆于心胸，小便点滴不能出，人以为小便火闭，由于膀胱之热也，用通水之药不效，用降火之剂不效，此又何用乎？盖膀胱之气，必得上焦清肃之令行，而火乃下降，而水乃下通。夫上焦清肃之令禀于肺也，肺气热，则肺清肃之令不行，而膀胱火闭，水亦闭矣。故欲通膀胱者，必须清肺金之气，清肺之药甚多，皆有损无益，终不若麦冬清中有补，能泻膀胱之火，而又不损膀胱之气，然而少用之，亦不能成功，盖麦冬气味平寒，必多用之而始有济也。

【附方】治燥伤肺胃阴分，或热或咳者：沙参三钱，麦冬三钱，玉竹二钱，生甘草一钱，冬桑叶一钱五分，扁豆一钱五分，花粉一钱五分。水五杯，煮取二杯，日再服。(《温病条辨》)

整理：欧维赐

二十四、石斛

【命名】李时珍曰：“石斛名义未详。其茎状如金钗之股，故古有金钗石斛之称。”

【性味归经】味甘，性微寒，归胃、肾经。

【功效主治】益胃生津，滋阴清热。治热病伤津，口干烦渴，病后虚热，阴伤目暗。

【药象及释义】

1. 秉药象知性味归经

《名医别录》曰：“石斛生六安山谷水旁石上（艮土）。七月、八月采茎，阴干。”《本草崇原》曰：“石斛生于石上，得水长生，是禀水石之专精而补肾。味甘色黄，不假土力，是夺中土之气化而补脾。”其味甘，性微寒，故归胃、肾经。

2. 秉药象知气味薄厚升降趋势

《药品化义》曰：“石斛属阳中有阴，体轻，色如黄金，气和，味苦，性凉，能浮能沉，力养肺，性气与味俱清。”

3. 秉药象知功效主治

《药品化义》曰："石斛生于石岩，不涉沙土，色如黄金，象肺之体，气味轻清，合肺之性，性凉而清，得肺之宜。丹家云：肺名娇脏，独此最为相配。主治肺气久虚，咳嗽不止，邪热痱子，肌表虚热，其清理之功不特于此。盖肺出气，肾纳气，子母相生，使肺金清则真气旺，顺气下行以生肾水，强阴益精，更治囊湿精少，小便余沥，且上焦之势能令热气委曲下行，无苦寒沉下之弊。并善长肌肉，厚益肠胃，诚仙品也。"

【功效解释】《本草通玄》曰："石斛，甘可悦脾，咸能益肾，故多功于水土二脏。但气性宽缓，无捷奏之功，古人以此代茶，甚清膈上。"《药品化义》曰："石斛气味轻清，合肺之性，性凉而清，得肺之宜。肺为娇脏，独此最为相配。"

【附方】治温热有汗，风热化火，热病伤津，温疟舌苔变黑：鲜石斛三钱，连翘（去心）三钱，天花粉二钱，鲜生地四钱，麦冬（去心）四钱，参叶八分。水煎服。(《时病论》)

整理：欧维赐

二十五、百合

【命名】李时珍曰："百合之根，以众瓣合成也。或云专治百合病故名，亦通。其根如大蒜，其味如山薯，故俗称蒜脑薯。"

【性味归经】味甘，性微寒，归肺、心经。

【功效主治】养阴润肺，止咳。治肺痨久嗽，咳唾痰血，热病后余热未清，虚烦惊悸，神志恍惚，脚气浮肿。

【药象及释义】

1. 秉药象知性味归经

《名医别录》曰："百合生荆州山谷。二月、八月采根。"禀少阴君火、阳明燥金之气。《本草崇原》曰："百合色白属金，味甘属土，昼开夜合，应天道之昼行于阳，夜行于阴，四向六合，应土气之达于四旁。"其成于二、八月，体濡润，故气微寒，百合体瓣应象肺，色白，故归肺经，入心经。

2. 秉药象知气味薄厚升降趋势

《药品化义》曰："百合属阳，体干，色白，气清香，味甘（带苦者次），性平，能升，力补肺，性气与味俱清。"

3. 秉药象知功效主治

《药品化义》曰："百合体瓣象肺，色白性平，专入肺部。主治肺热咳嗽，痰中带血，必不可缺。若肺痨嗽痿，咳久痰火，同薏米补肺收功，击其惰归之神药也。取其味甘而不甜，气香而不窜，又能补中益气，和合百脉。盖肺为百脉之宗也。服之令心气欢和，安神益胆，调养五脏，皆在其中。仲景定百合汤治伤寒坏证，东垣制和中饮治百病，用之为君，良有意也。"

【功效解释】百合甘寒，肾主二便，肾与大肠二经有热邪则不通利，清二经之邪热，则大小便自利。甘能补中，热清则气生，故补中益气。清热利小便，故除浮肿、胪胀。《医林纂要》曰："百合，以敛为用，内不足而虚热、虚嗽、虚肿者宜之。与姜之用，正相反也。"

【附方】

（1）治咳嗽不已，或痰中有血：款冬花、百合（焙，蒸）等分。上为细末，炼蜜为丸，如龙眼大。每服一丸，食后临卧细嚼，姜汤咽下，噙化尤佳。（《济生方》）

（2）治神经衰弱，心烦失眠：百合五钱，酸枣仁五钱，远志三钱。水煎服。（《新疆中草药手册》）

整理：欧维赐

二十六、巴戟天

【命名】李时珍曰："名义殊不可晓。"

【性味归经】味甘、辛，性微温，归肾、肝经。

【功效主治】补肾阳，强筋骨，祛风湿。治阳痿，少腹冷痛，小便不禁，子宫虚冷，风寒湿痹，腰膝酸痛。

【药象及释义】

1. 秉药象知性味归经

《名医别录》曰："巴戟天生巴郡及下邳山谷。二月、八月采根。"气味辛甘，禀太阴金土之气化。其性微温，经冬不凋，又禀太阳标阳之气化。陈修园曰："巴戟天气微温，禀天春升之木气而入足厥阴肝，味辛甘无毒，得地金土二味入足阳明燥金胃。虽气味有木土之分，而其用则统归于温肝之内。"故入肝、肾经。

2. 秉药象知气味薄厚升降趋势

巴戟天禀土得真阳之精气，兼得天之阳和，故味辛、甘，微温，辛甘为阳，阳主发散，散则横行，是当木之令，而兼金之用。

3. 秉药象知功效主治

《本草崇原》曰：“巴戟生于巴蜀，气味辛甘，禀太阴金土之气化。其性微温，经冬不凋，又禀太阳标阳之气化。主治大风邪气者，得太阴之金气，金能制风也。治阴痿不起，强筋骨者，得太阳之标阳，阳能益阴也。安五脏，补中者，得太阴之土气，土气盛，则安五脏而补中。增志者，肾藏志而属水，太阳天气，下连于水也。益气者，肺主气而属金，太阴天气，外合于肺也。”

【功效解释】《本草新编》曰：“夫命门火衰，则脾胃寒虚，即不能大进饮食，用附子、肉桂以温命门，未免过于太热，何如用巴戟天之甘温，补其火而又不烁其水之为妙耶？或问巴戟天近人罕用，止用于丸散之中，不识亦可用于汤剂中耶？曰：巴戟天正汤剂之妙药……温而不热，健脾开胃，既益元阳，复填阴水，真接续之利器，有近效而又有远功。”

【附方】治妇人子宫久冷，月脉不调，或多或少，赤白带下：巴戟三两，良姜六两，紫金藤十六两，青盐二两，肉桂（去粗皮）、吴茱萸各四两。上为末，酒糊为丸。每服二十丸，暖盐酒送下，盐汤亦得。日午、夜卧各一服。（《太平惠民和剂局方》）

整理：欧维赐

二十七、仙茅

【命名】《本草纲目》曰：“其叶似茅，久服轻身，故名仙茅。”

【性味归经】味辛，性热，有毒，归肾、肝、脾经。

【功效主治】补肾阳，强筋骨，祛寒湿。治阳痿精冷，小便失禁，崩漏，心腹冷痛，腰脚冷痹，痈疽，瘰疬，阳虚冷泻。

【药象及释义】

1. 秉药象知性味归经

《本草纲目》曰：“仙茅生西域。叶似茅。其根粗细有筋，或如笔管，有节纹理。其花黄色多涎。自武城来，蜀中诸州亦皆有之。”二月、八月采根，禀火金之气，故味辛，气温，有毒，入手足厥阴经，色黑入肾。

2. 秉药象知气味薄厚升降趋势

仙茅属阳，体根主升，气厚味薄而主升浮，性热能祛寒湿，能升能浮而温补肝脾肾三阴之阳。

3. 秉药象知功效主治

仙茅气温，故能除心腹冷气不能食；味辛，故能疗腰足挛痹不能行；合气与味，又能治大人虚损劳伤，老人失溺无子。

【功效解释】《本草纲目》曰："仙茅，性热。补三焦、命门之药也。惟阳弱精寒，禀赋素怯者宜之。若体壮相火炽盛者，服之反能动火。"

【附方】定喘，补心肾，下气：白仙茅半两（米泔浸三宿，晒干，炒），团参一分，阿胶一两三分（炒），鸡膍胵两半。上为末，每服二钱，糯米饮调，空腹服。(《三因极一病证方论》)

整理：欧维赐

二十八、续断

【命名】可续骨折断而名。

【性味归经】味苦、辛，性微温，归肝、肾经。

【功效主治】补肝肾，强筋骨，续折伤，止崩漏。治腰背酸痛，足膝无力，胎漏，崩漏，带下，遗精，跌打损伤，金疮，痔漏，痈疽疮肿。

【药象及释义】

1. 秉药象知性味归经

《名医别录》曰："续断生常山山谷，七月、八月采，阴干。"《本草崇原》曰："续断气味苦温，根色赤黄，晒干微黑，折有烟尘，禀少阴阳明火土之气化。"其性微温，味苦、辛，色微黑，归肝、肾经。

2. 秉药象知气味薄厚升降趋势

性温厚阴中之阳，左升；味苦带辛而厚，能升能降。

3. 秉药象知功效主治

《药品化义》曰："续断，属阴中有微阳，体根干，色淡紫微黄（鲜青），气和，味苦重带辛，性凉，能升能降，力续筋调血，性气轻而味清……续断，苦养血脉，辛养皮毛，善理血脉伤损，接续筋骨断折，故名续断。外消乳痈、瘰疬，内清痔漏、肠红，以其气和味清，胎产调经，最为稳当。且苦能坚肾，辛能润肾，可疗小便频数，精滑梦遗，腰背酸疼，足膝无力，此皆肾经症也。若同紫菀用之，调血润燥，治血枯便闭，大能宣通血气而不走泄。”《本草求真》曰：“续断，实疏通气血筋骨第一药也。第因气薄而见精脱、胎动、溺血、失血等症，则又深忌，以性下流者故耳。功与地黄、牛膝、杜仲、巴戟相等，但有温补细微之别，不可不知。”

【功效解释】《本草正》曰：“续断，用其苦涩。其味苦而重，故能入血分，调血脉，消肿毒、乳痈、瘰疬、痔瘘，治金损跌伤，续筋骨血脉；其味涩，故能治吐血、衄血、崩淋、胎漏、便血、尿血，调血痢，缩小便，止遗精带浊。佐之以甘，如甘草、地黄、人参、山药之类，其效尤捷。”《本草正义》云：“续断，通行百脉，能续绝伤而调气血，《本经》谓其主伤寒，补不足，极言其通调经脉之功。惟‘伤寒’之‘寒’字，殊不可解，疑当作中，然旧本皆作伤寒，惟石顽《逢源》，则竟作伤中，盖亦石顽改之，未必其所见旧本之果作‘伤中’也。其治金疮痈疡，止痛生肌肉，及折跌踠伤恶血，续筋骨，主腰痛、关节缓急等症，无一非活血通络之功效。妇人乳难，则以乳子之时言之。即产后诸病，续断行血而能和血。故通治产后及崩漏也。……其气温和，气味俱厚，故兼入气血，能宣行百脉，通利关节，凡经络筋骨血脉诸病，无不主之，而通痹起痿，尤有特长。其味苦而涩，能行能止，则疗崩漏、带下、血痢、淋浊，而女科之胎产经带、奇经八脉诸病，及伤科腕闪跌仆诸证、外疡痈肿溃腐、支节酸疼、屈伸不利等病，类皆赖以成功，其效甚宏，其用颇广，加以呈功颇捷，而性又柔和，无燥烈刚暴之弊。”

【附方】治腰痛并脚酸腿软：续断二两，破故纸、牛膝、木瓜、萆薢、杜仲各一两。上为细末，炼蜜为丸桐子大。空心无灰酒下五六十丸。（《扶寿精方》）

整理：欧维赐

二十九、当归

【命名】古人娶妻为嗣续也，当归调血为女人要药，有思夫之意，故有当归之名。

【性味归经】味甘、辛，性温，归心、肝、脾经。

【功效主治】补血和血，调经止痛，润燥滑肠。治月经不调，经闭腹痛，癥瘕结聚，崩漏，血虚头痛、眩晕、痿痹，肠燥便难，赤痢后重，痈疽疮疡，跌扑损伤。

【药象及释义】

1. 秉药象知性味归经

《名医别录》曰："当归生陇西川谷，二月、八月采根，阴干。"《本草崇原》云：当归花红根黑，体濡润，色黄而白，气香；禀少阴水火之气，气温；味苦、甘、辛，入心、肝、脾经。

2. 秉药象知气味薄厚升降趋势

《药品化义》曰："当归，属阳，体濡润，色黄而白，气香，味辛带甘。性温，能升能降，力补肝，性气与味俱厚。"

3. 秉药象知功效主治

《药品化义》曰："当归性温能散，带甘能缓。经曰：肝欲散，以辛散之，肝苦急，以甘缓之。缓之散之，肝性所喜，即所谓补，故专入肝以助血海，使血流行。凡药体性，分根升、梢降、中守，此独一物而全备。头，补血上行；身，养血中守；梢，破血下行；全，活血运行周身。治血虚不足，纵欲耗精，阴虚劳怯，去血过多，痈毒溃后，此皆血脱，用归头以补血也。治精神困倦，腰痛腿酸，女人血沥，目痛牙疼，疟久虚症，纯血痢疾，此皆血少，用归身以养血也。治诸肿毒，跌扑金疮，皮肤涩痒，湿痹瘕癖，经闭瘀蓄，此皆血聚，用归梢以破血也。若全用治血虚昏乱者，服之即安。有各归气血于经络之功，故名当归。取其气香体润，同参、术用滋脾阴，如脾虚者米拌炒用，使无便滑之虞。凡痰涎者，恐其黏腻；泄泻者，恐其滑肠；呕吐者，恐其泥膈；气喘声哑者，恐其辛温。心性喜敛，肺气欲收，切宜忌之。"

【功效解释】按照入药部位分为根头入药（为归头）、主根入药（为归身）、根须入药（为归尾），部位不同功效各异。李东垣言"当归头止血而上行，身养血中守，梢破血而下流"，就是说头止血而上行，身养血而中守，尾破血而下流，全活血而统治，这也充分体现了"以形补形"的观念。《本草正》曰："当归，其味甘而重，故专能补血，其气轻而辛，故又能行血，补中有动，行中有补，诚血中之气药，亦血中之圣药也。大约佐之以补则补，故能养营养血，补气生精，安五脏，强形体，益神志，凡有形虚损之病，无所不宜。佐之以攻则通，故能祛痛通便，利筋骨，治拘挛、瘫痪、燥、涩等证。营虚而表不解者，佐以柴、葛、麻、桂等剂，大能散表卫热，而表不敛者，佐以大黄之类，又能固表。惟其气辛而动，故欲其静者当避之，性滑善行，大便不固者当避之。凡阴中火盛者，当归能动血，亦非所宜；阴中阳虚者，当归能养血，乃不可少。若血滞而为痢者，正所当用，其要在动、滑两字；若妇人经期血滞，临产催生，及产后儿枕作痛，具当以此为君。”

【附方】治冲任虚损，月水不调，脐腹疞痛，崩中漏下，血瘕块硬，发歇疼痛，妊娠宿冷，将理失宜，胎动不安，血下不止，及产后乘虚，风寒内搏，恶露不下，结生瘕聚，少腹坚痛，时作寒热：当归（去芦，酒浸，炒）、川芎、白芍药、熟干地黄（酒洒，蒸）各等分。共为粗末。每服三钱，水一盏半，煎至八分，去渣热服，空心食前。（《太平惠民和剂局方》）

整理：欧维赐

三十、金毛狗脊

【命名】因狗脊的根上有金黄色的茸毛，酷似狗脊而得名。

【性味归经】味苦、甘，性温，归肝、肾、心、膀胱经。

【功效主治】补肝肾，除风湿，健腰脚，利关节。治腰背酸痛，膝痛脚弱，寒湿周痹，失溺，尿频，遗精，白带。

【药象及释义】

1. 秉药象知性味归经

金毛狗脊为蚌壳蕨科多年生草本植物金毛狗脊的干燥根状茎，色黑棕，秋、冬二季采挖，禀燥金寒水之气而成，喜温暖、潮湿、荫蔽的环境，畏严寒。金毛狗脊，形似脊椎、狗的脊背，以形达形，此药可入膀胱经；喜温暖，畏严寒，有水火既济之象，色黑，可入肾经；味苦，可入心经；性温，喜潮湿，有木之象，可入肝经。

2. 秉药象知气味薄厚升降趋势

金毛狗脊味苦而厚，右降，性温而气厚，左下升，乃降中有升，是以下不能至地，上不能至天，而盘璇于中下之际。

3. 秉药象知功效主治

其味苦，苦则能燥湿；又因其味甘，甘能益血；性温，温能补肾养气。盖湿除则气自周，气周而溺不失，血补而筋自强，筋强而风不作，是补而能走之药也。故可补肝肾，除风湿，健腰脚，利关节。治腰背酸痛，膝痛脚弱，寒湿周痹，失溺，尿频，遗精，白带。

【功效解释】性苦坚肾、甘益血，具有补肝肾、强筋骨、祛风湿的功效，形如狗脊而具有补肝肾、强筋骨的功效，也体现了“以形补形”的概念。治疗肝肾不足引起的寒湿膝痛、腰痛等症，如类风湿性脊柱炎。《本草经疏》曰：“狗脊，苦能燥湿，甘能益血，温能养气，是补而能走之药也。肾虚则腰背强，机关有缓急之病，滋肾益气血，则腰背不强，机关无缓急之患矣。周痹寒湿膝痛者，肾气不足，而为风寒湿之邪所中也，兹得补则邪散痹除而膝亦利矣。老人肾气衰乏，肝血亦虚，则筋骨不健，补肾入骨，故利老人也。”

【附方】治风湿骨痛、腰膝无力：金毛狗脊根茎六钱，香樟根、马鞭草各四钱，杜仲、续断各五钱，铁脚威灵仙三钱，红牛膝二钱。泡酒服。(《贵州草药》)

整理：黄秋莉

三十一、牛膝

【命名】陶弘景认为其茎有节似牛膝而得名。

【性味归经】味甘、苦、酸，性平，归肝、肾经。

【功效主治】熟用补肝肾，强筋骨；生用散瘀血，消痈肿。主要用于治疗腰膝痛、足痿痉挛等症。

【药象及释义】

1. 秉药象知性味归经

《名医别录》曰：“牛膝生河内川谷及临朐。二月、八月、十月采根，阴干。”《冯氏锦囊秘录》云其禀地中阳气以生，气则兼乎水火之用，故其味苦酸平。体润，气凉，味苦，水之象，入肾经；色黄，气和，味甘带酸涩，肝之用，入肝经。

2. 秉药象知气味薄厚升降趋势

《药品化义》云：牛膝（气平凉，味甘苦酸），属阴，能沉，性气与味俱厚浊。味厚气薄，走而能补，性善下行。

3. 秉药象知功效主治

牛膝味甘能补，带涩能敛，兼苦直下，用之入肾。肾主闭藏，涩精敛血，引诸药下行。生用则宣，主治癃闭管涩，白浊茎痛，瘀血阻滞，癥瘕凝结，女人经闭，产后恶阻，取其活血下行之功也。酒制熟则补，主治四肢拘挛，腰膝腿痛，骨节流痛，疟疾燥渴，湿热痿痹，老年失溺，取其补血滋阴之功也。若泻痢脾虚而腿膝酸疼，及孕妇皆不宜用。

【功效解释】苦酸而平能引诸药下行，归肝、肾经。牛膝具有通下行、补肝肾、散恶血之功效。李时珍曰：牛膝乃足厥阴、少阴之药，所主之病，大抵得酒则能补肝肾，生用则能去恶血，二者而已。其治腰膝骨痛、足痿阴消、失溺、久疟、伤中少气诸病，非取其补肝肾之功欤？其治癥瘕、心腹诸痛、痈肿恶疮、金疮折伤、喉痹齿痛、淋痛、尿血、经候、胎产诸病，非取其去恶血之功欤？

【附方】治风湿痹，腰痛少力：牛膝一两（去苗），桂心三分，山茱萸一两。上件药，捣细罗为散。每于食前，以温酒调下二钱。（《太平圣惠方》）

整理：欧维赐

三十二、黄芩

【命名】芩色黄而名。

【性味归经】味苦，性寒，归心、肺、胆、大肠经。

【功效主治】泻火除湿，止血安胎。用于治疗肺热咳嗽、血热妄行、湿热下利、胎动不安等症。

【药象及释义】

1. 秉药象知性味归经

《名医别录》曰：黄芩，生秭归川谷及冤句。三月三日采根，禀少阴君火之气而成，体有枯有实，色黄。《冯氏锦囊秘录》言其禀天地清寒之气而兼金之性，故味苦，大寒，无毒。空入手太阴肺经，实入手阳明大肠经，苦入手少阴心经，亦入足少阳胆经。

2. 秉药象知气味薄厚升降趋势

《药品化义》云黄芩属阴。其味苦而厚，性寒而薄，枯能浮升，味厚能降，力清热，性气薄味厚。

3. 秉药象知功效主治

《药品化义》曰："黄芩中枯者名枯芩，条细者名条芩，一品宜分两用。盖枯芩体轻主浮，专泻肺胃上焦之火。主治胸中逆气，膈上热痰，咳嗽喘急，目赤齿痛，吐衄失血，发斑发黄，痘疹疮毒，以其大能凉膈也。其条芩主降，体重专泻大肠下焦之火。主治大便闭结，小便淋浊，小腹急胀，肠红痢疾，血热崩中，胎漏下血，夹热腹痛，谵语狂言，以其能清大肠也。同枳实、厚朴能消谷食，因邪热不杀谷，以此清胃则易消谷食。同柴胡退热，柴胡散火之标，以此折火之本。同白术安胎，盖白术健脾，但胎坐中宫，气不运行易生郁热，以此清热，胎动自安。用猪胆法拌制，入厥阴肝经，以清抑郁之火。止胎前疟，寒战振动，不使堕胎。"

【功效解释】黄芩性味苦、寒，苦入心，寒胜热，因此可泻中焦实火，除脾家湿热。李东垣曰："（黄芩）味苦而薄，中枯而飘，故能泻肺火而解肌热，手太阴剂也。细实而中不空者，治下部妙。"《本草经疏》曰："（黄芩）其性清肃，所以除邪；味苦所以燥湿；阴寒所以胜热，故主诸热。"

【附方】泻肺火，降膈上热痰：片子黄芩，炒，为末，糊丸，或蒸饼丸梧子大。服五十丸。（《丹溪心法》）

整理：欧维赐

三十三、甘草

【命名】因草甘正味而名。

【性味归经】味甘，性平，归脾、胃、肝经。

【功效主治】主五脏六腑寒热邪气，坚筋骨，长肌肉，倍力，金疮尰，解毒，温中下气，烦满短气，伤脏咳嗽，止渴，通经脉，利血气，解百药毒，为九土之精，安和七十二种石、一千二百种草。

【药象及释义】

1. 秉药象知性味归经

《名医别录》曰："甘草生河西川谷积沙山及上郡。二月、八月除日采根，曝干。"甘草生于极西之甘肃，亦由甘肃地土敦厚，故生甘草根深者至四五尺，得土中水气。甘草中实，纯得土气之厚，故深长且实也，虽生于西而实得中土之气，体实，故性平微凉，炙温，色黄，味甘，入脾、胃、肝三经（肝之用故入）。

2. 秉药象知气味薄厚升降趋势

《药品化义》云：甘草属阳（有土），色黄，气和，炙香，味甘甜，能升能降，力生泻火、炙补脾。性气温厚而味薄，气厚降，味薄升。

3. 秉药象知功效主治

《药品化义》曰："甘草色黄味甘，属土，土居中央，兼乎五行，专入脾经。取性气缓，缓可去急，同热药用之缓其热，寒药用之缓其寒，使补不至于骤，而泻不至于迅，有调和相协之意，故称曰国老。生用凉而泻火，主散表邪，消痈肿，利咽痛，解百药毒，除胃积热，去尿管痛，此甘凉除热之力也。炙用温而补中，主脾虚滑泻，胃虚口渴，寒热咳嗽，气短困倦，劳役虚损，此甘温助脾之功也。但味厚而太甜，补药中不宜多用，恐恋膈不思食也。如心肺火盛，痢疾初起，中满肿胀，气郁呕吐，并嗜酒者，均宜远此。"

【功效解释】甘草味甘，生用气平，补脾胃不足，而泻心火；炙用气温，补三焦元气而散表寒。入和剂则益，入汗剂则解肌，入凉剂则泻邪热，入峻剂则缓正气，入润剂则养血，能协和诸药，使之不争，生肌止痛。通行十二经，解百药毒，故有国老之称。

【附方】伤寒中风，医反下之，其人下利，日数十行，谷不化，腹中雷鸣，心下痞硬而满，干呕，心烦不得安。医见心下痞，谓病不尽，复下之，其痞益甚。此非热结，但以胃中虚（两次误下，故用甘草以补胃，而痞自除。俗医以甘草满中，为痞呕禁用之药，盖不知虚实之义者也），客气上逆，故使硬也，甘草泻心汤主之。甘草四两（炙），黄芩、干姜各三两，半夏半升，黄连一两，大枣十二枚。上六味，以水一斗，煮取六升，去渣，再煎取三升。温服一升，日三服。（《伤寒论类方》）

整理：欧维赐

三十四、玄参

【命名】陶弘景云其茎微似人参，故得参名。其色黑故曰玄。

【性味归经】味苦、咸，性微寒，归肺、肾二经。

【功效主治】除烦止渴，降火滋阴，明目，解毒，利咽喉，通二便，用于治疗头痛，鼻疮，瘰疬鼠瘘，发斑咽痛，颈下结核，急喉痹风，痈疽疝气，温疟游风，潮热骨蒸。

【药象及释义】

1. 秉药象知性味归经

《名医别录》云，"玄参，生河间川谷及冤句，三月、四月采根，曝干"，禀少阴君火之气而成。《本草崇原》曰："玄乃水天之色，参者参也，根实皆黑。"玄参体润，色黑，气寒味苦，禀少阴寒水之精，故入少阴肾经；微有腥气，故上通于肺。

2. 秉药象知气味薄厚升降趋势

《药品化义》曰：玄参，属阴，性气轻而味浊。其性凉气薄，能降，味苦咸厚能降，气味俱降。

3. 秉药象知功效主治

《药品化义》曰："玄参色黑，原名黑参，得玄水之象，味苦咸沉下，用入肾脏。戴人谓：肾本寒，虚则热。如纵欲耗精，真阴亏损，致虚火上炎，以此滋阴抑火。及头疼热毒，耳鸣咽痛，喉风瘰疬，伤寒阳毒，心下懊侬，皆无根浮游之火为患，此有清上彻下之功。凡治肾虚，大有分别：肾之经虚，则寒而湿，宜温补之；肾之脏虚，则热而燥，宜凉补之。独此性凉，体润色黑，滋肾功胜知、柏，特为肾脏君药。"

【功效解释】《本草备要》曰："玄参（补水、泻无根之火），苦、咸，微寒。色黑入肾。能壮水以制火，散无根浮游之火（肾水受伤，真阴失守，孤阳无根，发为火病），益精明目，利咽喉，通二便。治骨蒸传尸，伤寒阳毒发斑（亦有阴证发斑者），懊侬（郁闷不舒），烦渴，温疟洒洒，喉痹咽痛（本肾药而治上焦火证，壮水以制火也。肾脉贯肝膈，入肺中，循喉咙，系舌本。肾虚则相火上炎，此喉痹、咽肿、咳嗽、吐血之所由来也。潮热骨蒸，亦本于此。此与黄耆能治下焦带、浊、崩、淋同义），瘰疬结核（寒散火，咸软坚），痈疽鼠瘘。脾虚泄泻者忌用。"

【附方】治产后温病，阳明腑实，表里俱热者：玄参两半，当归三钱，生杭芍四钱，甘草钱半，茅根二钱。上药五味，煎汤两盅，分二次温服，一次即愈者，停后服。(《医学衷中参西录》)

整理：欧维赐

三十五、葛根

【命名】李时珍曰：葛从曷，谐声也。

【性味归经】味甘，性平，归胃、大肠经。

【功效主治】解肌发表，起阴气，解诸毒，止痹痛。主治伤寒、中风、身热、头痛、呕吐、消渴、金疮，消痹痛、胁风痛。

1. 秉药象知性味归经

《本经疏证》曰："葛春生苗，引蔓延长，至数丈，紫色而有细刺，三尖如枫叶，面青背淡，七月著花成穗，垒垒相缀。红紫色，似豌豆花。结荚如小黄豆，荚亦有毛，其子绿色，扁如蓝梅子核，生嚼腥气，深秋采之（得燥金之气）。《本经》所谓葛谷是也。根形大如手臂，外紫风白，有至七八尺者，以入土深者为良。"叶天士曰：葛根气平，禀天秋平之金气，色白，入手太阴肺经；味甘辛，得地金土之味，入足阳明燥金胃。

2. 秉药象知气味薄厚升降趋势

《药品化义》曰："葛根属阳中有阴，体干，色白，气和，味甘，性凉（鲜寒），能升……性气与味俱轻。"气平而薄右降，味甘而薄左升。

3. 秉药象知功效主治

《药品化义》曰："葛根，根主上升，甘主散表。若多用二三钱，能理肌肉之邪，开发腠理而出汗，属足阳明胃经药，治伤寒发热，鼻干口燥，目痛不眠，疟疾热重。盖麻黄、紫苏专能攻表，而葛根独能解肌耳。因其性味甘凉，能鼓舞胃气。若少用五六分，治胃虚热渴，酒毒呕吐，胃中郁火，牙疼口臭。或佐健脾药，有醒脾之力。且脾主肌肉，又主四肢。如阳气郁遏于脾胃之中，状非表证，饮食如常，但肌表及四肢发热如火，以此同升麻、柴胡、防风、羌活升阳散火，清肌退热。薛立斋常用，神剂也。若金疮，若中风，若痉病，以致口噤者，捣生葛根汁，同竹沥灌下即醒。干者为末，酒调服亦可。痘疮难出，以此发之甚捷。"

【功效解释】葛根，甘，性平，轻扬升发，入阳明经，能鼓胃气上行，生津止渴，兼入脾经，开腠发汗，解肌退热，为治清气下陷泄泻之圣药。疗伤寒中风，阳明头痛，血痢温疟，肠风痘疹，又能起阴气，散郁火，解酒毒，利二便，杀百药毒。

【附方】治太阳病项背几几，无汗恶风者；又治太阳与阳明合病，必自下利，此方主之：葛根四两，麻黄三两（去节），甘草二两（炙），芍药二两，桂枝二两，生姜三两，大枣十二枚。上七味，㕮咀，以水一斗，先煮葛根、麻黄，减二升，去上沫，纳诸药，煮取三升，去滓。温服一升。覆取微似汗，不须啜粥。余如桂枝法将息及禁忌。（《伤寒论》）

整理：欧维赐

三十六、三七

【命名】李时珍曰："彼人言其叶左三右四，故名三七，盖恐不然。"

【性味归经】味甘、微苦，性温，归肝、胃经。

【功效主治】化瘀止血，活血定痛。

【药象及释义】

1. 秉药象知性味归经

三七生于云南文山地域，喜冬暖夏凉的环境。阴凉通风，土质疏松、肥沃、排水良好的腐殖质壤土栽培，根据脾胃的喜恶，知其归胃经，性温，味甘。色青、黄，入肝、胃经。本品以夏、秋季采收者品质较佳，其含春、夏之气较多，盖禀木、火之气亦较多。三七叶青而有红筋，亦是木火之色，故禀木之气入肝经，性温，因其含火之气较多，故味微苦。三七之叶非三即七，其数不爽。盖禀木之气，故得三数，禀火之气，故得七数，与《河图》木火之数相合，木火之脏属肝与心，于人身司血。

2. 秉药象知气味薄厚升降趋势

三七味甘苦薄，性温气厚，气厚味薄，能升能浮。

3. 秉药象知功效主治

三七味甘入胃，足阳明胃经能化生气血，温润宗筋，调节气机；味苦入血脉；又性温，入肝经，故能行气活血，血活则瘀去，瘀去则痛定血止，故可化瘀止痛，活血定痛。

【功效解释】《本草纲目》李时珍曰：此药近时始出，南人军中用为疮要药，云有奇功。又云：凡杖扑伤损，瘀血淋漓者，随即嚼烂，罨之即止；青肿者，即消散。若受杖时，先服一二钱，则血不冲心；杖后，尤宜服之。产后服，亦良。大抵此药气温，味甘微苦，乃阳明、厥阴血分之药，故能治一切血病。

【附方】吐血衄血：三七一钱，自嚼，米汤送下。或以五分，加入八核汤。（《濒湖集简方》）

整理：李顺华

三十七、地骷髅

【命名】即枯萝卜，又称仙人头，是采收萝卜子后拔出的枯萝卜，类似骷髅，因此叫作地骷髅。

【性味归经】味甘，性平，归肺经。

【功效主治】利水消肿、宣肺气。治咳嗽多痰，食积气滞，脘腹痞闷胀痛，水肿喘满，噤口痢疾。《本草纲目拾遗》："能大通肺气，解煤炭熏人毒。"

【药象及释义】

1. 秉药象知性味归经

地骷髅为结籽后的萝卜，生长于地下，外黄内白，禀土气而味甘，性平；中空而虚，密密麻麻的纤维网像人体的肺，故入肺经。

2. 秉药象知气味薄厚升降趋势

甘味薄为阴中之阳，在左下升；性气薄为阳中之阴，在右上降。

3. 秉药象知功效主治

地骷髅味甘，为脾之味，脾主运化，故治食积、脘腹痞闷胀痛，白为肺之色，性凉，中虚如棉似肺，肺主宣发肃降，故能通肺气，利水消肿，治疗气滞，咳嗽痰多，水肿喘满。

【功效解释】本品可解煤气中毒，在以前煤气中毒之人实际上已经是处于死亡的边缘状态，而类似骷髅的地骷髅解煤气中毒，也是取"以形补形"之意，说明中药形质与人体之间的奇妙联系。

【附方】治黄疸变为臌胀气喘，反胃，胸膈饱闷，中脘疼痛，并小儿疳疾结热，噤口痢疾，结胸伤寒，伤力黄肿，并脱力黄各症：人中白（以露天不见粪者方佳，火煅醋淬七次）一两，神曲、白萝卜子、地骷髅各五钱，砂仁二钱（以上俱炒），陈香橼一个。共为末，蜜丸桐子大。每服三五七丸，或灯草汤下，或酒下。（《本草纲目拾遗》）

整理：王存国、佘晓彦

第二节　花、叶类药材多用于治疗头面部疾病

中药形质对人体相应部位的病变可产生相应的疗效，也反映了中药用药的一个普遍规律。从十二经脉看，手三阳经与足三阳经交汇于头面部，素有"头面为诸阳之会"的说法。风邪为阳邪，易侵袭阳位，病邪容易侵犯人体头面部。在治疗上，需选用透发、疏散的中药，祛除上焦之邪气及头面之风。而从中医

取象比类的角度来看，植物的花、叶，一般生长在植物的上部或顶部，有向上生长的趋势，入药功效多有上行、向外、透发之意，故可以升发疏散外邪。也就是说，植物的花、叶生长在植物的上部或顶端，与人体的头面部相似，都在上部，花、叶有透发、疏散人体头面邪气的作用，枝叶主散，花之性亦多主散。

《本草问答》载："问曰：芙蓉花何以不主散而主收，旋覆花何以不主散而主降？

"答曰：此亦视其形气而定之也。芙蓉秉秋金之气，而质又胶枯，故能收敛，为箍疮妙药。旋覆花滴露而生，花又微咸，故主润利去痰。他如枇杷叶之利，槐枝之清，皆随气味偶然异用，非枝叶花之本性也。故凡花多散头目之邪，头目居上，而花居茎梢之上，气更轻扬，故多归头目，而散其邪也。甘菊花气香味平，散头目之风邪。金银花散阳明头目之风热。辛夷花散脑鼻内之风寒。密蒙花散眼内之风邪。总见花在梢上，故上行头目。若夫叶在四旁，则主四散，故能去周身皮肉内之风寒。竹叶能清肌肉中之热，仲景竹叶石膏汤正取竹叶之散也。菊叶为治疮要药，亦因其性散，去肌肉中之风邪也。豨莶叶亦然。但菊叶小而多尖桠，故主散疮。豨莶叶大有毛，性专重在叶，专得风气，故古有豨莶膏主去周身之风。荷叶能散皮肤之热，桃叶能散血分之寒热，苏叶能散气分之寒热。盖凡草木之叶多得风气，故多主散。周义所谓风以散之也。叶大有芒角，如八角风、苍耳叶、寻骨风之类，皆叶大而有芒角，均主散风。凡枝多横行故主四散，及达四肢。紫苏旁枝散胁肋之结气，桂枝行四肢，桑枝、桃枝、槐枝皆行四肢，皆取横行四达之象。"

常见的用于治疗头面部疾病的叶类药材简介如下。

一、薄荷

【命名】菝蔺（音跋活），李时珍说："薄荷，俗称也。"

【性味归经】味辛，性凉，归肺、肝经。

【功效主治】宣散风热，清利头目，透疹。

【药象及释义】

1. 秉药象知性味归经

薄荷经冬根不死，二月宿根生苗，清明前后分之，夏秋采茎叶曝干用。苏州产者茎小而气芳入药为胜。《物类相感志》云："凡收薄荷，须隔夜以粪水浇之，雨后乃可刈收，则性凉，不尔不凉也。”

薄荷二月生苗，则应东方春生木之气，故能应人体肝之象入肝经。由于是夏秋采收，故气禀夏之温和秋之凉，“雨后采收则性凉”，除夏火之气独燥金之性，味辛，入肺经。

2. 秉药象知气味薄厚升降趋势

薄荷气凉，味辛，气味俱薄，能升能降，气凉薄则右上降，味辛薄左下升，故能升能降。

3. 秉药象知功效主治

薄荷清轻，其药性散于人体上部的头、面、咽喉；薄荷味苦则能清热；故能宣散风热，清利头目，利咽喉，治外感风热及温病初起，风热上攻所致的头痛、目赤或咽喉肿痛，麻疹初起或风疹。其味辛则能入肺，辛能升散，升散则能引动肝气条达之性，故可治肝郁气滞、胸胁胀痛。

《本草新编》：“薄荷，味辛、苦，气温，浮而升，阳也，无毒。入肺与包络二经，又能入肝、胆。下气冷胀满，解风邪郁结，善引药入营卫，又能退热，但散邪而耗气，与柴胡同有解纷之妙。然世人只知用柴胡，不知薄荷者，以其入糕饼之中，轻其非药中所需也。不知古人用入糕饼中，正取其益肝而平胃，况薄荷功用又实奇乎。惟前人称其退骨蒸之热，解劳乏之困，乃未免虚张其辞。余尝遇人感伤外邪，又带气郁者，不肯服药，劝服薄橘茶立效。方用薄荷一钱，茶一钱，橘皮一钱，滚茶冲一大碗服。存之，以见薄荷之奇验也。……薄荷不特善解风邪，尤善解忧郁。用香附以解郁，不若用薄荷解郁更神也。……夫薄荷入肝、胆之经，善解半表半里之邪，较柴胡更为轻清。木得风乃条达，薄荷散风，性属风，乃春日之和风也。和风，为木之所喜，故得其气，肝中之热不知其何以消，胆中之气不知其何以化。”

【功效解释】辛能散，凉能清，气味俱薄，能升能清利，故能祛高巅及皮肤风热（刘元素）。陈士良曰：薄荷能引诸药入营卫，故能发散风寒。李时珍曰：“薄荷入手太阴、足厥阴，辛能发散，凉能清利，专于消风散热，故头痛、头风眼目咽喉口齿诸病，小儿惊热及瘰疬疮疥为要药。”

【附方】

（1）眼眩赤烂：薄荷以生姜汁浸一宿，晒干为末。每用一钱，沸汤泡洗。（《明目经验方》）

（2）清上化痰利咽膈，治风热：以薄荷末，炼蜜为丸，芡子大，每噙一丸，白砂糖和之亦可。（《简便单方》）

整理：陈红斌、唐伟

二、浮萍

【命名】水萍，天生灵草，无根干，不在山间不在岸，始因飞絮逐东风，泛梗青青飘水面。

【性味归经】味辛，性寒，归肺经。

【功效主治】宣散风热，发汗祛风，利水消肿。

【药象及释义】

1. 秉药象知性味归经

浮萍处池泽止水中，季春始生，水中生木之象，水中生俱水之性则气寒，七月采之禀湿土之气而凉；味辛，为肺之药，升浮之象走上焦，故入肺经。

2. 秉药象知气味薄厚升降趋势

浮萍味辛、性寒，辛味薄则左下升，寒性气薄右上降，故能升能降。

3. 秉药象知功效主治

浮萍气味辛、寒，有疏散风热、透疹、祛风止痒、利水消肿之功，用于外感风热、麻疹初起、风热疹块、水肿、小便不利等。《神农本草经读》："（浮萍）主暴热（得水之气，故能除热），身痒（湿热在皮肤），下水气（萍入水不濡，故能涤水），胜酒（水气胜则酒气散矣），长须发（益皮毛之血气），主消渴（得水气之助），久服轻身（亦如萍之轻也）。"

徐灵胎曰："水萍生于水中，而能出水上，且其叶入水不濡，是其性能敌水者也。故凡水湿之病皆能治之。其根不着土而上浮水面，故又能主皮毛之疾。"

【功效解释】浮萍由于在水上漂浮，所以性寒，故能宣散风热，利水消肿。肺与大肠相表里，肺又可通调水道，故利尿的作用较强。李时珍曰：浮萍其性轻浮，入肺经，达皮肤，所以能发扬邪汗也，非大实大热不可轻试。朱丹溪曰：浮萍发汗胜于麻黄。

【附方】

（1）少年面疱：用浮萍日挼盦之，并饮汁少许。（《太平圣惠方》）

（2）用紫背浮萍四两，防己一两，煎浓汁洗之。仍以萍于斑鼾上热擦，日

三五次。物虽微末，其功甚大，不可小看。(《普济方》)

整理：陈红斌、唐伟

三、藿香

【命名】李时珍曰："豆叶曰藿，其叶似之，故名。"

【性味归经】味辛、甘，性微温，归肺、脾经。

【功效主治】芳香化浊，和胃止呕。

【药象及释义】

1. 秉药象知性味归经

藿香出海边国、岭南，生长地为南方，为火，二月生苗，禀木之气，故性温。六月、七月采之，禀长夏湿土和秋燥金之气而成，气平凉，故藿香气微温；其味甘、辛，入手、足太阴经（甘是脾之味，辛是肺之味）。黄色、气香亦入太阴脾经。

2. 秉药象知气味薄厚升降趋势

藿香性温气厚，味辛、甘味薄，气厚味薄，浮而升，阳也。气厚则左上浮，辛、甘味薄左下升（散）。

3. 秉药象知功效主治

藿香甘温入脾，兼辛入肺，其气芳香，善行胃气，能芳香化浊，和胃止呕，用于湿阻中焦或胃寒所致的胸脘痞闷、呕吐、食欲不振、腹痛、泄泻等。以此调中，治呕吐霍乱，以此快气，除秽恶痞闷，且香能和合五脏，若脾胃不和，用之助胃而进饮食，有醒脾开胃之功。辛能通利九窍。

【功效解释】禀清和芳烈之气，为脾肺达气之要药。因其芳香之气助脾胃，故能止呕逆、进饮食。

【附方】

（1）暑月吐泻：滑石炒二两，藿香二钱半，丁香五分，为末。每服一二钱，淅米泔调服。(《鲟溪单方选》)

（2）香口去臭：藿香洗净，煎汤，时时噙漱。(《本草纲目》)

整理：陈红斌、唐伟

四、大青叶

【命名】李时珍曰："其茎叶皆深青，故名。"

【性味归经】味苦、咸，性大寒，归心、胃经。

【功效主治】解心胃热毒，治疗伤寒时疾热狂，阳毒发斑，黄疸热痢，丹毒喉痹。

【药象及释义】

1. 秉药象知性味归经

大青叶春出苗，冬成，经冬不死，其生长禀冬之至阴之气故气大寒，《名医别录》言三月、四月采茎叶，《中药学》（全国高等医药院校教材，成都中医学院主编，1983年版）谓八月至十一月采茎叶。其味苦，无毒，专治大行热毒、头痛口疮，苦归心、胃经。

2. 秉药象知气味薄厚升降趋势

大青叶味苦、咸，性大寒，味苦咸味厚右下沉，寒性气薄右上降，故性沉降，属阴。

3. 秉药象知功效主治

大青叶性大寒，味苦、咸，性味能力趋势俱沉降。味苦咸入心、胃经，而降心之火逆、胃之气逆，故可清热解毒、凉血消斑，用于温热病邪入血分，壮热、神昏、发斑、烦躁等，亦可用于外感风热或温病初起，热毒所致丹毒、口疮、咽喉肿痛等，现代多用于流感、流行性乙脑、病毒性肝炎、细菌性痢疾和急性肠炎等。

【功效解释】气寒，味苦、咸，能解心胃热毒。

【附方】热病发斑，赤色烦痛，大青四物汤：大青一两，阿胶、甘草各二钱半，豉二合，分三服，每用水一盏半，煎一盏，入胶烊化服。（《南阳活人书》）

整理：陈红斌、唐伟

五、枇杷叶

【命名】寇宗奭曰：其叶形似琵琶，故名。

【性味归经】味苦、微辛，性平，归肺、胃、心经。

【功效主治】清肺热，止咳化痰。

【药象及释义】

1. 秉药象知性味归经

枇杷肥枝长叶，四时不凋，则禀四时之气、属土而性平，入胃。枇杷叶凌冬不凋，自是益阴妙药。四月采叶，曝干用，四月为春末夏初，借春木之气的升散而能入上焦入肺。其味苦、微辛，苦入心、胃，辛入肺。

2. 秉药象知气味薄厚升降趋势

枇杷叶味苦、微辛，性平。苦微辛味厚右下沉，性平则气薄右上降，气薄味厚，为阳中之阴，药性趋势以沉降为主。

3. 秉药象知功效主治

枇杷叶味苦、微辛，性平，气与味俱沉降；又味苦、微辛，苦入心、胃，辛入肺。胃气上逆，则心火逆上，肺气上逆，枇杷叶功能趋势沉降，可以沉降诸气上逆，故可清肺热，止咳化痰，使上逆之气归平，则肺热咳嗽、气逆喘息、胃热呕吐、烦躁口渴等症自消。

【功效解释】味苦则下，又归肺、胃经，故能清肺和胃降气。枇杷叶气薄味厚，为阳中之阴品，治肺胃之病，大都取其下气之功耳。中医认为，气有余便是火，火则生痰，气下则火降痰顺，则呕者不呕、逆者不逆、咳者不咳、渴者不渴矣。

【附方】治肺热嗽甚有功：一妇人患肺热久嗽，身如火炙、肌瘦将成痨，以枇杷叶、木通、款冬花、紫苑、杏仁、桑白皮各等分，大黄减半，如常治讫为末，蜜丸樱桃大，食后、夜卧各含化一丸，未终剂而愈矣。(《本草纲目》)

整理：陈红斌、唐伟

花类药物大多有向外、透发、清热、疏散的功能，常见的用于治疗头面部疾病的花类药材简介如下。

六、菊花

【命名】李时珍曰：“按陆佃《埤雅》云：菊本作蘜，从鞠。鞠，穷也。《月令》：九月，菊有黄华。华事至此而穷尽，故谓之蘜。”华节之名，亦取其应节候也。

【性味归经】味甘、苦，性微寒，归肺、肾、肝经。

【功效主治】清头目，散风。主治外感风热、温病初起、肝阳上亢引起的肝火目疾、头目眩晕、头痛。

【药象及释义】

1. 秉药象知性味归经

菊宿根生苗，春初即芽，禀风木之气，能入肝。九月开花，九至十一月采收，入药取色黄白味甘者，花开最久，叶枯不落，花萎不零，则知药禀秋冬金水之气，性寒，能入肺、肾二经，色黄白是含土金之气。其味甘，气清香，入脾胃。

2. 秉药象知气味薄厚升降趋势

菊花味甘、苦，性微寒，甘味薄左下升，性微寒气薄右上降。甘菊属阴中微阳，能升能降。

3. 秉药象知功效主治

菊花功能趋势能降，故可以降少阳相火与少阴君火，可清头目；菊花能升的功能趋势可以从左下升散厥阴肝经郁滞之气，故可散风热。

菊花可以升散左侧瘀滞，降泄右侧火气，可使人体气机升降归平，则外感风热或温病初起，肝阳上亢的肝火目疾、头目眩晕、头痛等症都可以消除，且花在上，故能清头目、风热等上焦之证。

菊花属阴中有阳（有土与金水），体轻，色有白有黄，气清香，味白者微苦，黄者苦重，性凉，能升能降，力能清肺，性气与味俱清。

徐灵胎曰：凡芳香之物皆能治头目肌表之疾，但香则无不辛燥者，唯采得天地秋金清肃之气而不甚燥烈，故于头目风火之疾尤宜焉。

菊黄者入金水阴分，白者入金水阳分。是以清肺热，须用黄甘菊，是以肺气虚，须用白甘菊。

【功效解释】古时菊花雅称“延寿客”，民间还称菊花为“药中圣贤”。《神农本草经》中将菊花列为上品，历代医家均认为菊花可以疏风热、清肝火、明头目、解疮毒，对于风火肝热所致的头痛眩晕、目赤胀痛、疔疮肿毒等，均有很高的疗效。菊花备受四气（冬苗、春叶、夏蕊、秋花），饱经霜露，得金水之精，能益肺肾二脏，以制心火而平肝木，木平则风息，火降则热除，故能养目血，去翳膜。

【附方】眼目昏花：双美丸，用甘菊花一斤，红椒（去目）六两，为末，用新地黄汁和丸，梧子大，每服五十丸，临卧茶清下。（《瑞竹堂经验方》）

整理：陈红斌、唐伟

七、辛夷

【命名】李时珍曰："夷者，荑也。其苞初生如荑而味辛也。"

【性味归经】味辛，性温，归肺、胃经。

【功效主治】散风，通鼻窍，是治疗鼻病的通用药。

【药象及释义】

1. 秉药象知性味归经

辛夷花在树梢，故其性极升，能入肺。夏初生花苞，禀夏之气而性温，能入胃。经秋历冬，其花苞渐大，经秋历冬而能生长，故性温，至来年正、二月始开，花开前采收，又色青，禀木气而能散，味辛气散，能入肺。

2. 秉药象知气味薄厚升降趋势

辛夷味辛，性温，无毒，辛味薄左下升（散），温性气厚左上浮，气厚味薄，浮而散，阳也。

3. 秉药象知功效主治

辛夷具升浮功能趋势，故可使胃分清阳之气上行，散风寒，通鼻窍，治鼻病，为治鼻渊要药，多用于慢性鼻炎、过敏性鼻炎、肥厚性鼻炎、上颌窦炎等鼻腔疾病。观其花苞形如笔头，亦如水滴，为鼻涕之形，其表有毛，能涩鼻涕之流利，可止鼻多浊涕之鼻渊。经秋历冬而能生长，故其散风寒之力尤强，而味辛气散，能入肺，能散脑与鼻间之风寒，如鼻塞。

【功效解释】辛夷气味俱薄，浮而散，入肺胃气分，能助胃中清阳上行，通于头脑，温中解肌，通九窍，利关节。李时珍曰："鼻气通于天，天者头也，肺也。肺开窍于鼻，而阳明胃经环鼻而上行，脑为元神之府，而鼻为命门之窍，人之中气不足，清阳不升，则头为之倾、九窍为之不利。辛夷之辛温走气而入肺，其体轻浮，能助胃中清阳上行通于天，所以能温中，治头面目鼻九窍之病。"

【附方】治鼻渊：苍耳子二钱半，薄荷叶、辛夷各半两，白芷一两。晒干，为细末。每服二钱，用葱、茶清食后调服。（《济生方》）

整理：陈红斌、唐伟

八、梅花

【命名】李时珍曰："梅，古文作呆，象子在木上之形。"梅乃杏类，故反杏为呆。书家讹为甘木，后作梅，从每，谐声也。或云，梅者媒也，媒合众味。故书云：若作和羹尔性盐梅，而梅字亦从某也。白梅又名盐梅、霜梅。

【性味归经】味酸、涩，性平，归肝、肺经。

【功效主治】疏肝，和胃，化痰，治梅核气，肝胃气痛，食欲不振，头晕，瘰疬。

【药象及释义】

1. 秉药象知性味归经

四时生长，冬季开花，其花禀四时之气而性平。一、二月间采收，得春木之气而入肝，其味酸。白梅开枝上，色白，能升散，入肺。

2. 秉药象知气味薄厚升降趋势

梅花味酸、涩，性平，酸味厚右下沉，性平气薄右上降，气薄味厚，阳中之阴，主降。

3. 秉药象知功效主治

梅花具降沉的功能趋势，左可疏肝，右可和胃化痰。利用其右降沉之能和胃气，则脾气升而肝气疏，治梅核气、肝胃气痛、食欲不振、头晕、瘰疬等症。

卉木皆感春气而生，独梅开以冬，盖东方动以风，风生木，故曲直作酸，则酸者木之性，唯梅之味最酸，乃得木之正气，故能入肝而疏肝理气。四时生长，冬季开花，其花禀四时之土气而能入胃和胃。

气薄味厚，阳中之阴，主降，故能治疗痰气交阻而致"咳之不出、咽之不下"之梅核气。

【功效解释】性酸，取酸收之义，归肝经，故能疏肝，治疗肝胃气痛。

【附方】治唇上生疮：白梅瓣贴之，如开裂出血者即止。(《赤水玄珠》)

整理：陈红斌、唐伟

九、款冬花

【命名】李时珍曰："款者，至也。至冬而花也。"

【性味归经】味辛，性温，归肺经。

【功效主治】温肺化痰止咳。主治喉痹肺痿，肺痈，咯吐脓血，为治嗽要药。

【药象及释义】

1. 秉药象知性味归经

款冬花十一、十二月开花。雪积冰坚，款花偏艳，花在根部，乃坎中含阳之象，故其主用皆味辛气温开豁也，主升散，入肺经。

2. 秉药象知气味薄厚升降趋势

款冬花味辛、性温，辛味薄左下升，温性气厚左下升，气厚味薄，属阴中有阳。

3. 秉药象知功效主治

款冬花生于冬月冰雪之中，而花又在根下，乃坎中含阳之象，故能引肺中阳气下行，可温肺化痰止咳，而为利痰止咳之药。主治喉痹肺痿、肺痈、咯吐脓血等病症，为治嗽要药。

款冬花用蕊，蕊乃发生之品，含蓄未放，生于冬而耐寒，得一阳初动之气，开发生机。气香味辛主散，故用入肺部顺肺中之气，又清肺中之血，专治咳逆上气，烦热喘促，痰涎稠黏，涕唾腥臭，为诸证之要剂，如久嗽肺虚，尤不可缺（取紫花者良，去蒂根用）。

【功效解释】《本草汇》曰："隆冬独秀，先春开敷，得肾之体，先肝之用，故为温肺理嗽之最。大抵咳必因寒，寒为冬气，入肺为逆，款冬非肺家专药，乃使肺邪从肾顺流而出也。"

【附方】痰嗽带血：款冬花、百合（蒸焙）等分，为末，蜜丸龙眼大，每卧时嚼一丸，姜汤下。

整理：陈红斌、唐伟

十、谷精草

【命名】谷田余气所生，故曰谷精。《本草纲目》：白花似星，故有戴星诸名。田中收谷后多有之，曰低而谷为水腐，得谷之余气，结成此草。

【性味归经】味辛，性温，归肝、胃经。

【功效主治】疏散风热，散风止痛，散头风，明目退翳。主治喉痹，齿风痛，诸疮疥（《开宝》）；头风痛，目盲翳膜，痘后生翳，止血（李时珍）。

【药象及释义】

1. 秉药象知性味归经

田中收谷，后有之田低而谷为水腐，得谷之余气，结成此草，亦得天地之和气，和气专入足厥阴肝经，谷气入足阳明胃经。九月采收，得金气而生，故味辛，性温，无毒。

2. 秉药象知气味薄厚升降趋势

谷精草味辛，性温，无毒，辛味薄左下升，温性气厚左下升，气厚味薄，轻而浮，阴中之阳。

3. 秉药象知功效主治

谷精草轻清而升浮，谷气上行而能疏散肝郁下行之气归平（肝气升为平），故可疏散风热，散风止痛，散头风，明目退翳。肝胃之气和，一气周流，则风热目赤、畏光多泪、目生翳障等症自消。谷精草补肝气，为治目疾之要药。

谷精草取自顶上白花，其药性可达于头面上焦，辛能散结，温能通达，故治风火齿痛、喉痹血热、痛痒疮疡更所效者。入肝而补益肝气，故治目翳隐涩，多泪不开，雀盲至晚不见，小儿疳积伤目，痘后一切星障，并臻神效。

【功效解释】李时珍曰：“谷精体轻性浮，能上行阳明分野，凡治目中诸病，加而用之，甚良。明目退翳之功，似在菊花之上也。”

【附方】目中翳膜：谷精草、防风等分为末，米饮服之，甚验。（《明目方》）

整理：陈红斌、唐伟

十一、金银花

【命名】李时珍曰：“其花长瓣垂须，黄白相半，而藤左缠，故有金银、鸳鸯以下诸名。”因其冬季不凋，又名忍冬。

【性味归经】味甘，性寒，归肺、心、胃经。

【功效主治】清热解毒。主治暑热症，泻痢，流感，急慢性扁桃体炎。

【药象及释义】

1. 秉药象知性味归经

忍冬凌冬不凋，三月、四月开花，禀冬之至阴之气而生，故性寒，又借春木之气而长，故其升散而能入上焦入肺，花开枝上，故入上焦入肺。春末夏初采收，微得夏之火气而能入心经。花开黄白二色，气甚芬芳，黄色入胃、白色入肺，芳香轻清入阳土（艮土冻土）入胃，味甘入胃。花开前采，取其气足不泄，阴干则是保其寒凉之性。陈修园曰："气温得春气而入肝，味甘得土味而入胃。何以知入胃不入脾？以此物质轻味薄，偏走阳分，胃为阳土也。"

2. 秉药象知气味薄厚升降趋势

金银花味甘，性寒，无毒，甘味薄左下升，性寒气薄右下降，气薄味薄，能升能降。

3. 秉药象知功效主治

忍冬功能趋势左升可以疏肝和胃气，右降可以清肺气，故可清热解毒。忍冬的左升右降趋势可以纠正外感风热或温病所致肝气郁结、肺气不降，使人体一气周流归于正常，则热毒疮痈疔疖有红肿热痛、热毒泻痢、便脓血等症可自消。

陈修园曰："其主寒热者，源自忍冬延蔓善走，花开黄白二色，黄入营分，白入卫分，营卫调而寒热之病愈矣。其主身肿者，以风木之气伤于中土，内则病胀，外则病肿，昔人统名为蛊，取卦象山风之义。忍冬甘入胃，胃为艮土（艮为山），温入肝，肝为风木（巽为风），内能使土木合德，外能使营卫和谐，所以善治之也。久服长年益寿者，夸其安内调外之功也。至于疮毒、肿毒等症，时医重其功，而《别录》反未言及者，以外科诸效，特疏风祛湿、调和营卫之余事耳。"

【**功效解释**】性寒，热者寒之，故能清热解毒。

【**附方**】一切肿毒，不问已溃未溃，或初起发热，用金银花（连茎叶）自然汁半碗，煎八分，服之，以滓敷上，败毒托里，散气和血，其功独胜。（《积善堂经验方》）

整理：陈红斌、唐伟

十二、荆芥穗

【**命名**】一名假苏。

【**性味归经**】味辛，性温，归肺、肝经。

【**功效主治**】散风热，清头目，利咽喉。具有祛风解表、止血、透疹等作用。

【药象及释义】

1. 秉药象知性味归经

荆芥二月布子生苗，禀厥阴风木之气而生，故能入肝经，性温，可祛风。八月开小花，作穗成房，黄赤色，连穗采收用之。八、九月采收，得金气而成，故味辛，入肺经，穗在于巅，故善升发，入肝、肺经。炒食辛香，气香入脾。

2. 秉药象知气味薄厚升降趋势

荆芥穗味辛，性温，无毒，味辛味薄左下升，性温气厚而左下升，气厚味薄，浮而升，阳也。

3. 秉药象知功效主治

荆芥穗功能趋势在左侧升浮，功在散，故可散风热而能清头目，利咽喉。太阳经外感风邪，寒停留皮肤，内热瘀滞而发恶寒发热、无汗头痛、咽喉不利等寒邪在表之症，用荆芥穗升散表邪，诸症自消。

穗在于巅，故善升发，配伍使用，能祛上焦头目之风寒、风热，又因其入肝经，故可祛体内风疾。而荆芥最能散血中之风，为风病、血病、疮家圣药。

【功效解释】辛苦而温，芳香而散，入肝经气分兼行血分，其性升浮能发汗散风湿，利咽喉，清头目。穗在于巅，故善升发。

【附方】

（1）头项风强：八月后，取荆芥穗作枕及铺床下，立春日去之。（《备急千金要方》）

（2）风热头痛：荆芥穗、石膏等分，为末，每服二钱，茶调下。（《永类钤方》）

整理：陈红斌、唐伟

十三、密蒙花

【命名】树高丈余，叶冬不凋，其花繁密蒙，茸如簇锦，故名。

【性味归经】味甘，性平、微寒，归肝经。

【功效主治】清肝热，明目。主治青盲肤翳，赤涩多眵泪，消目中赤脉、小儿麸豆及疳气攻眼。

【药象及释义】

1. 秉药象知性味归经

密蒙花，叶冬不凋，冬生春开花，其禀土气以生，其蕊萌于冬而开于春，其又兼冬之至阴之性，故微甘微寒气平，无毒。二三月采花，曝干用。二三月采收，得厥阴风木之气，故能入肝经，为厥阴肝家正药。

2. 秉药象知气味薄厚升降趋势

密蒙花味甘，性平、微寒，无毒，甘味薄左下升，性平微寒则气薄而右降，能升能降，味薄于气，以降为主。

3. 秉药象知功效主治

密蒙花甘味左升之能可缓肝之急，气薄右降之能清血中热，故清肝热，明目。

密蒙花专入肝经。《冯氏锦囊秘录》曰："肝开窍于目，目得血而能视，虚则为青盲肤翳，热甚则为赤肿眵泪赤脉及小儿痘疮余毒，疳气攻眼，此药甘能补血，寒能除热，肝血足而诸症无不愈矣。然味薄于气，佐以养血之药，更有力焉。"故本品多用于肝火目赤肿痛、多眵多泪、目昏生翳，为眼科清肝明目常用药。

【功效解释】密蒙花微寒，归肝经，故能清肝热，明目。

【附方】目中障翳：密蒙花、黄柏根各一两，为末，水丸梧子大，每卧时汤服十丸至十五丸。（《圣济总录》）

整理：陈红斌、唐伟

虽然中药材因其形质产生一定功效，但也有例外，个别药物因其本身的特性，而使功效与形质不符。如番泻叶因其苦降之性下行通便；旋覆花虽为花类，但因其味咸决定其下行功能，故有降逆止呕的作用；丁香质重，所以具有温肾健脾暖胃的功效；再如红花、玫瑰花、月季花、鸡冠花等因色红而入血分，可治疗血脉疾病。

第三节　枝、藤类药材多用于治疗四肢关节疾病

有些中药以枝、藤入药，根据其形质属性——"以枝达肢""以藤达络"的特点，对人体四肢和经络产生疗效。

一、海风藤

【命名】海风藤一名始见于清代《本草再新》，又名风藤、巴岩香。

【性味归经】味辛、甘，微温，归心、肾经。

【功效主治】祛风湿，通经络，理气止痛。主治风湿痹痛，关节不利，暑湿腹痛，筋脉拘挛，跌打损伤，哮喘久咳。

【药象及释义】

1. 秉药象知性味归经

海风藤主产于广东、福建、浙江、台湾等东南沿海咸湿温热之地，禀咸之气而入肾，生长于东南，禀温热之气，故性温，入心。居湿地而能长，故具土之性而味甘。夏末秋初采收，得火、金之气而味辛。

2. 秉药象知气味薄厚升降趋势

海风藤辛、甘，微温。辛甘味薄左下升，性温气厚左下升，气厚味薄，阴中之阳，主升。

3. 秉药象知功效主治

海风藤生于东南沿海咸湿温热之地，禀咸之气而入肾，故能治疗哮喘久咳，顽痹。生长于东南，禀温热之气，故能祛寒。居湿地而能长，故具土之性而能祛湿。夏末秋初采收，得火、金之气而味辛能散风寒湿。其以藤茎入药，其形具经、筋、脉之形而能达于四肢百骸。综上所述，海风藤能祛风湿，通经络，止痹痛。

【功效解释】性温，味辛，温能散寒，辛能发散，故能祛风湿理气止痛，因其为植物的枝藤入药，根据“以藤达络”的观点，故能通经络。

【附方】治跌打损伤：海风藤、大血藤、竹根七、山沉香、红牛膝、地乌龟，泡酒服。(《四川中药志》)

整理：陈红斌、唐伟

二、青风藤

【命名】又名清风藤，名称始见于宋代《图经本草》,《集解》颂曰：“生台州天台山中。其苗蔓延木上，四时常青。土人采茎用……”

【性味归经】味苦、辛，性温，归肝、脾经。

【功效主治】祛风湿，通经络，利小便。用于风湿痹痛，关节肿胀，麻痹瘙痒。专治鹤膝风、关节疼痛。

【药象及释义】

1. 秉药象知性味归经

青风藤分布于长江流域及其以南各地，南至广东北部，故性温。生于林中、林缘、沟边或灌丛中，藤以黄缘枫树而出树梢者为真，攀树木之上夺木之气而长，故其有木之气而能入肝经，以黄缘枫树而出树梢者更兼能祛风而入肝经。

四时常青则禀四时之气入中央脾土。6—7月割取藤茎，得夏、秋之气而味苦、辛，性温。

2. 秉药象知气味薄厚升降趋势

青风藤苦、辛，性温。苦味厚右下沉，性温气厚左下升。气厚味苦、辛厚，能升能降。

3. 秉药象知功效主治

生于南则性温，能祛寒。生于林中、林缘、沟边或灌丛中等湿地，而能长，故能祛湿，祛湿能健脾，也能利小便、消肿。藤以黄缘枫树而出树梢者为真，夺枫树之精液，年深藤老，故治风有殊效。其以藤茎入药，其形具经、筋、脉之形而能达于四肢关节，故也能通经络。

【功效解释】《本草便读》："凡藤蔓之属，皆可通经入络，此物善治风疾，故一切历节麻痹皆治之，浸酒尤妙。以风气通于肝，故入肝，风胜湿，湿气又通于脾也。"

【附方】

（1）治风湿流注，历节鹤膝，麻痹瘙痒，损伤疮肿，入酒药中用。（《本草纲目》）

（2）治一切诸风：青藤二三月采之，不拘多少，入釜内，微火熬七日夜，成膏，收入瓷瓶内。（《濒湖集简方》）

整理：陈红斌、唐伟

三、丝瓜络

【命名】此瓜老则筋丝罗织，故有丝罗之名。昔人谓之名鱼兹，或云虞刺，始自南方来，故曰蛮瓜。

【性味归经】味甘，性平，归肺、肝、胃经。

【功效主治】通经活络，清热化痰，祛风通络。用于胸胁疼痛，风湿痹痛，经脉拘挛，乳汁不通，肺热咳嗽。

【药象及释义】

1. 秉药象知性味归经

秋季采收，得金之气而入肺。丝瓜老者，筋络贯串，房隔连属，应象人体之经络纵横交错，而入肝。丝瓜络色黄、味甘入脾。其二月生苗，六七月开花，蕊瓣俱黄，其瓜经霜乃枯，禀春、夏、长夏、秋之四气，性平。

2. 秉药象知气味薄厚升降趋势

丝瓜络味甘，性平，甘味薄左下升，性平气薄右上降，气味俱薄，能升能降。

3. 秉药象知功效主治

丝瓜老者，筋络贯串，应象人之脉络脏腑，故可借气以引之入肝、肺、胃经，而达祛风解毒、通经活络、清热化痰之功效。再兼气味俱薄，能升能降，可调畅气机、通瘀滞，通者不痛，瘀滞通则疮痈之毒自解。

【功效解释】丝瓜络，入经络，解邪热。热除则风去，络中津液不致结合而为痰，变成肿毒诸症，故云解毒耳。丝瓜老者筋络贯穿，房隔连属，故能通人脉络脏腑而祛风解毒、消肿化痰、祛痛杀虫及治诸血疾也。

【附方】血崩不止：老丝瓜烧灰，棕榈烧灰，等分，盐酒或盐汤服。（《奇效良方》）

整理：陈红斌、唐伟

四、松节

【命名】李时珍曰：按王安石《字说》云，松柏为百木之长，松犹公也，柏犹伯也，故松从公，柏从白。

【性味归经】味苦，性温，归肝、肾经。

【功效主治】祛风燥湿，舒筋通络，活血止痛。治历节风痛，转筋挛急，脚气痿软，鹤膝风，跌损瘀血。

【药象及释义】

1. 秉药象知性味归经

松节出自松树，松树为常绿乔木，禀四时之气，其本为木，故性温。其生长于山地，为松树长出的瘤状物，应象人身之骨节，则能和骨节，入肝、肾。其味苦，故能降气入肾。

2. 秉药象知气味薄厚升降趋势

松节味苦，性温，无毒，苦味厚右下沉，性温气厚左下升，气味俱厚，能升能沉。

3. 秉药象知功效主治

松节，松之骨也，质坚气劲，久亦不朽，与人类象，故筋骨间风湿诸病宜之。且性温能升、能散，苦味能降、能燥湿。升降得宜，气机畅达，故风、湿之邪不能留着肢体关节脏腑，从而使风湿得去、经络得通、气血得畅而痛自止。治历节风痛，转筋挛急，脚气痿软，鹤膝风，跌损瘀血。

【功效解释】《本草汇言》："（松节）气温性燥，如足膝筋骨，有风有湿，作痛作酸，痿弱无力者，用此立痊。倘……阴虚髓乏，血燥有火者，宜斟酌用之。"有"以节达节"之意，故可祛风燥湿止痛。李时珍："松节，松之骨也，质坚气劲，久亦不朽，故筋骨间风湿诸疾宜之。"

【附方】治历节风，四肢疼痛犹如解落：松节三十斤（细锉，水四石煮取一石），猪椒叶三十斤（锉，煮如松节法）。上二味澄清，合渍干曲五斤候发，以糯米四石五斗酿之，依家酝法酘，勿令伤冷热。（《备急千金要方》）

整理：陈红斌、唐伟

五、木通

【命名】《本草纲目》云："有细细孔，两头皆通，故名通草，即今所谓木通也。今之通草，乃古之通脱木也。"

【性味归经】味苦，性寒，归心、脾、小肠、膀胱经。

【功效主治】清热利水通淋，清泄心火，通乳。

【药象及释义】

1. 秉药象知性味归经

体轻而通，茎小孔中通两头贯彻，其象合于主脉之心，故入心。木通体轻松通，通可去滞，味苦能降，故其象亦能通下焦水道，入小肠、膀胱。取其色黄，可入脾。

2. 秉药象知气味薄厚升降趋势

木通味苦，性寒，体轻而通则略有升浮之性，苦味厚右下沉，寒性气薄右下沉，气薄味厚，阴中微阳，主降。

3. 秉药象知功效主治

木通其茎小孔中通两头贯彻，其象类比人体主脉之心、化血之包络，自胃而小肠、自小肠而膀胱，一以贯通，故有使气化通，血化利之功。又因体轻清而升，则走在上之窍。其药性寒味苦浊而降，能济糟粕之输泻，走上窍可疏泄心火上炎而治口舌生疮。在下之窍，可通利九窍之膀胱湿热，小便短赤、淋沥涩痛，血脉关节气血郁滞，乳汁不通。

【功效解释】寒能清热，苦能泄降，功能利水通淋，为治湿热下注、淋沥涩痛要药，且利尿力强，对小便不利、水肿、脚气等症也常恃为要药。其味甚苦而性寒，既能清热利水，以治小便不利、湿热淋痛，又能清心除烦，以治心火上炎、心烦口疮。其性通利，故又为治痹痛而下乳汁之要药。

【附方】心热尿赤，面赤唇干，咬牙口渴，导赤散，用木通、生地黄、炙甘草等分，入竹叶七片水煎服。(《本草纲目》引钱氏方)

整理：陈红斌、唐伟

六、通草

【命名】轻、通，古名通脱木。

【性味归经】味甘、淡，性寒，归肺、胃经。

【功效主治】清热利水，通乳。治淋证涩痛，小便不利，水肿，黄疸，湿温病，产后乳少，经闭，带下。

【药象及释义】

1. 秉药象知性味归经

通草喜向阳肥厚的土壤中，不甚耐寒，故知其性寒，向阳肥厚之土为阳土，故味甘、淡，入胃。秋季采收，得金之气而性寒，气寒色白，故入肺经。

2. 秉药象知气味薄厚升降趋势

通草味甘、淡，性寒，甘、淡味薄左下升，性寒气薄右上降，气味俱薄，能升能降。

3. 秉药象知功效主治

通草喜向阳肥厚的土壤中，知其性寒能清热，长于肥厚湿润之地而不濡，故知其有祛湿之力。秋季采收，以条粗壮、色洁白、有弹性、空心应有隔膜者为佳。空心应象人体脉道、水道、六腑等空腔组织器官，故可通利水道、通腑气等。色白气寒空心，能入肺而通调水道，故可清热利水渗湿，用于水肿、小便短赤等症。治淋证涩痛，小便不利，水肿，黄疸，湿温病，产后乳少，经闭，带下。

【功效解释】淡渗利水，性寒清热，功能清热利水渗湿，可用于湿热内蕴，小便短赤或淋沥涩痛之症，但其气味俱薄，作用缓弱。《本草纲目》："通草，色白而气寒，味淡而体轻，故入太阴肺经，引热下降而利小便；入阳明胃经，通气上达而下乳汁；其气寒，降也，其味淡，升也。"《本草正义》："通草，其气味则李东垣《用药法象》谓甘淡无毒。案此甘字，非大甜之谓，实即淡字，如泉水、食米皆谓味甘之例。此物无气无味，以淡用事，故能通行经络，清热利水，性与木通相似，但无其苦，则泄降之力缓而无峻厉之弊，虽能通利，不甚伤阴，湿热之不甚者宜之。若热甚闭结之症，必不能及木通之捷效，东垣谓利阴窍，治五淋，除水肿癃，亦惟轻症乃能有功耳。又谓泻肺利小便，与灯草同功，盖皆色白而气味轻清，所以亦能上行，泄肺之热切，宣其上窍，则下窍自利，说亦可取。"

【附方】治热气淋涩，小便赤如红花汁者：通草三两，葵子一升，滑石四两（碎），石韦二两。上调，以水六升，煎取二升，去滓，分温三服；如人行八九里，又进一服。忌食五腥、热面、炙煿等物。（《普济方》）

整理：陈红斌、唐伟

木通与通草，虽都是通利降水的药品，但木通味苦，以利水泻热见长；通草味淡，以淡渗利湿为胜，因其形中空，因而可通利水道，偏重于治疗小便不利、乳汁不通等症，也可通利血脉，治疗肢体酸痛。

第四节　以"彼皮"达"此皮"治疗皮肤病

皮肤是保护机体的外部屏障，皮肤病是脏腑、经络病变表现于外的反映。根据中医取象比类的观点，动、植物的外皮作为药材，既可治疗皮肤病，又可通过经络传导治疗脏腑疾病，这就是中医所说的"以皮达皮"。皮类的中药材，有以治疗脏腑病变为主，有以治疗皮肤病变为主，而80%的皮类药材都有利水消肿、治疗皮肤水肿的作用。如杜仲、五加皮等便是以治疗脏腑病变为主的皮类药材，而白鲜皮、木槿皮、苦楝皮、西瓜翠衣、茯苓皮、青龙衣等则是以治疗皮肤病变为主的药材。

一、杜仲

【**命名**】杜仲源于人名，李时珍谓："昔有杜仲（人名）服此得道。"可见杜仲很早便为国人所推崇。

【**性味归经**】味甘，性温，归肝、肾经。

【**功效主治**】具有补肝肾、强筋骨的功效，用于肝肾不足，腰膝酸痛或痿软无力之症，又可治疗肝肾虚寒所致的阳痿、尿频等。

【**药象及释义**】

1. 秉药象知性味归经

杜仲夏、秋季采收，得夏与长夏之气而味甘、性温，得秋之金气降而生水入肾。杜仲柔韧，折之内如丝绵，连续不断，应象人筋膜，又色紫黑，故入肝、肾。

2. 秉药象知气味薄厚升降趋势

杜仲味甘、性温，甘味薄左下升，性温气厚左下升，气厚味薄，阴中之阳，主升。

3. 秉药象知功效主治

甘温能补，故能入肝而补肾，子能令母实也。盖肝主筋，肾主骨。肾充则骨强，肝充则筋健，故可用于肝肾不足，腰膝酸痛或痿软无力之症，又因其体折之内如丝绵，连续不断，能补肝虚，使筋相着。治产后交骨不合，及胎产调理，跌扑损伤。

陈修园《神农本草经读》："杜仲气味辛平，得金之气味，而其皮黑色而属水，是禀阳明、少阴金水之精气而为用也。腰为肾府，少阴主之，膝属大筋，阳明主之，杜仲禀少阴、阳明之气，故腰膝之痛可治也。补中者，补阳明之中土也；益精者，益少阴之精气也；坚筋骨者，坚阳明所属之筋，少阴所主之骨也；强志者，肾藏志，肾气得补而壮，气壮而志自强也。阳明燥气下行，故除阴下湿痒，小便余沥也。"

【**功效解释**】杜仲味甘、性温，归肝、肾经，"甘温"能补，色紫入肝、肾，故能补肝肾。清代吴仪洛著《本草从新》中提到"肝充则能健，肾充则能强，能使筋骨相着，皮中有丝有筋相着之象，治腰膝酸痛"，取象比类，故杜仲具有补肝肾、强筋骨的功效，用于肝肾不足，腰膝酸痛或痿软无力之症，又可治疗肝肾虚寒所致的阳痿、尿频等。

【附方】补肝肾、强筋骨，用于肝肾不足，症见腰膝酸软、筋骨无力者，可以与续断、牛膝、熟地黄、山茱萸等同用。

整理：陈红斌、唐伟

二、五加皮

【命名】李时珍曰："以五叶交加者良，故名五加。"五加皮顾名思义为五加的皮。

【性味归经】味辛、苦，性温，归肝、肾经。

【功效主治】祛风湿，利水，补肝肾，强筋骨。用于治疗风湿痹痛、筋骨痿软、小儿行迟、体虚乏力、水肿、脚气等。

【药象及释义】

1. 秉药象知性味归经

春生苗，茎叶俱青，此为禀木之气而性温，入肝经。根若荆根，皮黄黑，黄黑入肾。十月采根，阴干用。禀十月之前秋之气而味辛，十月采收，得冬水之气而能入肾。味苦则能助药性入肾（苦为肾之体）。

2. 秉药象知气味薄厚升降趋势

五加皮性味辛、苦、温，味辛、苦而薄左下升，性温气厚左下升，气厚味薄，主升。

3. 秉药象知功效主治

五加皮色黄入脾而能治中焦湿，则中气足、筋骨坚。《本草从新》："辛顺气而化痰，苦坚骨而益精，温祛风而胜湿。逐皮肤之瘀血，疗筋骨之拘挛（肾得其养则痰水去而骨壮，肝得其养则邪风去而筋强）。治虚羸五缓（五脏筋脉缓纵），阴痿囊湿，女子阴痒，小儿脚弱。明目缩便，愈疮疗疝，酿酒尤良。"

《本草经疏》："（五加皮）观《本经》所主诸证，皆因风寒湿邪伤于（足少阴、厥阴）二经之故，而湿气尤为最也。……经云，伤于湿者，下先受之。又云，地之湿气，感则害人皮肉筋脉。肝肾居下而主筋骨，故风寒湿之邪多自二经先受。此药辛能散风，温能除寒，苦能燥湿，二脏得其气而诸证悉瘳矣。又湿气浸淫，则五脏筋脉缓纵；湿气留中，则虚羸气乏。湿邪既去，则中焦治而筋骨自坚，气日益而中自补也。其主益精强志者，肾藏精与志也。”

【功效解释】味辛，能宣，能散，能顺气而化痰，味苦，归肝、肾经，坚骨而益精，故此有祛风湿、强筋骨、补肝肾的功效。

【附方】外伤骨折：五加皮、地骨皮各30克研末。另取小鸡1只，将肉捣烂与药末调匀，于骨折复位后，将药敷上，夹板固定，1周后去药。(《民间验方》)

整理：陈红斌、唐伟

三、黄柏

【命名】李时珍曰：“《本经》言檗木及根，不言檗皮，岂古时木与皮通用乎？俗作黄柏者，省写之谬也。”

【性味归经】味苦，性寒，归肾、膀胱经。

【功效主治】清热燥湿，泻火除蒸，解毒疗疮。用于治疗湿热泻痢、黄疸、带下、热淋、脚气、骨蒸劳热、盗汗、遗精、疮疡肿毒、湿疹瘙痒等。

【药象及释义】

1. 秉药象知性味归经

黄柏树四季生长，经冬不凋，禀天冬寒之水气而性寒，入膀胱、肾；五月采皮，晒干，得地南方之火气而味苦，离中水（阴精），入肾；得太阴中土之化，皮厚色黄，皮外白，里深黄色，为土、金之气，主沉降。

2. 秉药象知气味薄厚升降趋势

黄柏味苦，性寒，苦味厚右下沉，性寒气薄右上降，气味俱厚，沉而降，阴中之阴。

3. 秉药象知功效主治

黄柏气味降沉，可将离火沉藏于水中，故可清热燥湿，泻火除蒸，解毒疗疮。

黄柏用于虚火上炎，虚火上炎之因有二，一是肾阳不足，肾阴与湿相杂合，阴盛格阳而致的虚火上炎，二是肾阴虚，阴不敛阳而致虚火上炎。黄柏苦寒，能清热燥湿坚阴，且皮厚色黄白，禀土、金之气，而主沉降，故能引上炎之肾阳再入肾中，此称“引火归元”，故治骨蒸劳热、盗汗、遗精、湿热泻痢、黄疸、带下、热淋、脚气、疮疡肿毒、湿疹瘙痒等。

陈修园:“黄柏气寒，禀天冬寒之水气；味苦无毒，得地南方之火味；皮厚色黄，得太阴中土之化。五脏为阴，凡经言主五脏者，皆主阴之药也。治肠胃中热结者，寒能清热也。治黄疸、肠痔者，苦能胜湿也，止泄利者，湿热泻痢，惟苦寒能除之，而且能坚之也。女子胎漏下血，因血热妄行，赤白带下及阴户伤蚀成疮，皆因湿热下注，黄柏寒能清热，苦可燥湿，所以主之。然皆正气未伤，热毒内盛，有余之病，可以暂用，否则不可姑试也。”

【功效解释】苦寒微辛，故能泻火。《汤液本草》:“黄柏，足少阴剂，肾苦燥，故肾停湿也，栀子、黄芩入肺，黄连入心，黄柏入肾，燥湿所归，各从其类也。”《医学入门》:“黄柏入肾，肾苦燥停湿，柏味微辛而能润燥，性利下而能除湿，故为肾经主药。”《本草正》:“夫所谓从其性者，即《内经》从治之说也，《经》曰：正者正治，从者反治。正治者，谓以水制火，以寒治热也；从治者，谓以火济火，以热治热也；亦所谓甘温除大热也，岂以黄连便是正治，黄柏便是从治乎？即曰黄连主心火，黄柏主肾火，然以便血、溺血者，俱宜黄连，又岂非膀胱、大肠下部药乎？治舌疮口疮者，俱宜黄柏，又岂非心、脾上部药乎？总之，黄连、黄柏均以大苦大寒之性，而曰黄连为水，黄柏非水，黄连为泻，黄柏为补，岂理也哉？”

【附方】以黄柏入药治疗湿热下注的方剂有二妙丸（苍术、黄柏）、三妙丸（苍术、黄柏、牛膝）、四妙丸（苍术、黄柏、牛膝、薏苡仁）。

整理：陈红斌、唐伟

四、冬瓜皮

【命名】以四时所名。李时珍曰：冬瓜经霜后皮上白如粉尘，故又曰白冬瓜，其皮曰冬瓜皮。

【性味归经】味甘，性寒，归脾、小肠经。

【功效主治】利水消肿。用于水肿胀满、小便不利等。

【药象及释义】

1. 秉药象知性味归经

冬瓜，意此瓜冬时成药。冬瓜正、二、三月种之，若一月种者，结瓜肥好，乃胜春种，入药须霜后，故禀二冬之气而性寒；此甘味化生，冬气所成。冬瓜皮为冬瓜之外层果皮，冬瓜应象人之心，心外为阳火，以形达形，故冬瓜皮能入小肠。其得四时中央之气而味甘，入脾。

2. 秉药象知气味薄厚升降趋势

冬瓜皮性味甘、寒，甘味薄左下升，性寒气薄右上降泄，气味俱薄，能升能降，主降泄。

3. 秉药象知功效主治

己土脾之清阳左升，可化离中五行之阴精而降藏于肾，故可利水消肿。用于水肿胀满、小便不利等。

冬瓜肥厚多汁，皮在其上而不湿，故其有渗湿之功，可利水消肿，用于表面可见的四肢及全身浮肿。冬瓜皮性寒，且冬瓜应象人之心，故冬瓜清心与小肠火，可清热解暑，止口渴，通利小便。

【功效解释】用于治疗四肢浮肿等。夏季人们习惯多喝些冬瓜汤，就是因为冬瓜具有清热解暑的功效，因为夏季为湿热气候，冬瓜汤正好可以清热解暑，也再次验证了中医天人合一的理念。《本草再新》载其“走皮肤，去湿追风，补脾泻火”。

【附方】治肾脏炎，小便不利，全身浮肿：冬瓜皮六钱，西瓜皮六钱，白茅根六钱，玉蜀黍蕊四钱，赤豆三两。水煎，一日三回分服。(《现代实用中药》)

整理：陈红斌、唐伟

五、牡丹皮

【命名】为牡丹的根皮。

【性味归经】味苦、辛，性微寒，归心、肝、肾经。

【功效主治】清热凉血，活血散瘀。用于温热病热入血分、吐衄发斑及其他疾病的血热吐血、衄血等，温热病后期之夜热早凉及阴虚内热，血瘀经闭，痛经，癥瘕，以及肠痈及痈肿疮毒等。

【药象及释义】

1. 秉药象知性味归经

牡丹发于冬而盛于春，其根皮入药，禀水、木之气，故性微寒，入肝、肾。色赤者为好，色赤入心。秋季采收，得夏火之气而味苦，得秋金之气而味辛。

2. 秉药象知气味薄厚升降趋势

牡丹皮性味苦、辛、微寒，味苦、辛味薄左下升，性寒气薄右上降，气味俱薄，阴中微阳，阳中有阴，能升能降，主降。

3. 秉药象知功效主治

辛能升散肝血郁热，苦寒能降血中之火，故可清热凉血、活血散瘀。

牡丹钟天地之精，群花之首，发于冬而盛于春，特取其皮入肝，能泻阴中之火。味苦则补阴，辛能散结，以此疏畅肝气，使血清和。所妙在微苦略辛，味厚可降，故能降火而不推荡，益血而不腻滞。若肝有余，则火盛血逆。血热妄行，以其微苦下行降火，兼以辛散阳，用治吐血衄血，通经逐瘀。若肝不足，则荣中血少，热气郁结，以其略辛散结止痛，兼以苦益阴，用治牙痛，腰痛，赤淋，白带。以此清热疏郁，使阴血不受火烁，不患阻滞，推陈致新，滋阴养血，为调经、产后必用要药。以其能祛血中之热，故痘疮壮热烦红用为良剂。取其皮能降火散表，以牡丹皮治无汗骨蒸，地骨皮治有汗骨蒸，大有殊功。胎前忌之。

【功效解释】气芳香，色红入血，性味苦、辛、微寒，故而能清热凉血，辛能散，所以能散瘀活血。

【附方】配生地黄可治血热或劳伤吐血、衄血，配桃仁、金银花能治血滞经闭、疮毒。

整理：陈红斌、唐伟

六、白鲜皮

【命名】李时珍曰：“鲜者，羊之气也。此草根白色，作羊膻气，共子累累如椒，故有诸名。”

【性味归经】味苦，性寒，归脾、胃、膀胱经。

【功效主治】清热解毒、除湿、止痒。用于治疗湿热疮毒、黄水淋漓、肌肤湿烂、皮肤瘙痒、湿疹、疥癣癞疮、风湿热痹、黄疸等。

【药象及释义】

1. 秉药象知性味归经

白鲜的干燥根皮，春、秋二季采挖，以二月采者为佳，禀冬之至阴之气藏于根而性寒，二月采收，得木之气而微温，阴中微阳，为壬水，入膀胱经。喜温暖湿润气候，故其喜中央土而能入脾、胃。其味苦则性寒。

2. 秉药象知气味薄厚升降趋势

白鲜皮性味苦、寒，苦味厚右下降，性寒气薄右上降，气薄味厚，属阴，主降沉。

3. 秉药象知功效主治

白鲜皮，苦能泻热，寒能除热，故主头风有火证。性寒而燥，能除湿热，故主五疸。清热解毒、除湿、止痒。用于治疗湿热疮毒、黄水淋漓、肌肤湿烂、皮肤瘙痒、湿疹、疥癣癞疮、风湿热痹、黄疸等。

《本草求真》："（白鲜皮）阳明胃土，喜燥恶湿，一有邪入，则阳被郁不伸而热生矣。有热自必有湿，湿淫则热益盛，而风更乘热至，相依为害，以致关节不通，九窍不利，见为风疮疥癣，毛脱疸黄，湿痹便结，溺闭阴肿，咳逆狂叫，饮水种种等症，治宜用此苦泄寒咸之味，以为开关通窍，俾水行热除风息而症自克平。"

《本草正义》："白鲜乃苦寒胜湿之药，又能通行经隧脉络。《本经》主头风者，风湿热之在上者也；黄疸咳逆，湿热之在中者也；湿痹死肌，不可屈伸、起止、行步，湿热之痹于关节、着于肌肉者也。白鲜气味甚烈，故能彻上彻下，通利关节，胜湿除热，无微不至也。"

【功效解释】气寒善行，味苦性燥，故能行水。为皮类入药，能利水除湿，治疗皮肤疾病，《日华子本草》载其"通关节，利九窍及血脉，并一切风痹筋骨弱乏，通小肠水气，天行时疾，头痛眼疼"。

【附方】李时珍指出：白鲜是治各种黄疸病和风痹的要药。产后中风，但体虚不能服他药的病人，可用白鲜皮加新汲水三升煮成一升，温服。

整理：陈红斌、唐伟

七、木槿皮

【命名】李时珍曰：此花朝开暮落，故名曰及。曰槿曰蕣，犹仅荣一瞬之义也。

【性味归经】味甘、苦，性凉，归大肠、肝、脾经。

【功效主治】清热、杀虫、止痒。用于治疗皮肤疥癣，是治疗疥癣的良药。

【药象及释义】

1. 秉药象知性味归经

原产于我国中部各地，故禀中央之土气而味甘、入脾。其形中空而应象人体之大肠，以形达形，入大肠。喜向阳、肥沃、排水良好的沙质土，喜向阳地故可知其性凉，喜肥沃地可知其喜土而入脾，喜排水良好地可知其喜疏利，能入肝。味苦则性凉。

2. 秉药象知气味薄厚升降趋势

木槿皮性味甘、苦、凉，味甘味薄左下升，性凉气薄右上降。气味俱薄，能升能降，以降为主。

3. 秉药象知功效主治

味苦性凉则能清热。喜肥沃、排水良好的沙质土，则能入肝脾而疏利祛湿，湿热蕴于皮肤，湿胜热腐而生虫，发为疥癣，“以形达形”，故对皮肤疾病有清热、杀虫、止痒之功。

李时珍曰：“木槿皮及花，并滑如葵花，故能润燥。色如紫荆，故能活血。”气血不荣则痒，故气血活则痒止、燥润，皮肤光洁如常。

【功效解释】木槿皮苦、凉能清热，入药部位为皮，根据中医“以皮达皮”的观点，能治疗皮肤疾病，故能治疗皮肤疥癣。

【附方】

（1）用米醋浸汁外洗可治疗牛皮癣。

（2）治牛皮癣：川槿皮一斤，勿见火，晒燥磨末，以好烧酒十斤，加榆面四两，浸七日为度，不时蘸酒搽擦。（《养生经验合集》）

整理：陈红斌、唐伟

八、苦楝皮

【命名】《本草纲目》曰：“苦楝，实名金铃子。时珍曰：按罗愿《尔雅翼》云，楝叶可以练物，故谓之楝。其子如小铃，熟则黄色。名金铃，象形也。”

【性味归经】味苦，性寒，有毒，归肝、脾、胃经。

【功效主治】驱虫、疗癣。用于蛔蛲虫病、虫积腹痛，煎汤外洗治疗湿疹瘙痒、恶疮疥癣。

【药象及释义】

1. 秉药象知性味归经

喜温暖湿润气候及向阳、肥沃地，故知其喜土气而能入脾、胃。喜排水良好地可知其喜疏利，能入肝。能耐寒、喜温暖气候及向阳地可知其性寒。以冬季或春季抽芽前采集的根皮疗效最高，因其禀冬之至阴之气而性寒。味苦则性寒。其形中空而应象人体之大肠，以形达形，入大肠。

2. 秉药象知气味薄厚升降趋势

苦楝皮性味苦、寒，有毒，苦味厚右下沉，性寒气薄右上降，气薄味厚，主降沉。

3. 秉药象知功效主治

苦楝皮味苦性凉则能清热。喜肥沃、排水良好的沙质土，知能入肝脾而疏利祛湿。湿热蕴于肠道及皮肤，湿胜热腐而生虫，发为疥癣。苦楝皮形中空而应象人体之大肠，而又“以皮达皮”，故对肠道及皮肤疾病有清热、杀虫、疗恶疮疥癣之功。

【功效解释】苦楝皮性味苦、寒，故能清热；根据中医“以皮达皮”的观点，故能治疗皮肤疾病，具有疗癣作用。

【附方】杀蛲虫：楝根皮二钱，苦参二钱，蛇床子一钱，皂角五分。(《药物图考》)

整理：陈红斌、唐伟

九、石榴皮

【命名】李时珍曰：“榴者，瘤也，丹实垂垂如赘瘤也。”药用其皮，故名石榴皮。

【性味归经】味酸、涩，性温，归胃、大肠经。

【功效主治】涩肠止泻、杀虫。用于治疗久泻、久痢、脱肛等症，炒炭研末油调外用可治疗牛皮癣。

【药象及释义】

1. 秉药象知性味归经

石榴树喜温暖向阳的环境，耐旱、耐寒，但以排水良好的夹沙土栽培为宜，石榴皮禀木之气而性温，味酸涩。石榴子红，其象火，皮生于子上，以皮厚、棕红色者为佳，火生土，此为阳土，故入胃。其皮表面粗糙，有多数疣状突起，石榴横切，应象大肠中间红而满有皱褶，类脱肛之象，“以形达形”入大肠。

2. 秉药象知气味薄厚升降趋势

石榴皮性味酸、温，酸味厚右下沉，性温气厚左下升，气味俱厚，能升能降。

3. 秉药象知功效主治

石榴皮味酸、涩，能收敛、收涩，“以形达形”故能入大肠。石榴横切，应象大肠中间红而满有皱褶，类脱肛之象，“以形达形”，故可用于治疗久泻、久痢、脱肛等症。石榴皮表面粗糙，有多数疣状突起，则能止滑、能收涩，使肠道的环境改变，使虫的行动艰涩困难而难以存活，故能杀虫。“以皮治皮”，酸、涩味能收敛、收涩，则可治疗一些渗出性的皮肤病症，如疮癣、烧烫伤等。

【功效解释】石榴皮味酸、涩，酸能收、能涩，主涩肠，所以能涩肠止泻，止赤白下痢。

【附方】治诸虫心痛不可忍，多吐酸水：酸石榴皮一两（锉），桃符二两（锉），胡粉一两，酒二合，槟榔末二钱。（《太平圣惠方》）

整理：陈红斌、唐伟

十、海桐皮

【命名】本品以“刺桐”之名始载于《海药本草》。《本草纲目》：“珣曰：生南海山谷中，树似桐而皮黄白色，有刺，故以名之。”

【性味归经】味苦、辛，性平，归肝经。

【功效主治】祛风湿、通经络。可治疗风湿痹痛、四肢拘挛之症，还可杀虫止痒，治疗疥癣湿疹。

【药象及释义】

1. 秉药象知性味归经

刺桐喜温暖、湿润气候，喜欢阳光，但以排水良好的砂质壤土为好。木之气喜温，喜疏利，故性平，入肝经。四月采收，得火之气而味苦。剥取有钉刺的树皮效佳，带钉刺者，风之象，属木，入肝经。皮黄白色，色黄有土之气而能祛湿，色白则有金之气而味辛。

2. 秉药象知气味薄厚升降趋势

海桐皮性味苦、辛、平，辛味薄左下升，性平气薄右上降，气味俱薄，能升能降，主降。

3. 秉药象知功效主治

左升属木而能祛风，右降泄经筋肌肉关节之湿，能通经络，可治疗风湿痹痛、四肢拘挛之症，还可杀虫止痒，治疗疥癣湿疹。

味辛能散，苦能燥湿，再加上肝经的疏利，可祛阻于经络关节肌肉之风湿之邪，故可治疗风湿痹痛、四肢拘挛之症，加上使用带钉刺的树皮治疗，则取钉刺能深入经络关节肌肉之象，拔深层风湿之邪外出，则效更佳。皮肤有风湿之邪，则易生虫及疥癣湿疹，且风胜则痒。海桐皮能祛风湿，“以皮治皮”，故也可以治疗皮肤表面的风湿之邪，能杀虫止痒，治疗疥癣湿疹。

【功效解释】味辛能行经络，达病所，又入血分及祛风杀虫。

【附方】治风湿两腿肿满疼重，百节拘挛痛：海桐皮一两，羚羊角屑、薏苡仁各二两，防风、羌活、筒桂（去皮）、赤茯苓（去皮）、熟地黄各一两，槟榔一两。（《脚气治法总要》）

整理：陈红斌、唐伟

十一、青龙衣

【命名】核桃绿色的外皮，故而叫青龙衣。

【性味归经】味苦、涩，性平，归心、肺经。

【功效主治】消肿，止痒。可用于治疗癣、白癜风、慢性气管炎、咳嗽气喘，外用治头癣、牛皮癣、痈肿疮疡。

【药象及释义】

1. 秉药象知性味归经

青龙衣为胡桃的外果皮。胡桃生北土，长于春，夏秋季采收，故历四季而性平。夏秋果实未成熟时，采集肉质青绿色外果皮，夏秋季采收，禀夏之火气而味苦。果实未成熟时，外果皮青绿色，故知其木气未能尽除而味涩，苦、涩入心、肺经。

2. 秉药象知气味薄厚升降趋势

青龙衣味苦、涩，性平，味苦、涩味厚右下沉，性平气薄右上降，气薄味厚，主降。

3. 秉药象知功效主治

涩降收风热之气，苦燥湿清热，皮达于皮，故清热、消肿、止痒，可用于治疗癣、白癜风、慢性气管炎、咳嗽气喘，外用治头癣、牛皮癣、痈肿疮疡。头癣、牛皮癣、痈肿疮疡，俱为湿热蕴于皮肤而产生的一系列病症，湿胜热腐，而生癣疥、痈肿疮疡。

“以皮达皮”，知青龙衣苦能清热，亦能燥湿，涩能收敛、固涩，再加上木气之疏利，故可清热燥湿固涩，使湿去热清，疾病向愈。

由于肺主皮毛，皮肤之湿热亦可内达肺而出现咳嗽气喘，而皮毛正常，则内外通达而肺疾自愈。

【功效解释】根据中医“以皮达皮”的观点，青龙衣能治疗皮肤疾病，具有疗癣作用。

【附方】治痈肿疮毒：青龙衣适量，水煎，洗患处。

整理：陈红斌、唐伟

十二、蛇蜕

【命名】蛇蜕落下来的外皮，又名龙衣。

【性味归经】味咸、甘，性平，归肝、脾经。

【功效主治】散风解毒。治疗皮肤疥癣，外用治疗皮肤诸疮、牛皮癣。

【药象及释义】

1. 秉药象知性味归经

蛇蜕为蛇蜕落下来的外皮，禀蛇之性而喜走窜，故能入肝。

蛇之体温随热而热，随凉而凉，故其性平。蛇居土洞之中，蛇蜕得土之气而味甘，入脾。潜龙勿用，肾之象，蛇冬眠时，不动不吃，还能得藏于冬之寒水之气，故味咸。

2. 秉药象知气味薄厚升降趋势

蛇蜕味咸、甘，性平，甘味薄左下升，性平气薄右上降，气味俱薄，能升能降，主降。

3. 秉药象知功效主治

蛇蜕，左升疏风，右降达皮，故可治疗皮肤疥癣，外用治疗皮肤诸疮、牛皮癣。

皮肤疥癣有基于湿者，也有基于热者，还有基于风者，湿胜则皮肤渗液重，热胜则易生虫，热象明显，风胜则痒甚，且皮肤干燥、脱屑，三者皆有则各证都有之，久久瘀滞成毒。根据中医“以皮达皮”的观点，蛇蜕轻清，走人体表、皮肤，色白入肺而走皮毛，而且蛇蜕味甘、咸，性灵而能辟恶，故治鬼魅蛊毒。性窜而善祛风，对于一些干性的皮肤病，如疥癣诸疮、牛皮癣，都有很好的疗效，伴有湿热者也可与他药加减用之。

【功效解释】根据中医“以皮达皮”的观点，能治疗皮肤疾病。

【附方】治疔疮：蛇蜕皮如鸡子大，以水四升，煮三四沸，去渣，顿服；烧蛇蜕皮灰，以鸡子清和涂之。（《备急千金要方》）

整理：陈红斌、唐伟

十三、蝉蜕

【命名】蝉科昆虫黑蚱羽化后的蜕壳，即蝉脱落的外皮，又称仙人衣。

【性味归经】味甘，性寒，归肺、肝经。

【功效主治】散风、清热、明目。主治麻疹不透、风疹作痒、小儿夜啼等。

【药象及释义】

1. 秉药象知性味归经

蝉蜕为蝉幼虫羽化时脱落的皮壳。蝉幼虫在土中生活多年，吸树汁而生，羽化后附于树木之上，故为土木余气所化，吸风饮露，其气清虚，禀土木之气而味甘；土之体，木之用，木气所养成，入肝经；土中生活多年，属阴，故性寒。其体轻浮，其气清虚，夏秋季采收，故可轻宣而入肺。

2. 秉药象知气味薄厚升降趋势

蝉蜕性味甘、寒，甘味薄左下升，性寒气薄右下沉，气味俱薄，能升能降。

3. 秉药象知功效主治

左升疏散肝风郁热，右降泄清热，故能散风、清热、明目，用于治疗麻疹不透、风疹作痒、小儿夜啼等。

《本草从新》：“蝉蜕，土木余气所化，吸风饮露，其气清虚，而味甘寒，故除风热，其体轻浮，故发痘疹；其性善蜕，故退目翳，催生下胞，其蜕为壳，故治皮肤疮疡瘾疹（与薄荷等分，为末，酒调服）；其声清亮，故治中风失音；

又昼鸣夜息，故止小儿夜啼。蚱蝉，治小儿惊痫夜啼，杀疳去热，出胎下胞（时珍曰：治皮肤疮疡风热，当用蝉蜕，治脏腑经络，当用蝉身，各从其类也）。”

张寿颐：蝉衣，主小儿惊厥，盖幼科惊痫，内热较多，即《素问》之所谓血与气并，交走于上，则为薄厥。治以寒凉，降其气火，使不上冲，此所以能治癫痫之真义也。甄权谓蝉蜕治小儿壮热，其意亦同。目之翳膜，儿之痘疮，实热为多，寒能胜热，是以主之。濒湖又谓治痘疹作痒，则实热有余者宜之，如其气虚作痒，勿混用。

【功效解释】由于蝉蜕质轻，是升浮药，所以解表作用强。寒能清热，归肺经，故能解表；归肝经，肝开窍于目，故能明目。

【附方】治感冒、咳嗽失音：蝉衣一钱，牛蒡子三钱，甘草一钱，桔梗一钱五分。(《现代实用中药》)

整理：陈红斌、唐伟

十四、象皮

【命名】亚洲象的皮。

【性味归经】味甘、咸，性温，归脾、膀胱经。

【功效主治】止血，敛疮。治外伤出血，及一切创伤、溃疡久不收口。

【药象及释义】

1. 秉药象知性味归经

象皮为象科动物亚洲象的皮，象皮肉厚，为血肉有情之品，肉味甘，血味咸，故其味甘、咸，性温。脾主肌肉，故象皮能入脾。咸能入肾，象皮在外为阳，而肾与膀胱相表里，故能入膀胱经。

2. 秉药象知气味薄厚升降趋势

象皮味甘、咸，性温，甘味薄左下升，性温气厚左下升，故主升。

3. 秉药象知功效主治

脾阳左升，心血收藏，故止血、敛疮，主治外伤出血，及一切创伤、溃疡久不收口。

《本草纲目》:“象肉臃肿，人以斧刃刺之，半日即合。故近时治金疮不合者，用其皮灰。”象皮，味甘，性温，入脾，故能生肌长肉，中医认为“以皮治皮”，故其治疗皮肤方面的外伤出血，及一切创伤、溃疡久不收口都有良效。且其气味平和，入脾而调和五脏，使气机逆乱能平，故可定狂止呕也。

《本草新编》载象皮性最易收敛，尤能长肉，为金疮之要药，非止外治，内用实能定狂止呕也。

【功效解释】象皮为动物大象的皮，为血肉有情之品，很厚且脂肪很多，因此敛疮生肌的效果非常好，用于治疗金疮溃疡久不收口等疾病。

【附方】煎膏药，去腐生新，易于敛口。(《医学入门》)

整理：陈红斌、唐伟

十五、生姜皮

【命名】生姜的外皮，故名生姜皮。

【性味归经】味辛，性凉，归脾、肺经。

【功效主治】行水，消肿。治水肿胀满，皮肤水肿。

【药象及释义】

1. 秉药象知性味归经

《本草疏证》云："姜以中夏发生，是感火气以动矣。故其性温，乃旋交湿令而姜枝叶长茂，根株横溢，是感土气以昌盛矣。故其色黄（入脾）。于是金经一气以培以充。迨交燥令，而气乃全，用乃具，故其味辛（入肺）。"《医林纂要》云"凡皮，多反本性"，故姜皮性凉。

2. 秉药象知气味薄厚升降趋势

生姜皮性味辛、凉，辛味薄左下升，性凉气薄右上降。气味俱薄，能升能降。

3. 秉药象知功效主治

辛味薄气左升疏散湿热，性气凉右降疏泄水道，故可行水、消肿，主治水肿胀满、皮肤水肿。

辛则能行、能散，入脾则能运化水湿，入肺则能通调水道，故可行水、消肿，用于治疗水肿胀满。"以皮达皮"，又性凉，可清热，故治皮水浮肿，去皮肤之风热。

【功效解释】根据中医"以皮达皮"的观点，生姜皮能治疗皮肤疾病；归脾、肺经，脾主运化，故能行水消肿，《医林纂要》："达于皮毛，行水驱风……"

【附方】治头面虚浮，四肢肿满，心腹膨胀，上气促急，腹胁如鼓，绕脐胀闷，有妨饮食，上攻下庄，来去不定，举动喘乏：五加皮、地骨皮、生姜皮、大腹皮、茯苓皮各等分。上为粗末，每服三钱，水一盏半，煎至八分，去滓稍热服之，不拘时候。切忌生冷油腻坚硬等物。（《太平惠民和剂局方》）

整理：陈红斌、唐伟

十六、大腹皮

【命名】又名槟榔皮（《本草新编》）。

【性味归经】味辛，性微温，归脾、胃、大肠、小肠经。

【功效主治】行气宽中，行水消肿。可治疗轻症的水肿，肌肤水气浮肿者。

【药象及释义】

1. 秉药象知性味归经

其形腹大而扁，应象人之腹，故能入脾胃。陶弘景曰：“向阳者为槟榔，向阴者为大腹。”喜居阴者性温，知大腹皮体阴而用阳；加之其味辛，能泻肺而通调水道，故能通大、小二肠。

2. 秉药象知气味薄厚升降趋势

大腹皮性味辛、微温，辛味薄左下升，性温气厚左下升，气厚味薄，阴中之阳，主升。

3. 秉药象知功效主治

大腹皮，其皮内皆筋丝如椰子皮，纵横交错，干燥如毛，故能通经活络、行气利水，可治疗轻症的水肿，肌肤水气浮肿者。其味辛，气微温，辛能泻肺而通调水道，故能通大、小肠，温能和脾胃而运化水湿。升脾阳之气，降胃浊气，可下气宽中、行气利水消肿，治水肿脚气、痞胀痰膈、瘴疟霍乱。

《本草新编》：“大腹皮之功，尤专消肿，然亦必与白术、薏苡、茯苓、车前、桑白皮、人参同用，始有功耳”“一味以攻邪，则单寒力薄，必至覆亡矣。”其能行气消肿，根据中医“以皮达皮”观点，故亦能治肌肤水气浮肿。

【功效解释】根据中医“以皮达皮”的观点，能治疗皮肤疾病。

【附方】陈皮、茯苓皮、大腹皮、生姜皮、桑白皮，五药组成了治疗皮肤水肿最具代表性的方剂——五皮饮。

整理：陈红斌、唐伟

第五节 种子、果实以形与势入药

植物种子、果实类的药物有内实质重的特点，成熟以后落地入土，因此在治疗上就有向内、向下的作用趋势，对人体的中下焦疾病有明显的治疗作用。根据其疗效特点可分为从中走下、走里利尿、降气化痰、杀虫消积、润肠通便、泻下逐水、补益肝肾、理气化滞、从上达下等。从中走下、温中行气的种子、果实类药物有砂仁、草豆蔻、草果等。

《本草问答》:“草木之实性皆主降，何也?

“物下极则反上，物上极则反下，草木上生果实为已极矣，故返而下行。实核之性在于内敛，故降而兼收。

“苍耳子、蔓荆子皆草之实也，何以皆能上升?花椒、橘红皆木之实也，何以皆能外散?

“果实仁核之主收降其大端也，亦有须合形色气味论之方为确当。苍耳有芒而体轻松，蔓荆味辛而气发散，故皆有升性，亦核实中之变格也。至于花椒、橘红，气味辛温，故能升散。然此二物仍能降气，且皆皮壳也，故益有升性。至于椒之目，能止自汗，橘之核能治疝气，则纯于下降，而不升发。盖同是果实，又有皮肉仁核之分;皮肉在外，容有升散之理;仁核在内，则专主收降，断无升散。是以牵牛子、车前子，皆兼降利;荔枝核、山楂核皆主降散;白蔻仁、西砂仁味虽辛，而究在温中以降气;柏子仁、酸枣仁功虽补，而要在润心以降火;至于杏仁之降气，桃仁之降血，又其显焉者也。”

一、砂仁

【命名】李时珍曰:“名义未详。藕下白蒻多蔤，取其密藏之意。此物实在根下，仁藏壳内，亦或此意欤?”

【性味归经】味辛，性温，归脾、胃、肾经。

【功效主治】理气解郁，开胃消食，安胎。治腹痛痞胀，胃呆食滞，噎膈呕吐，寒泻冷痢，妊娠胎动。

【药象及释义】

1. 秉药象知性味归经

砂仁为姜科植物阳春砂或缩砂的成熟果实，长于广东、广西等南方地区，禀天地阳和之气以生，故气温；味辛，气香，入足太阴脾经、足阳明胃经。《药品化义》云：砂仁属阳中有阴，辛散苦降，气味俱厚，“入脾、胃、肺、肾、大小肠、膀胱七经”。

2. 秉药象知气味薄厚升降趋势

砂仁，气温味辛，气温气厚，味辛味薄，气厚味薄，升而浮，属阴中之阳。

3. 秉药象知功效主治

黄元御曰：“清升浊降，全赖中气，中气非旺，则枢轴不转，脾陷胃逆。凡水胀肿满、痰饮咳嗽、噎膈泄利、霍乱转筋、胎坠肛脱、谷宿水停、泄秽吞酸诸证，皆升降反常，清陷浊逆故也。泻之则益损其虚，补之则愈增其满，清之则滋其下寒，温之则生其上热。缘其中气堙郁，清浊易位，水木下陷，不受宣泻，火金上逆，不受温补也。惟以养中之味，而加和中之品，调其滞气，使之回旋，枢轴运动，则升降复职，清浊得位，然后于补中扶土之内，温升其肝脾，清降其肺胃，无有忧矣。和中之品，莫妙如砂仁，冲和条达，不伤正气，调理脾胃之上品也。”

【功效解释】辛能散，又能润，温能和畅通达，由于砂仁归于肾经，故能安胎。《玉楸药解》：“和中之品，莫如砂仁，冲和调达，不伤正气，调醒脾胃之上品也。”《本草经疏》：“砂仁，为开脾胃之要药，和中气之正品。”《本草拾遗》：“味酸。主上气咳嗽，奔豚鬼疰，惊痫邪气。”《本草纲目》：“缩砂仁之辛，以润肾燥。又云：缩砂属土，主醒脾调胃，引诸药归宿丹田。香而能窜，和合五脏冲和之气，如天地以土为冲和之气。故补肾药用同地黄丸蒸，取其达下之旨也。又化骨，食草木药及方士炼三黄皆用之，不知其性何以能制此物也？”

【附方】

（1）和胃气，消宿食，理腹痛，快膈，调脾：沉香一两，缩砂仁、乌药各二两，净香附四两，甘草（炙）一两二钱。（《活幼心书》）

（2）治气虚肿满，痰饮结聚，脾胃不和，变生诸症者：人参一钱，白术二钱，茯苓二钱，甘草七分，陈皮八分，半夏一钱，砂仁八分，木香七分，生姜二钱。（《古今名医方论》）

整理：王存国、佘晓彦

二、草豆蔻

【命名】李时珍曰："按扬雄《方言》云，凡物盛多曰蔻。豆蔻之名，或取此义。"

【性味归经】味辛，性温，归脾、胃经。

【功效主治】健脾燥湿，开胃止呕。治疗脾胃虚弱、湿郁寒滞引起的不思饮食、呃逆、胃脘疼。《本草纲目》："南地卑下，山岚烟瘴，饮啖酸咸，脾胃常多寒湿郁滞之病，故食料必用，与之相宜。"《本草原始》："补脾胃，虚弱不能饮食者最宜，兼解酒毒。"

【药象及释义】

1. 秉药象知性味归经

豆象形也。草豆蔻夏秋二季采收，禀火金之气而味辛，性温，禀太阴湿土之气而入足太阴脾经、足阳明胃经。王好古曰："大辛热，阳也，浮也。入足太阴、阳明经。"

2. 秉药象知气味薄厚升降趋势

温为阴中之阳，气厚，在左上浮；辛为阳中之阳，味薄者在左下升。浮而升。

3. 秉药象知功效主治

李时珍曰：豆蔻治病，取其辛热浮散，能入太阴阳明，除寒燥湿，开郁化食之力而已。南地卑下，山岚烟瘴，饮啖酸咸，脾胃常多寒湿郁滞之病。故食料必用，与之相宜。然过多亦能助脾热伤肺损目。

【功效解释】辛散温行，故下气。朱丹溪："草豆蔻，性温，能散滞气，消膈上痰。若明知身受寒邪，口食寒物，胃脘作疼，方可温散，用之如鼓应桴。"《本草纲目》："豆蔻治病，取其辛热浮散，能入太阴、阳明，除寒燥湿，开郁化食之力而已。"《本草经疏》："豆蔻，辛能破滞，香能入脾，温热能祛寒燥湿，故主温中及寒客中焦、心腹痛、中寒呕吐也。脾开窍于口，脾家有积滞，则瘀而为热，故发口臭，醒脾导滞，则口气不臭矣。"

【附方】

（1）治脾胃虚弱，不思饮食，呕吐满闷、心腹痛：草豆蔻肉八两，生姜（和皮切作片子）一片，甘草四两（锉碎）。（《博济方》）

（2）香口辟臭：豆蔻、细辛，为末含之。(《肘后方》)

整理：王存国、佘晓彦

三、草果

【命名】因姜科植物草果而命名。

【性味归经】味辛，性温，归脾、胃经。

【功效主治】散寒燥湿，除痰截疟。用于寒湿内阻，脘腹胀满，痞满呕吐，疟疾寒热，瘟疫发热。

【药象及释义】

1. 秉药象知性味归经

草果是姜科多年生草本植物，生长于西南坤土，全株有辛香气，蒴果密生，熟时红色，4—6 月开花，9—12 月结果，禀土金之气而味辛。草果喜温暖湿润气候，可知性温，入足太阴脾、足阳明胃经。

2. 秉药象知气味薄厚升降趋势

辛味薄，在左下升；气温厚，在左上浮，阴中之阳也。

3. 秉药象知功效主治

草果禀阳明燥金之气而散寒燥湿，“辛则散宿食，立除膨胀。温则去邪气，且却冷疼。同缩砂能温中焦，佐常山能截疫疟”(《药鉴》)。

【功效解释】《本草正义》:“草果，辛温燥烈，善除寒湿而温燥中宫，故为脾胃寒湿主药……按岚瘴皆雾露阴湿之邪，最伤清阳之气。故辟瘴多用温燥芳香，以胜阴霾湿浊之蕴祟。草果之治瘴疟，意亦犹是。”《本草纲目》:“(草果)与知母同用，治瘴疟寒热，取其一阴一阳无偏胜之害，盖草果治太阴独胜之寒，知母治阳明独胜之火也。”

【附方】

（1）治疟疾，胃中寒痰凝结，不易开解：草果、常山、知母、乌梅、槟榔、甘草、穿山甲，水煎服。(《慈幼新书》)

（2）治肠胃冷热不和，下痢赤白，及伏热泄泻，脏毒便血：草果子、甘草、地榆、枳壳（去穰，麸炒）。上等分为粗末。每服二钱，用水一盏半，煨姜一块，拍碎，同煎七分，去滓服，不拘时候。(《传信适用方》)

整理：王存国、佘晓彦

走里利尿的种子、果实类药物主要有车前子、地肤子、冬葵子。

四、车前子

【命名】《本草纲目》载陆机诗疏云："此草好生道边及牛马迹中，故有车前、当道、马舄、牛遗之名。"

【性味归经】味甘，性寒，归肾、膀胱经。

【功效主治】利水渗湿，清热明目。治小便不通，淋浊，带下，尿血，暑湿泻痢，咳嗽多痰，湿痹，目赤障翳。

【药象及释义】

1. 秉药象知性味归经

车前生于北方，夏秋采收，禀金水之气而性寒，色黑带紫，而子主下降，又因汁浊，浊阴走下窍，汁浊而滑，味甘淡，故入足少阴肾经、足太阳膀胱经。

2. 秉药象知气味薄厚升降趋势

《药品化义》中记载车前子"属阳中有阴……气和，味淡，性平，能降，力渗热，性气薄而味浓"。味甘淡、气寒，为阳中之阴，气薄自右上而降。

3. 秉药象知功效主治

《药品化义》："车前子，子主下降，味淡入脾，渗热下行。又因汁浊，浊阴走下窍，汁浊而滑，滑能养窍，故入膀胱，能行水而不动真气。主治痰泻热泻，胸膈烦热，周身湿痹。盖水道利则清浊分，脾斯健矣。取其味淡浊滑，滑可去着，淡能渗热，用入肝经。又治暴赤眼痛，泪出脑疼，翳膜障目及尿管涩痛，遗精溺血，癃闭淋沥，下疳便毒，男子阳挺肿胀，或出脓水，女人阴癃作痛或发肿痒。凡此俱属肝热，导热下行则肝自清矣。"

《本草从新》："车前子，甘，寒。清肺肝风热，渗膀胱湿热。开水窍以固精窍，令人有子。治湿痹五淋，暑湿泻痢，目赤障翳，催生下胎。阳气下陷，肾气虚脱勿服。入滋补药，酒蒸捣饼；入利水泄泻药，炒研。"

【功效解释】车前子的作用主要体现在具有滑利的特性，煎煮时需用布袋包好。车前子利水的效果非常好，常用于治疗尿路不畅、淋病尿闭。

【附方】

（1）治小便热秘不通：车前子一两，川黄柏五钱，白芍药二钱，甘草一钱，水煎徐徐服。(《普济方》)

（2）治小便赤涩，或癃闭不通，及热淋血淋：车前子、瞿麦、萹蓄、滑石、山栀子仁、甘草（炙）、木通、大黄（面裹煨，去面，切，焙）各一斤。上为散。每服二钱，水一盏，入灯心煎至七分，去滓温服，食后临卧。（《太平惠民和剂局方》）

整理：王存国、佘晓彦

五、冬葵子

【命名】秋葵复种，经冬至春作子者，名冬葵子。

【性味归经】味甘，性寒，归膀胱、大肠、小肠经。

【功效主治】利水、润肠、通乳。治二便不通，淋病，水肿，妇女乳汁不行，乳房肿痛。

【药象及释义】

1. 秉药象知性味归经

生少室，十二月采。葵花开五色，四季长生，得生长化收藏之五气，冬葵禀土中冬藏之气所生，气寒，其色灰黑，子扁小，作腰圆形，油脂多，味甘，故入膀胱、大肠、小肠经。

2. 秉药象知气味薄厚升降趋势

寒性气薄右上降，甘味薄左下升。

3. 秉药象知功效主治

《本草备要》："冬葵子，滑肠，利窍。甘，寒，淡滑。润燥利窍，通营卫，滋气脉，行津液，利二便，消水肿（用榆皮等分煎服），通关格，下乳滑胎。"《本草崇原》："葵花开五色，四季长生，得生长化收藏之五气，故治五脏六腑之寒热羸瘦。冬葵子覆养过冬，气味甘寒而滑，故治五癃。夫膀胱不利为癃。五为土数，土不运行，则水道闭塞，故曰五癃。治五癃，则小便自利。久服坚骨，得少阴之气也。长肌肉，得太阴之气也。坚骨长肌，故轻身延年。"

【功效解释】因其归经于膀胱、大小肠，且脂肪油含量较多，故润肠、通乳的效果较好，主要治疗二便不通。

【附方】

（1）治大便不通十日至一月者：葵子末入乳汁等分，和服。（《太平圣惠方》）

（2）治产后淋沥不通：葵子一合，朴硝八分。（《姚僧坦集验方》）

（3）治难产，若生未得者：冬葵子一合，捣破，以水二升，煮取一升；已下，只可半升，去滓，顿服之。（《食疗本草》）

整理：王存国、佘晓彦

六、地肤子

【命名】为藜科植物地肤的果实而得名。

【性味归经】味苦，性寒，归膀胱经。

【功效主治】利小便，清湿热。治小便不利，淋病，带下，疝气，风疹，疮毒，疥癣，阴部湿痒。

【药象及释义】

1. 秉药象知性味归经

《名医别录》：“（地肤子）生荆州平泽及田野。八月、十月采实，阴干。”地肤子禀金水之气，得太阳寒水气化，性寒，味苦，入膀胱经。

2. 秉药象知气味薄厚升降趋势

寒性气薄右上降，苦味厚在右下沉，气薄味厚者主降沉。

3. 秉药象知功效主治

《本草崇原》：“地肤子气味苦寒，禀太阳寒水之气化，故主治膀胱之热而利小便。膀胱位居胞中，故补中而益水精之气。久服则津液滋灌，故耳目聪明，轻身耐老。”《神农本草经》：“地肤子，味苦，寒。主膀胱热，利小便，补中，益精气。久服，耳目聪明，轻身，耐老。”

【功效解释】苦寒清热，因此地肤子能清利湿热，利小便，治疗膀胱炎、小便不利、淋浊。肤，取皮肤之意，因其具有清湿热的功效，故能清湿疹。

【附方】

（1）妊娠患淋，热痛酸楚，手足烦疼：地肤子十二两，水四升，煎二升半，分服。（《子母秘录》）

（2）胁下疼痛：地肤子为末，酒服方寸匕。（《寿域神方》）

整理：王存国、佘晓彦

七、莱菔子

【命名】莱菔乃根名，上古谓之芦菔，中古转为莱菔，后世讹为萝卜，其子入药。

【性味归经】味甘、辛，性平，归肺、脾经。

【功效主治】降气定喘，化痰消积。治疗咳嗽、痰喘、食积气滞、胸腹胀满之症。不能与人参同用，人参具有补气的功效，而莱菔子具有降气的功效，二者同时服用，功效将大幅减弱。

【药象及释义】

1. 秉药象知性味归经

莱菔子为十字花科植物萝卜的成熟种子。夏、秋间种子成熟时割取全株，晒干，搓出种子，除去杂质，晒干。莱菔子夏、秋季采收，禀火土之气而味甘、辛，气平，体细而内润，色肉白皮黄，故入肺、脾二经。

2. 秉药象知气味薄厚升降趋势

莱菔子气平，阳中有阴，气薄右上降；味甘、辛而薄，左下升。性气与味俱薄，主降泄。

3. 秉药象知功效主治

《药品化义》："（莱菔子）体细性锐，味辛能降，用之宽中满，解郁痞，除喘嗽，袪风痰，且气香和脾，助胃化食，治老幼之佳珍也。"

【功效解释】《本草纲目》："莱菔子之功，长于利气。生能升，熟能降，升则吐风痰，散风寒，发疮疹；降则定痰喘咳嗽，调下痢后重，止内痛，皆是利气之效。"《本草经疏》："莱菔子，味辛过于根，以其辛甚，故升降之功亦烈于根也。"

【附方】

（1）治积年上气咳嗽，多痰喘促，唾脓血：莱菔子一合，研，煎汤，食上服之。(《食医心镜》)

（2）治气胀气臌：莱菔子，研，以水滤汁，浸缩砂一两，一夜，炒干，又浸又炒，凡七次，为末，每米饮服一钱。(《朱氏集验医方》)

整理：王存国、佘晓彦

八、白芥子

【命名】芥菜之子。李时珍曰："其种来自胡戎而盛于蜀，故名。"

【性味归经】味辛，性温，归肺经。

【功效主治】利气豁痰，温中散寒，通络止痛。治疗咳嗽气喘，寒痰不化。

【药象及释义】

1. 秉药象知性味归经

白芥子为十字花科植物芥菜的种子。夏末、秋初果实成熟时采收，禀土金之气而成。白芥子属阳，体细而锐，色白，属金，入肺经；味大辛辣，性温，性气与味俱锐，入肺经。

2. 秉药象知气味薄厚升降趋势

性温气厚，为阳中之阳，左上浮；味辛，阴中之阳，味薄，在左下升。

3. 秉药象知功效主治

《药品化义》:“白芥子味辣横行甚捷，体细通利甚锐，专开结痰。痰属热者能解，属寒者能散。痰在皮里膜外非此不达，在四肢两胁，非此不通。若结胸证，痰涎邪热固结胸中，及咳嗽失音，以此同苏子、枳实、瓜蒌、杏仁、芩、连为解热下痰汤，诚利气宽胸神剂。”

【功效解释】辛能行能散，温能祛寒，药用部位为子，故质重，所以能散寒温中止痛。辛散能通络利气化痰，归肺经，故能治疗咳喘。

【附方】治老年咳嗽，气逆痰痞：紫苏子、白芥子、莱菔子。上三味各洗净，微炒，击碎，看何证多，则以所主者为君，余次之。每剂不过三钱，用生绢小袋盛之，煮作汤饮。(《韩氏医通》)

整理：王存国、佘晓彦

杀虫消积的种子、果实类药物有槟榔、大榧子、使君子、鹤虱、南瓜子。

九、槟榔

【命名】李时珍曰:“宾与郎皆贵客之称。嵇含《南方草木状》言：交广人凡贵胜族客，必先呈此果。若邂逅不设，用相嫌恨。则槟榔名义，盖取于此。”《本草纲目》引诜曰:“闽中呼为橄榄子。”

【性味归经】味苦、辛，性温，归胃、大肠经。

【功效主治】杀虫破积。治疗虫积腹痛、食积。

【药象及释义】

1. 秉药象知性味归经

槟榔为棕榈科植物槟榔的种子。冬、春果实成熟时采收。体重实，色紫有花纹。《本草经解》曰:“槟榔气温，禀天春升之木气，入足厥阴肝经。味苦辛涩无毒，得地南火西金之燥味，入手少阴心经、足阳明燥金胃经、手阳明燥金大肠经。”

2. 秉药象知气味薄厚知升降趋势

《药品化义》：槟榔属阳中有阴，性气轻而味厚；体重而实，味厚而沉。

3. 秉药象知功效主治

《药品化义》:“槟榔体重而实，味厚而沉，沉实主降，能沉，力破结滞，专坠诸药，以导中焦、下焦结滞之气也。故能逐水气，消谷食，除痰癖，削积块，追诸虫，攻脚气，通痢疾后重数症之功。”

【功效解释】《用药心法》:“槟榔，苦以破滞，辛以散邪，专破滞气下行。”《本草经疏》:“槟榔，入手、足阳明经。夫足阳明为水谷之海，手阳明为传导之言，二经相为贯输，以运化精微者也。二经病则水谷不能以时消化，羁留而生痰癖，或湿热停久，则变生诸虫，此药辛能散结破滞，苦能下泄杀虫，故主如上诸证也。”

【附方】治诸虫在脏腑久不瘥者：槟榔半两（炮）为末。每服二钱，以葱蜜煎汤调服一钱。(《经验方》)

整理：王存国、佘晓彦

十、榧子

【命名】李时珍曰:“榧亦作棑，其木名文木，斐然章采，故谓之榧。”

【性味归经】味甘、涩，性平，归大肠经。

【功效主治】消积杀虫。治十二指肠虫、蛔虫、蛲虫等。

【药象及释义】

1. 秉药象知性味归经

榧又名野杉，为常绿乔木，生长于山坡，野生或栽培。每年4月开花，次年10月种子成熟，种子成熟后采摘，除去肉质外皮，取出种子，晒干即可入药。种子核果状、矩状椭圆形或倒卵状长圆形，长2～3厘米，先端有小短尖，红褐色，有不规则的纵沟；肉白，气香。《冯氏锦囊秘录》:“禀土气以生，味甘涩，兼苦，微寒，无毒。炒食甘美，经火则热。入手太阴、阳明经。”

2. 秉药象知气味薄厚升降趋势

榧子性平，天之阴也，为阳中之阴，气薄在右上降，味甘，为阴中之阳，味薄在左下升。苦味厚，在右下沉。

3. 秉药象知功效主治

《冯氏锦囊秘录》："苦寒能泻湿热，为肺家之果，所以上除寸白，下疗肠痔，肺脏腑所受温热之病，悉治之矣……榧，主五痔，能使去根，杀三虫，旋化为水，助筋骨健而壮阳，调营卫行而止咳。忌同鹅肉食。榧子皮反绿豆，能杀人。"

【功效解释】杀虫主要是因其有一种特殊的香味。《本草经疏》："榧实，《本经》味甘无毒，然尝其味，多带微涩，详其用，应是有苦，气应微寒。五痔三虫，皆大肠湿热所致，苦寒能泻湿热，则大肠清宁而二证愈矣。"《本草新编》："榧子杀虫最胜，但从未有用入汤药者，切片用之至妙，余用入汤剂，虫痛者立时安定，亲试屡验，故敢告人共用也。"

【附方】

（1）寸白虫：榧子日食七颗，满七日。（《本草纲目》）

（2）治十二指肠虫、蛔虫、蛲虫等：榧子（切碎）一两，使君子仁（切细）一两，大蒜瓣（切细）一两。水煎去滓，一日三回，食前空腹时服。（《现代实用中药》）

整理：王存国、余晓彦

十一、使君子

【命名】名字来源于人名，潘州郭使君疗小儿多用此药，后人为了纪念他，便把他用的这味药叫使君子，又名留求子。

【性味归经】味甘，性温，归脾、胃经。

【功效主治】杀虫消积。食后可致打嗝。治蛔虫腹痛，小儿疳积，乳食停滞，腹胀，泻痢。

【药象及释义】

1. 秉药象知性味归经

生于南部平原灌木丛或路旁。为使君子科植物使君子的成熟果实。9—10月间种子成熟，果皮变紫黑色时采摘。《冯氏锦囊秘录》："得土之冲气，兼感乎季春之令以生，故味甘，气温，无毒。故入足太阴阳明，为补脾健胃之要药。"《本草经解》："使君子气温，禀天春和之木气，入足厥阴肝经；味甘无毒，得地中正之土味，入足太阴脾经。"

2. 秉药象知气味薄厚升降趋势

甘味薄，阴中之阳，在左下升；禀天春和之木气，木气温，气厚而左上浮。气味俱升，阳也。

3. 秉药象知功效主治

《本草经疏》曰："五疳便浊，泻痢腹虫，皆由脾胃虚弱，因而乳停食滞、湿热瘀塞而成。木气温，气厚而左上浮，木气升则脾升，脾胃健，则积滞消，湿热散，水道利，而前症尽除矣。"

【功效解释】《本草正义》："使君子，甘温是温和之温，殊非温燥可比，故能助饮食之运化，而疏导肠中积滞，且富有脂液，所以滑利流通。"

【附方】

（1）小儿蛔虫咬痛，口吐清沫：使君子（去壳）为极细末，用米饮调，五更早空心服。(《补要袖珍小儿方论》)

（2）治虫牙疼痛：使君子煎汤，频漱。(《濒湖集简方》)

整理：王存国、佘晓彦

十二、鹤虱

【命名】药材体积非常小，类似于虱子，故名。

【性味归经】味苦、辛，性平，有毒，归肝经。

【功效主治】杀虫。用于蛔虫、蛲虫、绦虫等多种肠寄生虫病。

【药象及释义】

1. 秉药象知性味归经

鹤虱为菊科植物天名精的干燥果实。秋季采收，禀金气而味辛，其气凉，为阳中之阴；辛味能散，能润，入肝经。

2. 秉药象知气味薄厚升降趋势

性平凉气薄，为阳中之阴，在右上降；苦能泻能燥，味厚，在右下沉，辛味薄，为阴中之阳左下升，降多于升，故降。

3. 秉药象知功效主治

《药性赋》讲，鹤虱痱子杀三虫。鹤虱味苦，苦能降，杀虫追毒，可以治疗各类虫积腹痛。所以心腹卒痛，蛔虫堪逐。

【功效解释】治疗作用有"以形达形"之意。

【附方】治小儿疾病多有诸虫，腹中疼痛，发作肿聚，往来上下，痛无休止，亦攻心痛，呕哕涎沫，或吐清水，四肢羸困，面色青黄，饮食虽进，不生肌肤，或寒或热，沉沉嘿嘿：胡粉（炒）、鹤虱（去土）、槟榔、苦楝根（去浮皮）各五十两，白矾（枯）十二两半。上为末，以面糊为丸，如麻子大。一岁儿服五丸，温浆水入生麻油一两点，调匀下之，温米饮下亦得，不拘时候。（《太平惠民和剂局方》）

整理：王存国、佘晓彦

十三、南瓜子

【命名】为葫芦科植物南瓜的种子，夏秋果实成熟采摘取子。

【性味归经】味甘，性温，归大肠经。

【功效主治】驱虫。治绦虫，蛔虫，产后手足浮肿，百日咳，痔疮。

【药象及释义】

1. 秉药象知性味归经

为葫芦科植物南瓜的种子。夏秋间采收成熟种子。南瓜子长于太阴湿土之气，成于阳明燥金之时，禀土金之气而味甘，气温，入手阳明经。南瓜子外白内绿，绿在内在里为血，绿属木归东方，对应春，其气温在人以肝胆应之，入肝胆经；白在外为肺为气，白色属金，归西方，其气凉，在人以肺、大肠应之，故入肺、大肠经。

2. 秉药象知气味薄厚升降趋势

温为天之阳，为阳中之阳，气厚则发热，气厚在左上浮；甘为地之阳，为阴中之阳，味薄则通，在左下升。

3. 秉药象知功效主治

南瓜子处于浊阴之处而不腐，来年能从浊阴之中长出新苗，有升清降浊之意。南瓜子归于大肠，阴带阳通行于空肠，虫为浊阴之物，为阳所化。故能治疗绦虫、蛔虫、产后手足浮肿、痔疮、百日咳等症。

【功效解释】治疗有“以形达形”之意。

【附方】治蛔虫：南瓜子（去壳留仁）一至二两，研碎，加开水、蜜或糖成为糊状，空心服。（《闽东本草》）

整理：王存国、佘晓彦

润肠通便的种子、果实类药物有瓜蒌子、桃仁、苦杏仁、火麻仁、郁李仁、柏子仁。

十四、瓜蒌子

【命名】瓜蒌果实之仁，故名。

【性味归经】味甘，性寒，归肺、胃、大肠经。

【功效主治】润肺，化痰，滑肠。治痰热咳嗽，燥结便秘，痈肿，乳少。

【药象及释义】

1. 秉药象知性味归经

瓜蒌子为葫芦科栝楼属植物栝楼或双边栝楼的干燥种子，秋季成熟后，挖出瓜蒌子洗净晒干备用。秋季采收应金，瓜蒌子禀金水之气而成故性寒，其色肉白皮青，体润而滑，入肺、大肠经；味甘，气和，入胃经。

2. 秉药象知气味薄厚升降趋势

性寒气薄，阳中有阴右上降，味甘而薄左下升。

3. 秉药象知功效主治

《药品化义》:“瓜蒌仁属阳中有阴，体润而滑，色肉白衣青，气和，味甘，性平，能降，力利热痰老痰，性气薄而味浊，入肺、大肠二经。瓜蒌仁体润能去燥，性滑能利窍。凡薄痰在膈，易消易清，不必用此。若郁痰浊，老痰胶，顽痰韧，食痰黏，皆滞于内，不得升降，致成气逆胸闷，咳嗽烦渴少津，或有痰声不得出，借其滑润之力，以涤膈间垢腻，则痰消气降，胸宽嗽宁，渴止津生，无不奏效。其油大能润肺滑肠。若邪火燥结大便，以此助苦寒之药，则大肠自润利矣。”

【功效解释】《药性类明》:“瓜蒌仁，昔人谓通肺中郁热，又言其能降气者，总由甘合于寒，能和，能降，能润，故郁热自通。”《本草汇言》:“瓜蒌仁，润肺消痰，清火止渴之药也。其体油润多脂。专主心肺胸胃，一切燥热郁热逆于气分，食痰积垢滞于中脘。凡属有形无形，在上者可降，在下者可行。其甘寒而润，寒可以下气降痰，润可以通便利结。”

【附方】治痰咳不止：瓜蒌仁一两，文蛤七分。为末，以姜汁澄浓脚，丸弹子大。噙之。(《本草纲目》引《摘玄方》)

整理：王存国、佘晓彦

十五、桃仁

【命名】指的是山桃仁。《唐文选》谓“山桃，发红萼”者，是矣。唯以山中自生者为正。

【性味归经】味苦、甘，性平，归心、肝、大肠经。

【功效主治】润肠通便，活血化瘀。治经闭，癥瘕，热病蓄血，风痹，疟疾，跌打损伤，瘀血肿痛，血燥便秘。

【药象及释义】

1. 秉药象知性味归经

为蔷薇科植物桃或山桃的种子，6—7月果实成热时采摘。桃仁气平，禀天秋收之金气而降。《药品化义》言其“属阴中有微阳，体润，色肉白皮赤，气和，味苦重微甘，性寒，能降，力行血润肠，性气轻而味浊，入肝与大肠二经”。皮赤，味苦，入心经。

2. 秉药象知气味薄厚升降趋势

阴中有阳左下升，气和，寒性气薄右上降，苦味厚右下沉。

3. 秉药象知功效主治

《药品化义》:“桃仁味苦，能泻血热，体润能滋肠燥。若连皮研碎多用，借其赤色以走肝经，主破蓄血，逐月水及遍身疼痛，四肢木痹，左半身不遂、左足痛甚者，以其疏经活血行血，有去瘀生新之功。若去皮捣烂少用，取其纯白以入大肠，治血枯便闭，血燥便难，以其濡润，凉血和血，有开结通滞之力。”

【功效解释】成无己:“肝者血之源，血聚则肝气燥，肝苦急，急食甘以缓之，桃仁之甘以缓肝散血，故张仲景抵当汤用之。”《用药心法》:“桃仁，苦以泄滞血，甘以生新血，故凝血须用，又去血中之热。”《本草纲目》:“桃仁行血，宜连皮尖生用；润燥活血，宜汤浸去皮尖炒黄用，或麦麸同炒，或烧存性，各随本方。”《本草经疏》:“苦能泄滞，辛能散结，甘温通行而缓肝，故主如上等证也。”《药品化义》:“桃仁，味苦能泻血热，体润能滋肠燥。”

【附方】

（1）治妇人室女，血闭不通，五心烦热：桃仁（焙）、红花、当归（洗焙）、杜牛膝等分为末。每服三钱，温酒调下，空心食前。(《本草衍义》)

（2）治老人虚秘：桃仁、柏子仁、火麻仁、松子仁等分。同研，熔白蜡和

丸如桐子大，以少黄丹汤下。(《汤液本草》)

整理：王存国、佘晓彦

十六、苦杏仁

【命名】又名甜梅仁。李时珍曰：“杏字篆文象子在木枝之形。《江南录》云：杨行密改杏名甜梅。”

【性味归经】味苦，性温，有毒，归肺、大肠经。

【功效主治】祛痰止咳，平喘，润肠。治外感咳嗽，喘满，喉痹，肠燥便秘。

【药象及释义】

1. 秉药象知性味归经

杏，春生，俱春温之象，夏成而降落，为阳中之阴，体润、色白俱金之象，气和，味苦略辛，性凉，力破气润燥，故入肺、大肠二经。

2. 秉药象知气味薄厚升降趋势

性气和气薄，味苦而厚，气薄者从右上降，味厚而右下沉。

3. 秉药象知功效主治

《药品化义》：“杏仁味苦略辛，辛能散结破气，苦能利下润燥，色白入肺。主治暴感风寒，发热咳嗽，气逆喘促，小儿风热疹子。盖病由客邪犯肺，以此佐风药发散，则气清肺宁矣。因其味浊主沉，以能坠痰，治喉痹不通；以能下气，润大肠结燥。盖肺与大肠为通道，如老年便闭，以此同桑皮、紫菀宣通涩滞，妙甚。”

【功效解释】苦杏仁入药，苦能泻泄、能降，故能下气，其体油润多脂，故具有润肠通便之功效。

【附方】

（1）治咳逆上气：杏仁三升，熟捣如膏，蜜一升，为三分，以一分内杏仁捣，令强，更内一分捣之如膏，又内一分捣熟止。先食已含咽之，多少自在，日三。每服不得过半方寸匕，则痢。(《备急千金要方》)

（2）治肺病咯血：杏仁四十个，以黄蜡炒黄，研，入青黛一钱，做饼，用柿饼一个，破开包药，湿纸裹，煨熟食之。(《本草纲目》)

整理：王存国、佘晓彦

十七、火麻仁

【命名】为桑科植物大麻的种仁。秋、冬果实成热时，割取全株，晒干，打下果实，除去杂质。做布之麻，俗作火麻仁。

【性味归经】味甘，性平，归脾、胃、大肠经。

【功效主治】润燥滑肠。治疗津枯便秘，老年或产后者便秘常用火麻仁。

【药象及释义】

1. 秉药象知性味归经

火麻仁，为桑科植物大麻的种仁。秋、冬果实成热时采收。陶弘景《本草经集注》：七月七日采。壳色青灰，肉白粒小。体肉润，属阴，性平，色肉白皮苍，入大肠经；味甘而入脾胃经。

2. 秉药象知气味薄厚升降趋势

性平气薄主降，味甘而薄左下升，因其体润，主降。

3. 秉药象知功效主治

火麻仁阴中之阴，气和，味苦，苦能燥湿，直行，降下，涌泄，养血补阴，甘入脾，养肌肉，能上行，补气，补阳。《药品化义》曰：“麻仁味甘，能润肠，体润能去燥，专利大肠气结便闭。凡老年血液枯燥，产后气血不顺，病后元气未复，或禀弱不能运行，皆治。大便闭结不通，不宜推荡，亦不容久闭，以此同紫菀、杏仁润其肺气，滋其大肠，则便自利矣。童便与阴血同类，善通血脉，能降火，委曲下行，滋阴抑阳，清润三焦。伤寒汤中用人尿引姜附入少阴，而无拒格之患。经曰：必同其气，可使平也。蜂蜜采百花之精，味甘主补，滋养五脏，体滑主利润泽三焦。如怯弱咳嗽不止，精血枯槁，肺焦叶举，致成肺燥之症，寒热均非，诸药鲜效，用老蜜日服两许，约月，未有不应者，是燥者润之之义也。生用通利大肠，老年便结更宜服之。”

【功效解释】果实入药，质重，下行，其体油润多脂，故具有润肠通便之功。味甘，能缓，故有润燥的效果，对津枯便秘效果较好。

【附方】治大便不通：研麻子，以米杂为粥食之。（《肘后方》）

整理：王存国、佘晓彦

十八、郁李仁

【命名】为蔷薇科植物欧李、郁李或长柄扁桃的干燥成熟种子，故名。

【性味归经】味辛、苦、甘，性平，归脾、大肠、小肠经。

【功效主治】润肠通便，利水消肿。治疗大便燥结，小便不利。

【药象及释义】

1. 秉药象知性味归经

郁李仁为蔷薇科植物欧李、郁李或长柄扁桃的干燥成熟种子。夏、秋二季采收成熟果实，除去果肉及核壳，取出种子，干燥，表面黄白色或浅棕色。郁李仁夏秋采收，禀土金之气，表面黄白色，故味甘、辛，性平，入脾、大肠经；性平、味苦入小肠经。《冯氏锦囊秘录》："得木气而兼金化，故味辛、苦，性润而善降下，阴也。碎核取仁用。入足太阴、手阳明、太阳经。"

2. 秉药象知气味薄厚升降趋势

性平气薄，为阳中之阴，在右上降，辛甘味薄，为阴中之阳，在左下升，苦为阴中之阴，在右下沉。

3. 秉药象知功效主治

郁李仁属阴，性主降，故独入大肠。然宣泄太过，能疏五脏真气，虚人不宜多用。《本草新编》："郁李仁，味酸、苦，气平，降也，阴中阳也，无毒。入肝、胆二经，去头风之痛。又入脾，止鼻渊之涕。消浮肿，利小便，通关格，破血润燥，又其余枝。虽非当施之品，实为解急之需也。关格之症，最难开关，郁李仁善入肝，以调逆气，故能通达上下，不可不备也。"《冯氏锦囊秘录》："得木气而兼金化，故味辛、苦，性润而善降下，阴也。为宣结消肿、破血利水、润燥之药，乃治标救急之方。郁李仁，消浮肿肌表，竟利小便，宣结气肠，中立通关格，破血润燥，亦易成功，润达幽门关格，有转输之妙，宣通水府肿胀，无壅遏之嗟。"

【功效解释】郁李仁，性专降下，善导大肠暴结，利周身水气，然而下后多令人津液亏损，燥结愈甚，乃治标救急之药。《本草纲目》："郁李仁甘苦而润，其性降，故能下气利水。"

【附方】治产后肠胃燥热，大便秘涩：郁李仁（研如膏）、朴硝（研）各一两，当归（切、焙）、生干地黄（焙）各二两。上四味，将二味粗捣筛，与别研者

二味和匀。每服三钱匕，水一盏，煎至七分，去滓温服，未通更服。(《圣济总录》)

整理：王存国、佘晓彦

十九、柏子仁

【命名】侧柏的成熟种子，又名柏实、柏子、柏仁、侧柏子。

【性味归经】味甘，性平，归心、脾经。

【功效主治】宁神止汗，润燥通便。治疗惊悸失眠、便秘。

【药象及释义】

1. 秉药象知性味归经

《本草经集注》:“生太山山谷。”柏子仁为柏科植物侧柏的种仁。冬初种子成熟时采收。柏为百木之长，得阴气最厚。其子生于树杪，含蓄精粹。柏子仁体润，色黄如米，属阴中有阳，气微香，味微甘，性平，入心、脾经。

2. 秉药象知气味薄厚升降趋势

柏子仁，气平为气薄，气薄在右上降，甘味薄则在左下升。

3. 秉药象知功效主治

柏子仁，能升能降，香能通气，主散，透心气，合五脏，力滋养心肾。《药品化义》:“主治心神虚怯，惊悸怔忡，颜色憔悴，肌肤燥痒，皆养心血之功也。又取气味俱浓，浊中归肾，同熟地、龟板、枸杞、牛膝为封填骨髓。主治肾阴亏损，腰背重痛，足膝软弱，阴虚盗汗，皆滋肾燥之力也。味甘亦能缓肝，补肝胆之不足，极其稳当。但性平力缓，宜多用之为妙。”

【功效解释】《本草纲目》:“柏子仁，性平而不寒不燥，味甘而补，辛而能润，其气清香，能透心肾，益脾胃，盖上品药也，宜乎滋养之剂用之。”《本草正义》:“柏子仁，气味清香，性多润滑，虽滋阴养血之佳剂，若欲培补根本，乃非清品之所长。”

【附方】

（1）郁李仁、火麻仁、甜杏仁、瓜蒌仁、柏子仁组成的“五仁汤”具有很好的通便作用。

（2）治老人虚秘：柏子仁、大麻子仁、松子仁，等分。同研，熔白蜡丸桐子大。以少黄丹汤服二三十丸，食前。(《本草衍义》)

整理：王存国、佘晓彦

泻下逐水的种子、果实药有千金子、牵牛子、巴豆。

二十、千金子

【命名】千金子是大戟科大戟属植物续随子的种子。

【性味归经】味辛，性温，有毒，归肺、胃、膀胱经。

【功效主治】泻水消肿，破血通经。治疗水肿胀满、腹水经闭。

【药象及释义】

1. 秉药象知性味归经

千金子是大戟科大戟属三年生草本植物。秋种冬长，春秀夏实。夏、秋二季果实成熟时采收，呈椭圆形或倒卵形，种皮薄脆，种仁白色或黄白色，富油质。气温，味辛。千金子生于阳明燥金之气，长于太阳寒水之气，成于土金之气，种仁色白，故禀金水之气而味辛，性温，入胃、膀胱、肺经。

2. 秉药象知气味薄厚升降趋势

千金子性温，气厚能升；辛味薄，味薄左下升散。

3. 秉药象知功效主治

仁核在内，则专主收降，千金子禀金水之气而降下，辛味厚，味厚者入血分，入血分者走浊窍，故能泻水消肿。

【功效解释】果实，质重，故有泻下作用。辛能行能散，入肺、膀胱经，故能行水。

【附方】此药很少用到。

治阳水肿胀：续随子（炒，去油）二两，大黄一两。为末，酒、水丸绿豆大。每服以白汤送下五十丸，以去陈莝。（《摘玄方》）

整理：王存国、佘晓彦

二十一、牵牛子

【命名】因其花的颜色有黑和白的不同，又分别叫黑丑、白丑。陶弘景曰：“此药始出田野人牵牛谢药，故以名之。”

【性味归经】味苦，性寒，有小毒，归肺、肾、大肠、小肠经。

【功效主治】泻下祛积，逐水退肿。治水肿，喘满，痰饮，脚气，虫积食滞，大便秘结。

【药象及释义】

1. 秉药象知性味归经

牵牛子生于山野、田野、路边、墙角下等地方，为旋花科植物裂叶牵牛的干燥成熟种子。呈三棱状卵形，似橘瓣。表面灰黑色（黑丑）或淡黄白色（白丑），质硬。九月之后采收，禀金水之气，性寒，入肺、肾、大肠经。牵牛感南方热火之化所生，味苦，入小肠经。

2. 秉药象知气味薄厚升降趋势

寒性气薄右上降，苦味厚在右下沉。

3. 秉药象知功效主治

《本草纲目》："杲曰：牵牛非神农药也。《名医续注》云：味苦寒，能除湿气，利小便，治下注脚气……夫湿者水之别称，有形者也。若肺先受湿，湿气不得施化，致大小便不通，则宜用之。盖牵牛感南方热火之化所生，火能平金而泄肺，湿去则气得周流。所谓五脏有邪，更相平也……况牵牛只能泄气中之湿热，不能除血中之湿热。湿从下受之，下焦主血，血中之湿，宜苦寒之味，反以辛药泄之，伤人元气。且牵牛辛烈，比之诸辛药，泄气尤甚，其伤人必矣。《经》云：辛泄气，辛走气，辛泄肺，气病者无多食辛。况饮食失节，劳役所伤，是胃气不行，心火乘之。"朱丹溪曰：属火善走，有两种，黑者兼水，白者兼金，病形与证俱实者用之。

【功效解释】味苦寒能除湿，利小水，治下疰脚气。《本草正义》："此物甚滑，通泄是其专长，试细嚼之，惟其皮稍有辛味，古今主治，皆用之于湿热气滞，实肿胀满，二便不通，则东垣以为辛热，张石顽和之，亦谓辛温，皆属不确，当以《别录》之苦寒为正。"

【附方】治水肿：牵牛子，末之，水服方寸匕，日一，以小便利为度。（《备急千金要方》）

整理：王存国、佘晓彦

二十二、巴豆

【命名】李时珍曰："此物出巴蜀，而形如菽豆，故以名之。"因老鼠食用其后可增加体重，越吃越胖，故又叫肥鼠子。

【性味归】味辛，性热，有大毒，归胃、大肠经。

【功效主治】泻寒积，通关窍，逐痰，行水，杀虫。治冷积凝滞，胸腹胀满急痛，血瘕，痰癖，泻痢，水肿；外用治喉风，喉痹，恶疮疥癣。

【药象及释义】

1. 秉药象知性味归经

《本草经集注》："生巴郡川谷。八月采实，阴干，用之去心皮。"巴豆生于盛夏六阳之令，成与秋金之月，故味辛，气温，得火烈刚猛之气，其性有大毒，生温熟寒。入手足阳明经，此药禀火性之急速，兼辛温之走散，故能入肠胃。

2. 秉药象知气味薄厚升降趋势

巴豆性热气厚左上浮，阳中之阳，味辛薄左下升。张元素曰：性热味苦，气薄味厚，体重而沉降，阴也。李杲曰：性热味辛，有大毒，浮也，阳中阳也。

3. 秉药象知功效主治

《本草经集注》："味辛，温，生温熟寒，有大毒。主治伤寒，温疟，寒热，破癥瘕、结坚积聚、留饮痰癖、大腹水胀，荡练五脏六腑，开通闭塞，利水谷道，去恶肉，除鬼蛊毒疰邪物，杀虫鱼。治女子月闭，烂胎，金创，脓血，不利丈夫阴，杀斑蝥毒。可练饵之，益血脉，令人色好，变化与鬼神通。"

《雷公炮制药性解》："味辛，性生温熟寒，有大毒，入脾、胃、大肠三经。主消坚积，荡脏腑之沉寒，通闭塞，利水谷之道路，排脓消肿，破血通经，杀鬼毒蛊疰及腹脏诸蛊。去皮心膜油，水煮五度用。……按：巴豆专主宣通，则脾胃大肠宜其入已。炒令紫黑，可以通肠，亦可止泻。盖通因通用之意也。仲景、东垣及诸名家每每用之，今世俗畏其辛热之毒，荡涤之患，辄云劫剂，皆废不用。不知巴豆为斩关夺门之将，其性猛烈，投之不当，为害非轻，用之得宜，奏功甚捷。"

【功效解释】因其性辛而热故可峻下寒积，亦可逐水消肿，治疗胃肠寒积停滞、痰饮水肿。

【附方】痞结癥瘕：巴豆肉五粒（纸裹打去油），红曲三两（炒），小麦麸皮一两（炒）。俱研为细末，总和为丸，如黍米大，每空心服十丸，白汤下。（《海上方》）

整理：王存国、佘晓彦

补益肝肾的种子、果实的药有山茱萸、覆盆子、金樱子、枸杞子。

二十三、山茱萸

【命名】为山茱萸科植物山茱萸的干燥成熟果肉，故名。

【性味归经】味酸、涩，性微温，归肝、肾经。

【功效主治】涩精止汗，补肝肾。治疗腰膝酸软、眩晕、耳鸣。

【药象及释义】

1. 秉药象知性味归经

山茱萸为山茱萸科植物山茱萸的果肉。《本草经集注》：“生汉中山谷及琅琊、冤句、东海承县。”九月、十月采实。色紫红，形如枣肉。山茱萸禀秋金水之气而成，属阴，体润，色紫，气和，味酸，性温，故入肝、肾二经。

2. 秉药象知气味薄厚升降趋势

酸味厚在右下沉，性温气薄在右上降。

3. 秉药象知功效主治：

《药品化义》：“山茱萸色紫味酸，体质濡润，专入肝胆，滋阴益血。主治目昏耳鸣，口苦舌干，面青色脱，汗出振寒，为补肝助胆良品。夫心乃肝之子，心苦散乱而喜收敛，敛则宁静，静则清和，以此收其涣散。治心气虚弱，惊悸怔忡。即虚则补母之义也。肾乃肝之母，肾喜润恶燥，司藏精气，藉此酸能收脱，敛水生津，治遗精白浊，阳道不兴，小水无节，腰膝软弱，腿足酸疼，即子令母实之义也。”

【功效解释】味酸、涩、微苦，酸能收敛，故有止汗作用。归肝、肾经，故能治疗腰膝酸软、眩晕、耳鸣。

【附方】益元阳，补元气，固元精，壮元神：山茱萸（酒浸）取肉一斤，破故纸（酒浸一日，焙干）半斤，当归四两，麝香一钱。上为细末，炼蜜丸，梧桐子大。每服八十一丸，临卧酒盐汤下。(《扶寿精方》)

整理：王存国、佘晓彦

二十四、覆盆子

【命名】外如荔枝，樱桃许大，软红可爱，状如覆盆，故名。

【性味归经】味甘、酸，性温，归肝、肾经。

【功效主治】补肾固精，助阳明目。治疗尿频、夜尿、阳痿、眼目昏花。

【药象及释义】

1. 秉药象知性味归经

覆盆子为蔷薇科植物掌叶覆盆子、插田泡等的未成熟果实。生于溪旁或山坡林中。五月立夏后，果实已饱满而尚呈绿色时采摘，得木气而生，入足少阴经；味甘、酸，气温，入肝经。

2. 秉药象知气味薄厚升降趋势

气温为厚，在左下升；甘酸味厚，在右下沉。

3. 秉药象知功效主治

《本草新编》："覆盆子，味甘，气平、微热，无毒，入五脏命门。拯疴益气，温中补虚，续绝，安和五脏，悦泽肌肤，疗中风发热成惊。治肾伤精竭流滑，明目黑须，耐老轻身。"

【功效解释】《本草正义》："覆盆，为滋养真阴之药，味带微酸，能收摄耗散之阴气而生精液，故寇宗奭谓：益肾缩小便，服之当覆其溺器。语虽附会，尚为有理。……凡子皆坚实，多能补中，况有酸收之力，自能补五脏之阴而益精气。凡子皆重，多能益肾，而此又专入肾阴，能坚肾气，故曰长阴令坚、强志倍力有子，皆补益肾阴之效也。"

【附方】添精补髓，疏利肾气，不问下焦虚实寒热，服之自能平秘：枸杞子八两，菟丝子八两（酒蒸，捣饼），五味子二两（研碎），覆盆子四两（酒洗，去目），车前子二两（扬净）。上药，俱择精新者，焙晒干，共为细末，炼蜜丸，梧桐子大。每服，空心九十丸，上床时五十丸，百沸汤或盐汤送下，冬月用温酒送下。（《摄生众妙方》）

整理：王存国、佘晓彦

二十五、金樱子

【命名】又名白玉带。李时珍曰："金樱当作金罂，谓其子形如黄罂也。"

【性味归经】味酸，性温、平，归膀胱、大肠经。

【功效主治】温经止泻、缩尿。治疗遗精、遗尿、小便频数。

【药象及释义】

1. 秉药象知性味归经

金樱子生于长江以南，为蔷薇科植物金樱子的果实。10—11月间，果实红熟时采摘。色红长圆，如指大，外有刺，内裹子。朱丹溪曰：金樱子属土而有金与水，脾肺肾之入固其宜也，得阳气而兼木化，故味酸、涩，气平、温，无毒，入足太阳、手阳明经。

2. 秉药象知气味薄厚升降趋势

酸为阴中之阴，味厚在右下沉；气平为气薄，气薄在右上降。

3. 秉药象知功效主治

《冯氏锦囊秘录》："金樱子，味酸而功专止涩，然经络隧道，以通畅为和，倘能调神养气，则自能收摄充固，昧者但取收涩。"金樱子凌冬而色愈有神，其得于金气者深矣。金能生水，似能益精而不止涩精也。

【功效解释】《本草经疏》云：膀胱虚寒则小便不禁，肾与膀胱为表里，肾虚则精滑，时从小便出，金樱子性温，味酸涩，入三经而收敛虚脱之气，故能主诸证也。

【附方】

（1）治梦遗，精不固：金樱子十斤，剖开去子毛，于木臼内杵碎。水二升，煎成膏子服。(《明医指掌》)

（2）金樱子煎：霜后用竹夹子摘取，入木臼中杵去刺，擘去核。以水淘洗过，捣烂。入大锅，水煎，不得绝火。煎减半，滤过，仍煎似稀饧。每服一匙，用暖酒一盏调服。活血驻颜，其功不可备述。(《孙真人食忌》)

整理：王存国、佘晓彦

二十六、枸杞子

【命名】《本草纲目》曰:《尔雅》音计,《别录》作枸忌。《诗经·小雅》云：集于苞杞。

【性味归经】味甘，性平，归肝、肺、肾经。

【功效主治】补肝肾、强筋骨、明目。治疗肝肾阴虚引起的腰膝酸痛、目赤生翳、消渴。

【药象及释义】

1. 秉药象知性味归经

《本草经集注》："生常山平泽及诸丘陵阪岸上。"冬采根，春、夏采叶，秋采茎、实，阴干。皮色红，内多小子，形长圆。枸杞子成于金秋，禀金气，入肺经；禀天冬寒之水气，体润，气寒，入足少阴肾经；味甘微苦，色红，得地南方之火味，入手少阴心经、足厥阴肝经。《药品化义》："属阳中有阴，体润，色紫，气和，味甘，性平，能沉，力补肾，性气薄而味厚，入肾、肝二经。"

2. 秉药象知气味薄厚升降趋势

气平为气薄，气薄在右上降。味为阴，甘为阴中之阳，味薄，左上升。

3. 秉药象知功效主治

《本草经解》："心为君火，肾为寒水，水不制火，火烁津液，则病热中消渴；其主之者，味苦可以清热，气寒可以益水也，水益火清，消渴自止。其主周痹风湿者，痹为闭症，血枯不运，而风湿乘之也，治风先治血，血行风湿灭也；枸杞子苦寒益血，所以治痹。久服苦益心、寒益肾，心肾交，则水火宁而筋骨坚，筋骨健则身自轻。血足则色华，所以不老。耐寒暑者，气寒益肾，肾水足可以耐暑。味苦益心，心火宁可以耐寒也。"《药品化义》："枸杞体润滋阴，入肾补血，味甘助阳，入肾补气，故能明目聪耳，添精髓，健筋骨，养血脉，疗虚劳损怯，骨节痛风，腰痛膝肿，大小便少利。凡真阴不足之证，悉宜用之。又因色紫类肝，更能益肝起男子阴痿，女人血枯。体味浓厚有力，为峻补之神齐到。"

【功效解释】《本草正》："味重而纯，故能补阴，阴中有阳，故能补气。所以滋阴而不致阴衰，助阳而能使阳旺。"《本草求真》谓，服其甘润，阴从阳长，水至风息，故能明目强筋，滋水之味，故能治消渴。

【附方】肝肾不足，生花歧视，或干涩眼痛：熟地黄、山茱萸、茯苓、山药、牡丹皮、泽泻、枸杞子、菊花。炼蜜为丸。

整理：王存国、佘晓彦

理气化滞的种子、果实的药有佛手、香橼、枳实、枳壳。

二十七、佛手

【命名】《本草纲目》云：其树必近水乃生实，如人手有指，故名佛手。又名九爪木、五指橘、佛手柑。

【性味归经】味辛、苦，性微温，归肝、脾、肺经。

【功效主治】理气和中。治疗胃痛呕吐。

【药象及释义】

1. 秉药象知性味归经

佛手生长于南方，为芸香科柑橘属植物佛手的干燥果实。秋季果实尚未变黄或变黄时采收，片白软。喜温暖湿润，味苦、辛，气温，入肝、脾经，秋冬采收，禀金水之气而味辛，性凉，入肺经。

2. 秉药象知气味薄厚升降趋势

温为气厚，为阳中之阳，在左上浮；味辛，阴中之阳，在左下升，苦味厚，在右下沉。

3. 秉药象知功效主治

气味俱厚者能浮能沉，佛手气清香而不烈，性温和而不峻，既能疏理脾胃气滞，又可疏肝解郁、行气止痛。苦味以燥湿，辛味以疏肝解郁。

【功效解释】辛能行能散，归脾经，故此能理气和中。

【附方】

（1）治妇女白带：佛手 15 ～ 30 克，猪小肠 1 尺。水煎服。方中佛手行气、燥湿、疏肝解郁，为君药。

（2）治痰气咳嗽：陈佛手 6 ～ 9 克。水煎饮。方中佛手和胃化痰，为君药。

整理：王存国、佘晓彦

二十八、香橼

【命名】香橼似瓜而黄，闽南一果耳。

【性味归经】味辛、苦、酸，性温，归肝、肺、脾经。

【功效主治】疏肝理气行滞。治疗气滞引起的胸胁胀满。

【药象及释义】

1. 秉药象知性味归经

香橼为芸香科植物枸橼或香圆的成熟果实。9—10 月采摘。香橼生长于南方，果肉无色，近于透明或淡乳黄色，爽脆，味酸或略甜，有香气，禀土金之气，气温，味苦、辛、酸，入脾、肺、肝经。

2. 秉药象知气味薄厚升降趋势

温为气厚，气厚者浮；辛为阴中之阳，味薄，在左下升，苦、酸味厚右下沉。

3. 秉药象知功效主治

辛能行能散，肝欲散，急食辛以散之，故有疏肝理气之作用；酸能收，能涩，肺欲收，急食酸以收之，可化痰理气平喘止咳；苦以泻下，故有导滞作用。

【功效解释】辛能行能散，故此可理气，归肝经，故此有疏肝的作用。

【附方】

（1）鲜香橼一两个，切碎放在有盖的碗中，加入等量的麦芽糖，隔水蒸数小时，以香橼稀烂为度，每服1匙，早晚各1次，有化痰、行气、止咳、平喘之效。

（2）盐渍香橼：香橼切片，于通风处晾干，用适量食盐腌渍放入玻璃瓶或瓷罐中备用。每用10～20克，用开水冲至咸淡适宜时服用。有行气、止痛、健胃、化食作用。

整理：王存国、佘晓彦

二十九、枳实

【命名】《周礼》云："橘逾淮而北为枳。"七八月采者为枳实。

【性味归经】味苦、酸，性寒，归脾、胃经。

【功效主治】破气除积，化痰消痞。治胸腹胀满，胸痹，痞痛，痰癖，水肿，食积，便秘，胃下垂，子宫下垂，脱肛。

【药象及释义】

1. 秉药象知性味归经

《本草经集注》："生河内川泽。"九月、十月采，阴干。《药鉴》云其气寒，味苦酸。枳实气全性烈，故善达下，入足阳明、足太阴经。《本草经解》："枳实气寒，禀天冬寒之水气，入足太阳寒水膀胱经、手太阳寒水小肠经；味苦无毒，得地南方之火味，入手少阳相火三焦。"

2. 秉药象知气味薄厚升降趋势

气为阳，气寒为阳中之阴，气薄右降；味苦酸厚右沉。《本草经解》："气味俱降，阴也。"

3. 秉药象知功效主治

《本草经解》："太阳主表，经行身表，为外藩者也，大风在皮肤中如麻豆苦痒者，皮毛患大麻风也，其主之者，枳实入太阳，苦寒清湿热也。小肠为寒水之经，丙火之腑，寒热结者，寒热之邪结于小肠也，其主之者，苦以泄结也。小肠为受盛之腑，化物出焉，受物不化，则滞而成痢，枳实苦寒下泄，所以止痢。太阴脾主肌肉，乃湿土之脏也，土湿则脾困，而肌肉不生，枳实入小肠膀胱，苦寒清湿热，所以脾土燥而肌肉长也。三焦人身一大腔子也，苦寒清三焦之相火，火息则阴足，而五脏皆安也。益气者，枳实泄滞气，而正气受益也。轻身者，邪去积消，则正气流通而身轻也。”

【功效解释】《本经逢原》：枳壳主高，枳实主下，高者主气，下者主血，故壳主胸膈皮毛之病，实主心腹脾胃之病，大同小异。

【附方】治痞，消食，强胃：白术二两，枳实（麸炒黄色，去瓤）一两。上同为极细末，荷叶裹炒，饭为丸，如梧桐子大。每服五十丸，多用白汤下，无时。（《内外伤辨》）

整理：王存国、佘晓彦

三十、枳壳

【命名】枳壳乃枳实之老而壳薄者，既名枳壳。

【性味归经】味苦、酸，性微寒，归脾、胃经。

【功效主治】破气，行痰，消积。治胸膈痰滞，胸痞，胁胀，食积，噫气，呕逆，下痢后重，脱肛，子宫脱垂。

【药象及释义】

1. 秉药象知性味归经

枳壳为芸香科植物酸橙等将近成熟的果实，七、八月采。《本草纲目》：“志曰：枳壳生商州川谷。”体润，色黄，片形如扣针，中空。禀太阴湿土之气而成，气微寒，味苦、酸，入足太阴脾经、足阳明胃经。

2. 秉药象知气味薄厚升降趋势

枳壳气微寒，阳中有阴，气薄右降；味苦酸而厚右沉，主沉降。

3. 秉药象知功效主治

味苦能燥，所以安胃。《本草经解》云：“胃过于苦，胃气乃浓，益以苦能泄也。”风入太阳，气壅而痛，枳壳味苦能泄，所以止痛也。风为阳邪，入大肠阳经，两阳相烁，则血热下行，而为肠风，心包乃风木之经，代君行事而主血；枳壳清心包之火，可以平风木而治肠风。

【功效解释】由于其形态中空，归脾胃经，由其“以形达形”之意，故具有疏气化滞宽中、消胀止痛、利肠胃的功效。王好古：“枳壳主高，枳实主下，高者主气，下者主血，故壳主胸膈皮毛之病，实主心腹脾胃之病，大同小异。”《本草经疏》：“经曰：肺苦气上逆，急食苦以泄之。枳壳味苦，能泄至高之气，故主之也。又肺与大肠为表里，风邪入肺，则并入大肠，风热相搏而为肠风下血，苦寒下泄之气，则血热清而风自除矣。”

【附方】

（1）治风疹痒不止：枳壳三两，麸炒微黄，去瓤为末。每服二钱，非时，水一中盏，煎至六分，去滓服。（《经验后方》）

（2）治五积六聚，不拘男妇老幼，但是气积，并皆治之：枳壳三斤，去穰，每个入巴豆仁一个。合定扎煮，慢火水煮一日，汤减再加热汤，勿用冷水，待时足汁尽去巴豆，切片晒干，勿炒，为末，醋煮面糊丸，梧子大。每服三四十丸，随病汤使。（《秘传经验方》）

整理：王存国、佘晓彦

三十一、栀子

【命名】李时珍曰：“卮，酒器也。栀子象之，故名。”

【性味归经】味苦，性寒，归心、肝、肺、胃经。

【功效主治】清热降火，除烦利尿，凉血解毒。治热病虚烦不眠，黄疸，淋病，消渴，目赤，咽痛，吐血，衄血，血痢，尿血，热毒疮疡，扭伤肿痛。

【药象及释义】

1. 秉药象知性味归经

栀子为茜草科植物山栀的果实。10月间果实成熟果皮呈黄色时采摘。《本草经集注》：“生南阳川谷。”栀子果实外面长了六条棱，六为水之成数。春荣夏茂，凌冬不凋，盖禀少阴之气化。少阴寒水在下，而君火在上。《冯氏锦囊秘录》曰：“感天之清气，得地之苦味，故味苦寒。大寒，无毒，入手太阴、手少阴、足阳明经，为泻一切有余火热之药。”《本草备要》曰：“苦，寒。轻飘象肺，色赤入心。”《药品化义》：“属阴，体皮轻子润，色黄带赤，气和，味苦，性寒……入肺、胃、肝、胆、三焦、胞络六经。”

2. 秉药象知气味薄厚升降趋势

性寒气薄阳中之阴，右降；味苦厚右沉。张元素曰：气薄味厚，轻清上行，气浮而味降，阳中阴也。

3. 秉药象知功效主治

《本草崇原》："栀子气味苦寒，其色黄赤，春荣夏茂，凌冬不凋，盖禀少阴之气化。少阴寒水在下，而君火在上也。花多五瓣，而栀花六出。六者水之成数也。稍秒结实，味苦色赤，房刻七棱九棱，是下禀寒水之精，而上结君火之实。主治五内邪气，胃中热气者，禀寒水之精，而治热之在内也。面赤、酒皶鼻、白癞、赤癞、疮疡者，结君火之实，而治热之在外也。栀子能启寒水之精，清在上之火热，复能导火热之气以下降者，如此。"

【功效解释】从上达下的种子、果实类的药只有栀子，泻三焦之火。味苦气寒，泻一切有余之火，故能主如上诸证。栀子禀至苦大寒之气，苦寒损胃而伤血，凡脾胃虚弱者忌之，血虚发热者忌之。栀子，其治在心、肝、胃者多，盖肝喜散，遏之则劲，宜用栀子以清其气，气清火亦清，肝得辛为补。肺与大肠相表里，服栀子则益其大肠之寒，此可为禀金气之一证。

【附方】

（1）治湿热黄疸：山栀四钱，鸡骨草、田基黄各一两，水煎，日分三次服。(《广西中草药》)

（2）治小便不通：栀子仁二七枚，盐花少许，独颗蒜一枚。上捣烂，摊纸花上贴脐，或涂阴囊上，良久即通。(《普济方》)

整理：佘晓彦、王存国

第六节　同为种子、果实入药功效相近

清代吴仪洛《本草从新》中记载："凡药各有形、性、味、质。其入诸经，有因形相类者，如连翘似心而入心，荔枝核似睾丸而入肾之类；有因性相从者，如润者走血分，燥者入气分，本乎天者亲上，本乎地者亲下之类；有因气相求者，如气香入脾，气焦入心之类；有因质相同者，如头入头，干入身……自然之理，可以意得也。"形似睾丸的不仅荔枝核，还有橘核及川楝子，这三种治疗睾丸肿痛的药物，主要是根据"以形达形"的原理，因此不同的植物入药部位

相同，功效也相近。

一、荔枝核

【命名】其为荔枝种子而得名。

【性味归经】味甘、涩，性温，归肝、肾经。

【功效主治】温中、理气、止痛，治胃脘痛，疝气痛，妇女血气刺痛。

【药象及释义】

1. 秉药象知性味归经

荔枝核为无患子科植物荔枝的干燥成熟种子，夏季采摘成熟果实，除净皮肉，取种子，洗净晒干，色紫红，形长圆。荔枝属常绿乔木，荔枝核为种子，有土木之气主生发，故有土的甘味。气温禀木气而入肝，得木味而入肝，味涩，即酸之变味也。承木中温气而性温。荔枝核为种子，主生殖，具生发之气而入肾。

2. 秉药象知气味薄厚升降趋势

甘味薄左下升，涩味为酸之变味，酸味薄左下升，性温气厚左下升，荔枝核形似肾，子主降。

3. 秉药象知功效主治

荔枝核味甘，入脾，性温，故有温中之效。入厥阴肝经，肝主疏泄，有理气止痛之功效。甘涩而温入肝肾，散滞气，辟寒邪，治胃脘痛、妇人血气痛。其实双结，核似睾丸，睾音皋，肾子也，治㿗疝卵肿，有述类象形之义。

【功效解释】味甘、涩，性温，归肝、肾经，功能理气止痛，治疗疝气疼痛。《本草从新》中也提到荔枝核形似睾丸而入肾，可见中药的疗效取决于植物的形状、质地、性味归经、升降浮沉等，而非有效成分。

【附方】

（1）治心腹胃脘久痛，屡触屡发者：荔枝核一钱，木香八分。为末。每服一钱，清汤调服。(《景岳全书》)

（2）治疝气㿗肿：荔枝核四十九个，陈皮（连白）九钱，硫黄四钱。为末，盐水打面糊丸绿豆大。遇痛时，空心酒服九丸，良久再服，亦治诸气痛。(《坦仙皆效方》)

整理：范金凤

二、川楝子

【命名】实名金铃子。李时珍曰：按罗愿《尔雅翼》云，楝叶可以练物，故谓之楝。其子如小铃，熟则黄色。名金铃，象形也。

【性味归经】味苦，性寒，归肝、胃、小肠经。

【功效主治】除湿热、清肝火、止痛、杀虫。治热厥心痛、胁痛、疝痛、虫积腹痛。

【药象及释义】

1. 秉药象知性味归经

川楝子为楝科植物川楝的成熟果实，分布在我国甘肃、湖北、四川等地，以四川产为优。11—12月采收其成熟果实入药。川楝子喜温暖湿润气候，喜阳，不耐荫蔽，因冬季采收禀天之阴气，喜热得地之苦味，故其味苦气寒；果核球形或卵圆形，以形达形，形似睾丸，因肝经绕阴器，当知其药可入足厥阴肝经。味苦，喜热，入手太阳小肠经，外皮金黄色入足阳明胃经。

2. 秉药象知气味薄厚升降趋势

川楝子极苦气寒，气薄味厚，阳中之阴也，右上降。苦味厚，右下沉，主沉降。

3. 秉药象知功效主治

川楝子苦能泄湿，寒可清热，故可降除湿热、清肝火、止痛、杀虫，治热厥心痛、胁痛、疝痛、虫积腹痛。川楝子果核球形或卵圆形，以形达形，形似睾丸，可治疗睾丸肿痛，因肝经绕阴器，当知其药可入足厥阴肝经，经络所过主治所及，故可清肝火，止胁痛、疝痛。味苦入心，心与小肠相表里，治热厥心痛时当从小肠泻其热。外皮金黄色入足阳明胃经除湿热。《本草经疏》："经曰：冬伤于寒，春必温病。其主温疾、伤寒大热烦狂者，总因寒邪郁久，至春变为温病，邪在阳明也。苦寒能散阳明之邪热，则诸证自除。膀胱为州都之官，小肠为受盛之官，二经热结，则小便不利。此药味苦气寒，走二经而导热结，则水道利矣。湿热郁结则内生诸虫，湿热浸淫则外为疥疡，得大寒极苦之物，则湿热散，故能疗诸虫及疥疡也。"

【功效解释】性味苦、寒，能够清肝火、除湿热、止痛，治疗疝气疼痛、睾丸肿痛。

【附方】治热厥心痛，或发或止，久不愈者：金铃子、延胡索各一两。上为细末，每服二三钱，酒调下，温汤亦得。(《太平圣惠方》)

整理：黄秋莉

三、小茴香

【命名】孙思邈曰：煮臭肉，下少许，即无臭气，臭酱入末亦香，故曰茴香。

【性味归经】味辛，性温，归肝、肾、脾、胃经。

【功效主治】散寒止痛，理气和胃。用于寒疝腹痛，睾丸偏坠，痛经，少腹冷痛，脘腹胀痛，食少吐泻，睾丸鞘膜积液。

【药象及释义】

1. 秉药象知性味归经

小茴香为伞形科多年生草本植物茴香的干燥成熟果实，秋季果实初熟时采摘，以子粒均匀、饱满、黄绿色、气香浓厚者为佳。小茴香因秋季采收，禀秋之金气故味辛，性温。小茴香为种子类药，诸子皆可入肾，故可入足少阴肾经，色青黄入足厥阴肝经、足阳明胃经、足太阴脾经。

2. 秉药象知气味薄厚升降趋势

气温为阴中之阳，气厚左下升；味辛薄阴中之阳左下升，主升。

3. 秉药象知功效主治

《本草经疏》谓茴香得土金之冲气，而兼禀乎天之阳，故其味辛性温。辛香发散，故可散寒止痛，理气和胃，入足太阴、阳明经，故可治脘腹胀痛，食少吐泻。诸子皆可入肾，通肾气，膀胱为肾之腑，故主膀胱肾间冷气，可用于寒疝腹痛，睾丸偏坠，痛经，少腹冷痛，睾丸鞘膜积液。

【功效解释】小茴香性味辛、温，治疗疝气的疼痛，主要取决于性味，辛能散可理气，温能散寒，故具有补阳散寒、理气开胃的功效，故能治疗寒疝。

【附方】胃寒痛：小茴香、干姜、木香各 9 克，甘草 6 克。水煎服。

整理：黄秋莉

四、女贞子

【命名】因其冬至时采收，故又叫冬青子。

【性味归经】味甘、苦，性平，归肝、肾经。

【功效主治】补肝肾，强腰膝。治阴虚内热，头晕，目花，耳鸣，腰膝酸软，须发早白。

【药象及释义】

1. 秉药象知性味归经

女贞子为木犀科植物女贞的果实。冬季果实成熟时采摘，形似肾，紫黑色，冬至采收，禀天冬一阳初升之气，故入肾经。女贞树常年生长禀厥阴风木之气归肝经。女贞树四季常青，禀四时之气而性平味甘。其色紫而味苦。

2. 秉药象知气味薄厚升降趋势

性平气薄，右上降，味甘薄左下升，味苦厚右下沉，故能升能降。

3. 秉药象知功效主治

女贞子形似肾，紫黑色，味苦而能降藏精气，归肾经而能补肾，强腰膝治疗腰膝酸软，肾开窍于耳，荣于发，故能治疗耳鸣、须发早白。肝欲急，急食甘以缓之，故治疗头晕，目花。

【功效解释】形似肾的黑色种子，以“取象比类”“以形补形”之意，女贞子有强腰膝、明耳目、乌须发的功效。

【附方】

（1）与夏至采收的墨旱莲合用便是强腰膝补肾的良药——二至丸。

（2）风热赤眼：冬青子不以多少，捣汁熬膏，净瓶收固，埋地中七日，每用点眼。（《济急仙方》）

整理：潘乃龙

五、沙苑子

【命名】蒺藜子出同州沙苑者优，故名。

【性味归经】味甘，性温，归肝、肾经。

【功效主治】补肝，益肾，明目，固精。治肝肾不足，腰膝酸痛，目昏，遗精早泄，小便频数，遗尿，尿血，白带。

【药象及释义】

1. 秉药象知性味归经

为豆科植物扁茎黄芪干燥成熟种子，为多年生草本植物，得四季土之气，故有土的甘味，气温。主产于东北、华北，生长于路边、向阳草坡、沟岸，秋末冬初采收。禀金水之气而成，子如羊肾，入肾经；种子绿色，气温，入肝经。

2. 秉药象知气味薄厚升降趋势

本品味甘性温，阴中之阳，左下升。

3. 秉药象知功效主治

沙苑蒺藜产于潼关，得漠北之气，性降而补，益肾，治腰痛，为泄精虚劳要药，最能固精。沙苑蒺藜善止遗精遗溺，治白带喉痹，消阴汗，子如羊内肾，大如黍粒，故补肾。沙苑子味甘，性温，入肝、肾经，诸子明目，主治目暗不明，子入肾，以形补形，治腰痛泄精，虚损劳乏。

【功效解释】形状似肾，根据取象比类、以行补形的特点，可见沙苑子具有固精、明目的功效，用于治疗肝肾阴虚引起的腰膝酸痛、头晕眼花、遗精早泄等。

【附方】治精滑不禁：沙苑蒺藜（炒）、芡实（蒸）、莲须各二两，龙骨（酥炙）、牡蛎（盐水煮一日一夜，煅粉）各一两。共为末，莲子粉糊为丸，盐汤下。(《医方集解》)

整理：吴艳军

六、黑芝麻

【命名】芝麻成熟的种子，色黑，故名。古称胡麻。

【性味归经】味甘，性平，归肺、脾、肾经。

【功效主治】补肺益肾，润燥滑肠。治精血不足，血虚津亏。

【药象及释义】

1. 秉药象知性味归经

黑芝麻，春生，夏长，秋季果实成熟时采割。禀春夏秋三气，体润，卵状，色黑，应冬而性平。禀天秋凉之金气，五之气，入手太阴肺经；中原地区产者为佳，得地中正之土味，知味甘，入足太阴脾经。体润，卵形，种色黑，入足少阴肾经。

2. 秉药象知气味薄厚升降趋势

性平而薄右上降，味甘而薄左下升，种子生发、黑色，气味升多于降。

3. 秉药象知功效主治

《本草新编》:“黑芝麻，味甘，气温，无毒，入肾经，并通任督之脉，功擅黑须”“凡黑须髭之药，缺黑芝麻则不成功”“芝麻性润而汁乌，乌自入肾，既入肾，自能润髭矣，况又通任督之脉乎。然而，乌芝麻之义，又不止此，乌芝麻更能上润于心，使心火不炎，不烧任督之路，引补肾之药至于唇口”“盖诸药只能补肾，而不能通任督之路也。唇口之间，正在任督之路，乌芝麻通任督而又补肾，且其汁又黑，所以取神效也”。

【功效解释】色黑者入肾，因此黑芝麻具有补肾、乌须黑发的功效，而白芝麻只作为食品不能入药。其甘平油润，功能补肝肾，益精血，润燥滑肠，味道香美无毒，可作食疗而久服。

【附方】黑芝麻丸（九蒸九晒）。

整理：张永辉

七、核桃仁

【命名】汉代张骞出使西域时，将它带回中原，所以取名胡桃，通常称其为核桃。

【性味归经】味甘，性温，归肾、肺经。

【功效主治】补肾助阳，强腰膝，温肺定喘，润肠通便。主治肾亏腰痛，肺虚久咳，气喘，大便秘结，脑空头胀，健忘倦怠，食欲不振，腰膝酸软。核桃皮，外用于痈肿、疥癣、牛皮癣、白癜风等症。

【药象及释义】

1. 秉药象知性味归经

核桃仁为胡桃科植物胡桃的种子，秋季采收果实，果仁皮黄涩肉白润。核桃仁为种子，有土木之气主生发，故味甘，性温。秋季采收含有金之气，果仁白色入金，故归肺经。种仁似脑，肾主脑髓，种子秉生殖、生发之气而入肾经。

2. 秉药象知气味薄厚升降趋势

味甘薄左下升，性温气厚左下升，气厚味薄主升。

3. 秉药象知功效主治

核桃仁味甘性温，入肾、肺二经。核桃仁的形似脑，取“以形补形”之意，加之种子秉生殖、生发之气，因此具有益肾补脑的功效，治疗脑空头胀，健忘倦怠，肾亏腰痛，腰膝酸软。皮涩则气可敛而喘可定，皮黄肉白则润肺补肠，味甘则三焦可利，所以治疗肺虚久咳，气喘，大便秘结，食欲不振。核桃皮归肺经，肺主皮毛，另取核桃皮“以形补形”之意，所以外用于痈肿、疥癣、牛皮癣、白癜风等症。（具体可参考青龙衣）

【功效解释】本品是最能直接说明“取象比类”的一味种子、果实类的中药，核桃仁很像人的大脑，取“以形补形”之意，具有补气养血、益肾补脑的功效。味甘则三焦可利，皮涩则气可敛而喘可定，肉润则肺得滋而肠可补。

【附方】

（1）治脾肾虚，咳喘：核桃仁 10 克，五味子 5 克，党参 10 克。水煎汤服，每日 2 次。

（2）治肾虚耳鸣，遗精：核桃仁 10 克，五味子 4.5 克，蜂蜜适量，临睡前加水炖服；或核桃仁 30 克，猪肾 2 只（切片），猪油少许，同置锅中炒熟，每晚睡前趁热服，连服 3 天。

整理：赵柯栋

第二章 /
同一植物入药部位不同疗效不同

同一植物入药的部位不同，性味、归经、升降浮沉、形状、生长趋势、质地也不同，在治疗疾病中发挥作用也会不同，这些都说明了中药的功效源于它的自然属性。如橘、莲、桑和紫苏等植物，它们的不同部位入药，由于其形质的不同，功效也不相同。

第一节　桂的不同入药部位

桂：桂枝、桂心、桂皮。

桂树自古就被确认有药用价值，《说文解字》解释桂是“百药之长”。

一、桂枝

【命名】李时珍曰：“按范成大《桂海志》云：凡木叶心皆一纵理，独桂有两道，如圭形，故字从圭。”

【性味归经】味辛、甘，性温，归心、肺、膀胱经。

【功效主治】发汗解表，温经止痛，助阳化气，调和营卫。治疗伤风头痛、中风自汗、手足痛风等疾病。

【药象及释义】

1. 秉药象知性味归经

《本草经集注》：“生南海山谷。”南海郡即是广州。本品为樟科植物肉桂的嫩枝。7—8 月间剪取嫩枝，皮色紫，心黄赤细理，故味甘、辛，性温。色赤，味甘，归心；性温，味辛，入肺、膀胱经。

2. 秉药象知气味薄厚升降趋势

桂枝性温，气厚，左下升；味甘、辛，味薄，左下升。主升浮，阳中之阳。

3. 秉药象知功效主治

桂属纯阳，体干，色紫，气香，味甘、辛，性热，能浮能沉，力走散，性气与味俱厚，辛能解肌，甘能实表。《内经》曰："辛甘发散为阳。"张元素曰："桂枝味辛、甘，气微热，气味俱薄，体轻而上行，浮而升，阳也。"

桂枝色赤，条理纵横，宛如经脉系络。色赤属心，纵横通脉络，故能利关节，温经通脉，此其体也。《素问·阴阳应象大论》曰："味厚则泄，气厚则发热。辛以散结，甘可补虚。故能调和腠理，下气散逆，止痛除烦，此其用也。"李东垣曰："桂枝横行手臂，以其为枝也。"又曰："气薄则发泄，桂枝上行而解表。"

【功效解释】桂枝轻解肌调营卫，辛甘而温，气薄升浮，入太阴肺经、太阳膀胱经，温通经脉，发汗解肌，能利肺气。《内经》曰："辛甘发散为阳。"调和营卫，使邪气从汗出而汗自止。清末民初著名医家张锡纯说："桂枝力善宣通，能升大气，降逆气，散邪气。"气薄升浮，性辛甘发散，所以能利肺气，而桂枝为树的枝条，它是伸展向上的，故专治肩臂疼痛；桂枝尖，取其直达末梢之意，可治疗上肢肘部以下及指尖关节痹痛。李东垣也说："桂枝横行手臂，以其为枝也。"

【附方】桂枝汤是最有代表性的疏风止汗、调和营卫的方剂。中医认为自汗是阳虚的表现，因此，用桂枝、芍药、甘草、生姜、大枣（桂枝汤）来调和营卫止汗。

整理：欧维赐

二、桂心

【命名】桂的嫩枝皮肉多而半卷，中心皱起，去掉内外皮的中心部分，名为桂心。

【性味归经】味苦、辛，性温，归心经，入血分。

【功效主治】益精明目，消瘀生肌，补劳伤，暖腰膝，续筋骨。治疗风痹癥瘕，噎膈腹满，腹内冷痛。

【药象及释义】

1. 秉药象知性味归经

桂分布在广东、浙江、湖南等南方之地，生长于有阳光处，地处南方禀火之气，又吸太阳而长，故性温。冬季采取树皮，阴干者佳，其性温又禀四季夏之火气，温益盛，故其味苦，入心经。冬季采取树皮，故禀金气而味辛，禀春、冬之气而能升能降。桂心即是削除皮上甲错，取其近里而有味者，用心者，取其以心入心之义，故桂心以温心气，入心经。

2. 秉药象知气味薄厚升降趋势

桂心味苦、辛，性温。味苦味厚右下沉；辛味薄左下升；性温气厚左下升。气厚味苦、辛，能升能降。

3. 秉药象知功效主治

气之薄者，桂枝也；气之厚者，桂肉也。气薄则发泄，桂枝上行而发表；气厚则发热，桂肉下行而补肾。桂心则更兼具入心之效，加之性温，味辛，故可温通血脉，活血补阳。“目得血则视”，故其能益精明目，消瘀生肌，补劳伤，暖腰膝，续筋骨，可治风痹癥瘕。桂心能入心，也能入心包，而入命门，命门之火能温脾胃，故可温脾胃祛寒，治噎膈腹满，腹内冷痛。王好古曰：“桂枝入足太阳经，桂心入手少阴经血分。”

【功效解释】苦入心，辛走血，故能引血化汗化脓，内托痈疽痘疮，起到消瘀生肌的作用。

【附方】与丁香同用可治痘疮。朱丹溪说：“桂心，入二三分于补阴药中，则能行血药凝滞而补肾，由味辛属肺而能生水行血，外肾偏肿痛者亦验。”

整理：陈红斌、唐伟

三、肉桂

【命名】以樟科植物桂树的干皮及支皮而名。

【性味归经】味辛、甘，性大热，归肝、肾经，入血分。

【功效主治】利肺气，补火助阳，引火归元，散寒止痛，温通经脉。用于治疗阳痿、宫冷、心腹冷痛、虚寒吐泻、经闭、痛经等疾病。

【药象及释义】

1. 秉药象知性味归经

《名医别录》曰：“桂生桂阳，牡桂生南海山谷。二月、八月、十月采皮，阴干。”禀天地之阳，兼得乎土金之气，肉桂生于南方，禀地二之火，以入血分，气香，味辛、甘，气大热，沉也，阳中之阴也。归肝、肾经，入血分。辛味之品是得肺金之味，得辛味者，皆得木温之性，故入肝；人身之气生于肾中一阳，实则借鼻孔吸入之天阳，历心系，引心火下交于肾，然后蒸动肾水，化气上腾出于口鼻，故入肾经。

2. 秉药象知气味薄厚升降趋势

肉桂性大热，气厚，左上浮；味辛、甘，味薄，左上升。大热苦极则沉。阳中之阳。

3. 秉药象知功效主治

肉桂纯阳，体干，肉厚，味大辛，气厚，厚能沉下，专主下焦，因味大辛，辛能散结，善通经逐瘀。其性大热，热可祛寒。

《本草问答》:“肉桂比枝味更厚，气更凝聚，乃木性之极致。大辛则大温，能益心火，为以木生火之专药，其实是温肝之品，肝为心之母，虚则补其母也。心肝皆司血分，故肉桂又为温血之要药”“肉桂本木火之气，大辛入下焦，火交于水，则阳生而寒水自化”“肉桂大辛则大温，虽得金味，而实成为木火之性，故主入心肝血分，以助血之化源。桂皮尤能上行，张仲景复脉汤用桂枝，取其入心助火，以化血也”。

【功效解释】辛甘大热，气厚纯阳，入肝肾血分，辛则善散，热则通行，能发汗宣通血脉，宣导百药。大热则能补火助阳，散寒止痛，温经通脉。官桂本系树皮，亦主走表，但因其味重厚而内行，所走者表中之里，究其力量所至，直达脏腑。《玉楸药解》中说:“凡经络堙瘀，脏腑症结，关节闭塞，心腹疼痛等症，无非温气微弱，血分寒冱之故，以至上下脱泄，九窍不守，紫黑成块，腐败不鲜者，皆此症也。女子月期、产后，种种诸病，总不出此。悉用肉桂，余药不能。”

【附方】与当归、川芎、桃仁、干姜等同用，可用于妇女虚寒性痛经。

整理：欧维赐

第二节　桑树的不同入药部位

一、桑叶

【命名】李时珍曰:“《说文解字》云：叒（音若），东方自然神木之名，其字象形。桑乃蚕所食叶之神木，故加木于叒下而别之。”桑叶经霜后可增加其寒凉之性，故又称霜桑叶。

【性味归经】味苦、甘，性凉，有毒，归肺、肝经。

【功效主治】润燥凉血止血，祛风长发明目，清肺解表，化痰止咳。主除寒热出汗。

【药象及释义】

1. 秉药象知性味归经

桑叶为桑树叶子，霜降或冬至采集。桑叶质地较轻、叶脉多，其形若肺；《本草经解》云：桑叶气寒，禀天冬寒之水气，味苦、甘，性凉，色青，形似肺，而入肝肺二经。

2. 秉药象知气味薄厚升降趋势

桑叶性凉，气薄，右上降；味甘薄，左上升，味苦厚，右降。能升能降。

3. 秉药象知功效主治

桑叶形体属阳发生，主散，性凉为清，味苦主泄，甘主缓，气味俱轻薄，能清能泄，能升能散。

桑叶霜降或冬至采者，寒润之性增强，其质尤佳，为清热肃肺润肺要药。桑叶表面呈黄绿色或浅黄棕色，古人将其称为“铁扇子”，足见其清热肃肺平肝之特点。苦能清，甘能和，故除寒热。《得配本草》：“桑叶，甘，寒。清西方之燥，泻东方之实。去风热，利关节，疏肝，止汗。”

【功效解释】桑叶归肺经，故具有清肺热、解表、化痰止咳的功效；归肝经，所以具有清肝明目的作用。因桑叶生长在植物的上部，因此能疏散风热，用于治疗外感风热头昏头痛。由于其叶脉突起，网状分布似肺静脉之纹络，类似于人体的肺脏，根据“取象比类”之意，又由于桑叶归肺经，性寒，故擅长清泄肺热，凉肺润燥，主要用于治疗燥热伤肺、干咳少痰等。

【附方】

（1）代茶饮可止消渴，研末服止盗汗。《本草从新》：严州有僧每就枕，汗出遍身比旦，衣被皆透，二十年不能疗。监事教采带露桑叶焙干为末，空心米饮下二钱，数日遂愈。

（2）《本草纲目》：头发不长，桑叶、麻叶煮泔水沐之，七次可长数尺（《备急千金要方》）；赤眼涩痛，桑叶为末，纸卷烧烟，熏鼻取效。

整理：欧维赐

二、桑枝

【命名】为桑树的干燥嫩枝。

【性味归经】味微苦，性平，归肝经。

【功效主治】祛风湿，利关节。用于肩臂、关节酸痛麻木。

【药象及释义】

1. 秉药象知性味归经

春末夏初采收，禀冬、春二气而性平，春季生长茂盛，故禀厥阴风木之气而入肝经，以质嫩、断面黄白色者为佳。春末夏初采收，故微含夏之火气而微苦。

2. 秉药象知气味薄厚升降趋势

桑枝味微苦，性平。微苦味薄左下升，性平气薄右上降，气味俱薄，能升能降。

3. 秉药象知功效主治

枝者，“肢”也。桑枝为桑树之旁枝，故能通达四肢关节，以质嫩、断面黄白色者为佳。黄入脾，能运化水湿，白色入肺通调水道，故可祛水湿。又禀厥阴风木之气而能入肝经，主疏利水气，能祛风。综上所述，桑枝可祛风湿，利关节。因其气微，偏于上行，且味微苦能清热，故用于治疗上肢风湿热痹尤宜。多用于治疗肩臂、关节酸痛麻木。

【功效解释】桑树的嫩枝入药，具有祛风湿、利关节、行水气的功能。根据“取象比类”“以枝达肢”之意，桑枝具有治疗风湿痹痛、四肢拘挛的作用，尤以上肢风湿热痹更为适用。《本草撮要》:“攻专祛风湿拘挛，得桂枝治肩臂痹痛。”《本草从新》:“在手足者尤效，以其入四肢也。”李时珍曰:“煎药用桑者，取其能利关节，除风寒湿痹诸痛也。”在手足者尤效，以其入四肢也。

【附方】水气脚气：桑枝一斤，细锉炒香，水三升，熬至二升，一日服尽，名桑枝煎，治风气、脚气。(《本草从新》)

整理：陈红斌、唐伟

三、桑椹

【命名】为桑科植物桑的果穗。

【性味归经】味甘，性寒，归肝、肾经。

【功效主治】补肝，益肾，息风，滋液。治肝肾阴亏，消渴，便秘，目暗，耳鸣，瘰疬，关节不利。

【药象及释义】

1. 秉药象知性味归经

4—6月当桑椹呈紫黑色时采收，其禀春木之气而能入肝；色黑，质润，则能入肾。喜日照，耐热而不耐低温，故知其性寒。椹之色、味所变由木之气经升降浮沉而来，故含土之气而甘。

2. 秉药象知气味薄厚升降趋势

桑椹甘，寒。甘味薄左下升，性寒气薄右上降。气味俱薄，能升能降，主降。

3. 秉药象知功效主治

桑椹味甘，色黑，故可滋阴补津血，又能入肝、肾，故能补肝、益肾、息风、滋液，治肝肾阴亏所致的消渴、便秘、目暗、耳鸣、瘰疬、关节不利等。

（注：椹之色、味所变由木之气经升降浮沉而来，白桑椹只经历升浮降，故不可入药）

【功效解释】桑树的成熟果穗入药，桑椹有黑桑椹和白桑椹之分，颜色黑者，决定其能入药，白桑椹只能作为食物而非中药，因此入药的桑椹都是黑色的。黑桑椹味甘，色黑，甘能补缓，色黑入肾，由桑椹性味甘颜色黑，决定了桑椹具有滋阴补血、生津润肠的功效，主要治疗肝肾阴血不足、津亏消渴、肠燥等。《本草求真》记载桑椹具有“除热养阴，乌须黑发”的功效。《随息居饮食谱》：“滋肝肾，充血液，止消渴，利关节，解酒毒，祛风湿，聪耳明目，安魂镇魄。”

【附方】治瘰疬：文武实，黑熟者二斗许，以布袋取汁，熬成薄膏，白汤点一匙，日三服。(《素问病机气宜保命集》)

整理：李顺华

四、桑白皮

【命名】为桑除去栓皮的根皮。

【性味归经】味甘，性寒，归肺经。

【功效主治】清肺平喘，行水消肿。

【药象及释义】

1. 秉药象知性味归经

冬季采挖，色白，有纤维。桑白皮得土金之气，故味甘兼辛。禀天冬寒水之气而成，气寒。色白，有纤维，入手太阴经。

2. 秉药象知气味薄厚升降趋势

味甘，性寒。性寒气薄右上降；味甘薄左下升。能升能降。

3. 秉药象知功效主治

桑白皮入太阴肺脏，“以皮行皮”，能降火散表，色白入肺，味甘主缓，寒可祛实。其味甘以固元气而补不足，助元气而补劳怯虚羸；味辛以泻肺气之有余，辛泻火邪，而止喘嗽唾血，利水消肿，解渴祛痰，大抵泻有余，此其长，补不足，此其短。《本草备要》：“泻肺，行水，《十剂》作燥，以其行水也。甘、辛而寒。泻肺火，罗谦甫曰：是泻肺中火邪，非泻肺气也。”

【功效解释】性寒清泄，味甘淡渗利，由于桑白皮归肺经，中医基础理论指出“肺主皮毛、通调水道”，取“以皮行皮”之意，可见桑白皮还有通利水道、消肿的功效。

【附方】治水饮停肺，胀满喘急：桑根白皮二钱，麻黄、桂枝各一钱五分，杏仁十四粒（去皮），细辛、干姜各一钱五分。（《本草汇言》）

整理：欧维赐

五、桑寄生

【命名】李时珍曰：此物寄寓他木而生，如鸟立于上，故曰桑寄生。

【性味归经】味苦、甘，性平，归肝、肾经。

【功效主治】强筋骨，除风湿，补肝肾，通经络。长于补肝肾，强筋骨，治疗腰膝酸痛。

【药象及释义】

1. 秉药象知性味归经

《本草经集注》：“生弘农川谷桑树上。三月三日采茎、叶。”本品为桑寄生科植物槲寄生、桑寄生或毛叶桑寄生等的枝叶。色黄微青，中纹细理，悦目。感桑之精气而生，故味苦、甘，其气平和，不寒不热，无毒。桑寄生为茎藤，色青，本于桑，因抽其精阴，故归肝、肾经。

2. 秉药象知气味薄厚升降趋势

性平，气薄，右上降；味苦厚右下沉，味甘薄左下升。

3. 秉药象知功效主治

《本草问答》："桑寄生附木而生，象胆附肝，味酸苦，得木火之味能清胆火，治风热筋脉结等症。"桑寄生具木之性，而生于桑上，桑者木中之金，寄生附之，独得金木之闲气，且根不黏，土纯感风气而生，为清散风木之妙药。主治本于桑，因抽其精阴，故力尤胜，所以为益血和血、除湿祛风、除痹安胎、产后诸症之用也。

【功效解释】《本草从新》："苦坚肾，助筋骨而固齿长发；甘益血，止崩漏而下乳安胎。舒筋络而利关节，和血脉而除痹痛，外科散疮疡，逐风湿。海外深山地暖，不蚕桑，无采捋之苦，气化浓密，自然生出，有言鸟衔他子遗树而生者非也。他树多寄生，恐反有害。"

【附方】

（1）对风湿痹痛、肝肾不足、腰膝酸痛最为适宜，常与独活、牛膝等配伍应用。

（2）对老人体虚、妇女经多带下而肝肾不足、腰膝疼痛、筋骨无力者亦每与杜仲、续断等配伍应用。

（3）用于肝肾亏虚、冲任不固所致胎漏下血、胎动不安，常与续断、菟丝子、阿胶等配伍。

整理：欧维赐

第三节　紫苏的不同入药部位

紫苏全身都可入药，但功效差别也较大。

一、紫苏叶

【命名】李时珍曰："苏从稣，音酥，舒畅也。苏性舒畅，行气和血，故谓之苏。"

【性味归经】味辛，性温，归肺、脾经。

【功效主治】散寒解表，行气和胃宽中，益脾利肺，化痰止咳，解鱼蟹毒。

【药象及释义】

1. 秉药象知性味归经

紫苏叶为唇形科植物皱紫苏、尖紫苏等的叶。在9月上旬（白露前后）枝叶茂盛花序刚长出时采收。色紫，味辛，性温，气香入脾，得地之金味而入肺。

2. 秉药象知气味薄厚升降趋势

性温气厚，在左下升；味辛薄，左下升。

3. 秉药象知功效主治

《药品化义》："紫苏叶属纯阳，体轻，色紫，气香，味辛，性温而锐，能升能降，力发表，性气与味俱薄……为发生之物，辛温能散，气薄能通，味薄发泄，专解肌发表。"

《本草备要》："宣，发表，散寒。味辛入气分，色紫入血分。"味辛入气分，色紫入血分，香能达外，温可暖中，发表解肌，疗伤风寒殊捷。

【功效解释】其味辛，入气分，性温又入气分，故能解表散寒、行气宽中，归肺经，功能化痰止咳。其气香，故能和胃宽中。其色紫，入血分又性温，故能和血止痛。紫苏的叶入药，叶多有上行、向外、透发之意，故紫苏叶功能发汗解表、行气宽中、解鱼蟹毒。《神农本草经》将其列为上品，著其"气味辛微温无毒"。陈修园在《神农本草经读》分析说："述紫苏气微温，禀天之春气而入肝。味辛得地之金味而入肺。……辛中带香，香为天地之正气，香能胜臭，即能解毒，即能胜邪也。"

【附方】李时珍曰："紫苏嫩时采叶，和蔬茹之，或盐及梅卤作菹食甚香，夏月作熟汤饮之。"

整理：欧维赐

二、紫苏子

【命名】为唇形科植物皱紫苏、尖紫苏等的果实。

【性味归经】味辛，性温，归肺、脾经。

【功效主治】祛痰解郁，下气定喘。治咳逆，痰喘，气滞，便秘。

【药象及释义】

1. 秉药象知性味归经

秋季采收。子质实。得天阳和之气故温，兼地之金味故辛，辛则善散，温能通气。归肺、脾二经。

2. 秉药象知气味薄厚升降趋势

性温，气厚，左下升；味辛薄，左下升；子具降下之象；故能升能降。

3. 秉药象知功效主治

紫苏子主降，能下诸气，辛散温通而兼滑润，故尤为下气咳逆之需。

《本草备要》："苏子与叶同功。润心肺，尤能下气定喘，止嗽消痰，利膈宽肠，温中开郁（有苏子降气汤）。"李时珍曰："苏子与叶同功。发散风气宜用叶，清利上下则宜用子也。"《本草问答》："苏梗中空有白膜则散腹中之气，苏子坚实则下行而降肺气以行痰。"

【功效解释】紫苏子为紫苏的成熟果实，种子果实药有内实质重的特点，成熟后落地入土，故在治疗上有向内、向下的趋势，因此紫苏子能够降气消痰，平喘，润肠。紫苏子有黑白之分，白苏子一般常用来喂鸟，黑苏子为药用的苏子。因其归肺、脾二经，故有祛痰解郁、下气定喘的功效。

【附方】治小儿久咳嗽，喉内痰声如拉锯，老人咳嗽吼喘：苏子一钱，八达杏仁一两（去皮、尖），年老人加白蜜二钱。共为末，大人每服三钱，小儿服一钱，白滚水送下。(《滇南本草》)

整理：欧维赐

三、紫苏梗

【命名】为唇形科植物皱紫苏、尖紫苏等的茎。

【性味归经】味辛，性温，归脾、胃、肺经。

【功效主治】理气宽中，安胎，和血。治脾胃气滞，脘腹痞满，胎气不和，水肿脚气，咯血吐衄。

【药象及释义】

1. 秉药象知性味归经

紫苏梗体轻，色青白，中空。茎处根叶之间，和合上下之气。得天阳和之气故温，兼地之金味故辛。归脾、胃、肺经。

2. 秉药象知气味薄厚升降趋势

性温，气厚，左下升；味辛薄，左下升。体轻中空气和，能升能降。

3. 秉药象知功效主治

紫苏梗属阳，体干而虚，色青白，气和，味辛，性温，能升能降，中空有白膜则散腹中之气，力顺诸气，辛温入肺、脾、胃三经。温中发表，解散风寒，宽中利气，又解鱼蟹毒，梗能下气安胎，子可消痰定喘。

【功效解释】紫苏梗为紫苏干燥的茎入药，因其茎中空，中空则气可上下贯通，同荷梗一样也与人支气管相似，采“取象比类”之意，紫苏梗具有理气宽中的功效，主要用于胸腹气滞、痞闷胀满、气滞等。《药品化义》：“苏梗，能使郁滞上下宣行，凡顺气诸品惟此纯良。其性微温，比枳壳尤缓。病之虚者，宽胸利膈，疏气而不迅下。入安胎饮，顺气养阴；入消胀汤，散虚肿满。”《侣山堂类辩》：“紫苏枝茎能通血脉，故易思兰先生常用苏茎通十二经之关窍，治咽膈饱闷，通大小便，止下利赤白。予亦常用香苏细茎，不切断，治反胃膈食，吐血下血，多奏奇功。盖食气入胃，散精于肝，浊气归心，肝主血而心主脉，血脉疏通，则食饮自化。《经》云，阳络伤则吐血，阴络伤则下血，通其络脉，使血有所归，则吐下自止。”

【附方】治伤寒胸中痞满，心腹气滞，不思饮食：紫苏茎（锉）一两，陈橘皮（汤浸去白，焙）二两，赤茯苓（去黑皮）一两半，大腹皮（锉）、旋覆花各一两，半夏（汤洗七遍，焙）半两。上六味，细切如麻豆大，每服五钱匕，水一盏半，入生姜一分（拍碎），枣三枚（擘破），同煎至七分，去渣，温服。（《圣济总录》）

整理：欧维赐

第四节　西瓜的不同入药部位

西瓜是夏季解暑之佳品，素有“天然白虎汤”之说。白虎汤是中药的一个处方，源于汉代张仲景所著的《伤寒论》，其成分是石膏、知母、甘草、粳米，主要用于治疗高热、烦渴引饮、大汗出、脉洪大等症。把西瓜比喻成白虎汤，可见西瓜清热解暑的功效之强。

一、西瓜皮

【命名】西瓜最外面绿色的皮。

【性味归经】味甘、淡，性凉，归脾、胃经。

【功效主治】清热解暑，利水消肿。主治暑热烦渴，小便短少，水肿，口舌生疮。

【药象及释义】

1. 秉药象知性味归经

西瓜二月下种，七、八月实熟，故西瓜皮禀四之气太阴湿土之余气而味甘、淡，入脾、胃经。西瓜喜沙土，喜日照，喜旱不喜涝，耐热而不耐低温。喜沙土，说明其有疏利之力。喜日照、耐热而不耐低温，故知其性寒。西瓜皮是西瓜最外面绿色的皮，绿色，含木之温气，能和西瓜之寒而性凉。

2. 秉药象知气味薄厚升降趋势

西瓜皮性味甘、淡，凉。甘、淡味薄，左下升；性凉气薄，右上降，气味俱薄，能升能降。

3. 秉药象知功效主治

西瓜皮是西瓜最外面绿色的皮，绿色，含木之温气，能和西瓜之寒而性凉。成于暑天而性凉，故可清热解暑。西瓜皮和西瓜翠都味甘，能入脾胃，西瓜皮相对要干燥，故入脾多一点，加之其味淡，故运化水湿之力尤强。“以形达形”，西瓜应象于膀胱，西瓜皮类于膀胱外壁，其疏利运化水湿俱可从膀胱而解，故可清热解暑，利水消肿。根据“以皮达皮”的中医理念，对于湿热、暑湿、暑热之类的邪气蕴于皮肤表面而成的疖肿、口腔内黏膜表面的口舌生疮都能有很好的效果。

【功效解释】根据“以皮达皮”的观念，味甘、淡，故可利水消肿，治疗皮肤疾病。

【附方】肾脏炎、水肿：西瓜皮（须用连髓之厚皮，晒干者入药为佳）干者一两三钱，白茅根鲜者二两。水煎，一日三回分服。(《现代实用中药》)

整理：陈红斌、唐伟

二、西瓜翠

【命名】西瓜翠介于西瓜皮和西瓜瓤之间。

【性味归经】味甘，微寒，归脾、胃经。

【功效主治】清热利尿。主治暑热烦渴，小便短少，水肿，口舌生疮。

【药象及释义】

1. 秉药象知性味归经

西瓜七、八月实熟，故西瓜翠禀四之气太阴湿土之气而味甘，入脾、胃。喜沙土，喜日照，喜旱不喜涝，耐热而不耐低温。喜沙土，说明其有疏利之力。喜日照、耐热而不耐低温，故知其性寒。西瓜翠介于西瓜皮和西瓜瓤之间，淡绿色，略含木之温气，而性微寒。

2. 秉药象知气味薄厚升降趋势

西瓜翠甘，微寒。甘味薄左下升，性寒气薄右上降。气厚味薄，能升能降，主降。

3. 秉药象知功效主治

西瓜喜日照、耐热而不耐低温，故知其性寒。西瓜翠介于西瓜皮和西瓜瓤之间，燥湿相宜，味甘，入脾、胃，故可运化水湿。其色淡绿，略含木之温气，而性微寒。木之气能疏利，性微寒能清热。“以形达形”，西瓜应象于膀胱，西瓜翠类于膀胱内壁，故其疏利运化水湿俱可从膀胱而解，故可清热利尿。因其淡绿色能疏利，水湿小于瓜瓤，还可入脾运化水湿，故利尿作用比西瓜瓤好。但是性微寒，则清热解暑之力不及西瓜瓤。

【功效解释】中间的淡绿色部分，利尿的效果比西瓜瓤好，而解暑的功效不如西瓜瓤。

【附方】闪挫腰疼，不能屈伸者：西瓜青为片，阴干为细末，以盐酒调，空心服。(《本草纲目》)

整理：陈红斌、唐伟

三、西瓜瓤

【性味归经】味甘，性寒，归心、胃、膀胱经。

【功效主治】清热解暑。用于热盛伤阴之小便不利，可解足阳明胃经、足太阳膀胱经之热病。

【药象及释义】

1. 秉药象知性味归经

二月下种，蔓生，花、叶皆如甜瓜，七、八月实熟，禀四之气太阴湿土之气而味甘。喜沙土，喜日照，喜旱不喜涝。耐热而不耐低温。喜日照、耐热而不耐低温，故知其性寒。喜旱不喜涝，故知其水湿重，汁水丰富，味甘能入脾胃经，但胃喜湿恶燥，脾喜燥恶湿，故其不入脾，而入胃。瓜瓤色红，入心。西瓜其形圆，其内水分丰富，如膀胱包裹津液，为人体水液汇聚之所，故称之为“津液之腑”，膀胱者，州都之官，津液藏焉，故西瓜能入膀胱经。又“太阳之上，寒气主之”，故足太阳膀胱经主寒，而瓜瓤亦是性寒，“以形达形”，且性寒，故能入膀胱经。

2. 秉药象知气味薄厚升降趋势

西瓜瓤味甘，性寒。味甘味薄，左下升，性寒气薄，右上降。气味俱薄，能升能降，主降。

3. 秉药象知功效主治

西瓜喜日照、耐热而不耐低温，故知其性寒，能清热；喜旱不喜涝，故知其水湿重；汁水丰富，故能补津液，养阴。“以形达形”，且性寒，能入膀胱经。故其可用于足阳明胃经、足太阳膀胱经热盛伤阴之口渴、小便不利。喜沙土，说明其有疏利之力，且入膀胱经，故知其能疏利水湿从小便而解，且瓜瓤色红，汁水丰富，实成于暑天而性寒，入心清心火，故可清热解暑，利湿养阴。瓜瓤性寒，汁水丰富，而脾喜燥恶湿，喜暖，故多食伤脾、脾寒、脾虚之人及常人皆不宜多食。

【功效解释】《本草纲目》：“西瓜、甜瓜，皆属生冷，世俗以为醍醐灌顶，甘露洒心，取其一时之快，不知其伤脾助湿之害也。……《松漠纪闻》言：有人苦目病，或令以西瓜切片暴干，日日服之，遂愈。由其性冷降火故也。”《本经逢原》：“（西瓜）能引心包之热从小肠、膀胱下泄……能解太阳、阳明中暍及热病大渴，故有天生白虎汤之称。而春夏伏气发瘟热病，觅得隔年收藏者啖之，如汤沃雪。缘是世医常以治冬时伤寒坏病烦渴，从未见其得愈者，良由不达天时，不明郁发之故耳。”

【附方】瓜肉曝干腌之，亦可酱渍，食之已目赤口疮。（《随息居饮食谱》）

整理：陈红斌、唐伟

四、西瓜子

【性味归经】味甘，性温，归肺、大肠经。

【功效主治】清肺化痰，和中润肠。治疗吐血久嗽。

【药象及释义】

1. 秉药象知性味归经

西瓜子居西瓜瓤之内，禀甘味濡养而味甘，种子俱含生发之气，故虽居寒湿之地而性温。西瓜子皮黑仁白，能入肺，质重、润，能降，肺与大肠相表里，故可入肺降肺气入大肠。

2. 秉药象知气味薄厚升降趋势

西瓜子甘、温。甘味薄，左下升，性温气厚，左下升。气厚味薄，能升能降，主降。

3. 秉药象知功效主治

西瓜仁质重、润，能降，能润肠道。色白，能入肺。肺与大肠相表里，故可入肺降肺气入大肠。西瓜子居西瓜瓤内寒湿之地而不濡，故能疏利水湿痰饮，又能入肺通调水道，通大肠之腑气，故能清肺化痰、和中润肠，瓜壳色黑，“血见黑则止”，血色红，属火，黑属水，水克火，故瓜壳能止血，且瓜仁白入肺，二者皆用，可治疗吐血久嗽。

【功效解释】《本经逢原》：“子仁甘温性升……开豁痰涎，是其本性。世人咸谓瓜子生痰，安有甫入口而便变痰涎之理。按《相感志》云，食西瓜后食其子，即不噫瓜气，其温散之力可知。《纲目》言其主治与甜瓜仁同，岂甜瓜仁亦为生痰之物耶。”

【附方】生食化痰涤垢，下气清营；一味浓煎，治吐血，久嗽。（《随息居饮食谱》）

整理：陈红斌、唐伟

五、西瓜根叶

【性味归经】味淡、微苦，性凉，归大肠经。

【功效主治】清热利湿。治疗水泻痢疾。

【药象及释义】

1. 秉药象知性味归经

西瓜二月下种，七、八月实熟，故西瓜根叶夏季采收，禀四之气太阴湿土之余气而味淡，稍具夏之火气而味苦。西瓜喜沙土，喜日照，喜旱不喜涝，耐热而不耐低温，性寒，根叶经土、木之气稍温而性凉。西瓜根主吸收津液等物质，叶类主排泄废物，人体大肠功能为吸收津液，传导糟粕，故功能相近而入大肠。

2. 秉药象知气味薄厚升降趋势

西瓜根叶味淡、微苦，性凉。淡味薄，左下升，微苦味厚，右下沉；性凉气薄，右上降，能升能降，以降为主。

3. 秉药象知功效主治

西瓜根叶夏季采收，味淡能渗湿，味苦能燥湿，性凉则能清热，其功效可清热利湿。

【功效解释】西瓜根主吸收津液等物质，叶类主排泄废物，人体大肠功能为吸收津液，传导糟粕，故功能相近而入大肠，故其可渗可利大肠之多余水液，同时还可以传导糟粕，故可治疗水泻痢疾等肠道湿热之类的疾患。故其可清热利湿，主水泻、痢疾、烫伤、萎缩性鼻炎。

【附方】西瓜根叶单味药，内服：西瓜根叶，煎汤，10～30克。外用：适量，鲜品捣汁搽。

整理：陈红斌、唐伟

六、西瓜霜

【性味归经】味咸，性寒，归脾、肺经。

【功效主治】清热解毒，利咽消肿。治疗喉风、喉痹、口疮。

【药象及释义】

1. 秉药象知性味归经

西瓜霜是用未成熟的西瓜皮与芒硝加工制成。用大黄泥钵一个，将西瓜一个照钵大小，松松装入钵内，将瓜切盖，以芒硝装满瓜内，仍以瓜盖盖，竹签扦定，再以一样大的黄泥钵一个合上，外用皮纸条和泥将缝封固，放阴处过数日，钵外即吐白霜，以鹅毛扫下收好，仍将钵存阴处，再吐再扫，以钵外无霜为度，收好。西瓜皮性味甘、淡、凉，归脾、胃经，而未成熟的西瓜皮性味甘、淡、凉，归脾经，芒硝咸、苦，寒，归胃、大肠经。二者性味相合之后，苦甘相抵，可知其性味咸、寒。西瓜皮与芒硝封固于黄泥内，透黄泥而出，似雪霜，自黄泥而成俱土性，性寒湿故入脾，又西瓜霜色白、质轻入肺。

2. 秉药象知气味薄厚升降趋势

西瓜霜味咸，性寒。咸味厚，右下沉；性寒气薄，右上降。气薄味厚，主降。

3. 秉药象知功效主治

《疡医大全》:“咽在后主食，喉在前主气，十二经中惟足太阳主表，别下项，余经皆内循咽喉，尽得以病之。而统在君相二火，喉主天气，属肺金，变动为燥，燥则涩而闭。咽生地气，属脾土，变动为湿，湿则肿而胀。皆火郁上焦，致痰涎气血结聚咽喉，肿达于外，麻痒且痛为缠喉风，肿于两旁为喉痹，其单蛾、双蛾、木舌、舌胀、缠喉、走马、喉风，病同于火故不分也。惟缠喉、走马，杀人最速。”西瓜霜透黄泥而渗出，体轻，色白，入脾、肺二经，味咸，性寒。咸味厚，右下沉；性寒气薄，右上降。咸、寒肺之子，子能令母实，可清肺之燥，使宣发肃降得复，可引火沉藏。寒能燥脾土之湿热，解上焦火郁。左升右降，人体一气周流平复，则喉风、喉痹、口疮等标证自平。

【功效解释】西瓜霜色白质轻入肺，且性寒，故其功效清热解毒，利咽消肿，可治肺热壅盛之咽喉肿痛，喉风，喉痹，咽喉、口齿、双蛾喉痹，命在须臾。西瓜霜为未成熟的西瓜皮与芒硝合而制成，故其具二者之优点。其性寒，且根据西瓜皮“以皮治皮”的特点，可治热毒壅盛之口疮。

【附方】治一切喉证，肿痛白腐，退炎消肿：西瓜霜五钱，西月石五钱，飞朱砂六分，僵蚕五分，冰片五分。研极细末，吹患处。(《喉痧症治概要》)

整理：陈红斌、唐伟

第五节　茯苓的不同入药部位

茯苓为多孔菌科真菌茯苓的菌核，其入药部位不同，功效亦不同。

一、茯苓皮

【命名】茯苓皮为茯苓菌核的外皮。

【性味归经】味甘、淡，性平，归肾、膀胱经。

【功效主治】利水消肿。治疗皮肤水肿。

【药象及释义】

1. 秉药象知性味归经

茯苓生于林土中，松树根上，故禀土之气而味甘、性平。茯苓所生之地在小雨后树桩周围干燥得快，甚或有不长草的地方，则知其渗湿之力尤强，故其味淡。茯苓皮与茯苓性味相同，故茯苓皮味甘、淡，性平。茯苓皮色黑，入肾。又茯苓皮为茯苓菌核的外表皮，以皮达皮，故其还可入肾经之表经——膀胱经。

2. 秉药象知气味薄厚升降趋势

茯苓皮甘、淡，平。甘、淡味薄，左下升，性平气薄，右上降。气味俱薄，能升能降，主降。

3. 秉药象知功效主治

茯苓成于林土中，味甘、淡，性平，气薄右降能渗利水湿，故可用于水湿壅盛之水肿。中医有“以皮治皮”的理念，故茯苓皮可治疗皮肤水湿方面的疾患，因其能利水消肿，故治疗皮肤水肿尤佳。

【功效解释】茯苓皮是茯苓菌核的黑色外皮，取“以皮行皮”之意，故可利水消肿，治疗皮肤疾病。

【附方】水肿：茯苓皮、椒目，二味不拘多少。煎汤饮。(《经验良方》)

整理：李顺华

二、茯苓

【性味归经】味甘、淡，性平，归心、脾、肺经。

【功效主治】渗湿利水，益脾和胃，宁心安神。治小便不利，水肿胀满，痰饮咳逆，呕哕，泄泻，遗精，淋浊，惊悸，健忘。

【药象及释义】

1. 秉药象知性味归经

《冯氏锦囊秘录》：“生于古松之下，感土木之气而成，故味甘淡，性平，色白。”《药品化义》：“白茯苓属阳（有土与金），体重而实，色白，气和，味甘而淡，性平，入心、脾、肺经。”

2. 秉药象知气味薄厚升降趋势

白茯苓性平，味甘淡。气味俱薄，能升能降，力补脾肺。

3. 秉药象知功效主治

《本草崇原》：“茯苓，本松木之精华，藉土气以结成，故气味甘平，有土位中央而枢机旋转之功。禀木气而枢转，则胸胁之逆气可治也。禀土气而安五脏，则忧恚惊恐悸之邪可平也。”《本草备要》：“补心脾，通，行水。甘、温益脾助阳，淡渗利窍除湿。色白入肺泻热，而下通膀胱（能通心气于肾，使热从小便出，然必其上行入肺，能清化源，而后能下降利水也），宁心益气，调营理卫，定魄安魂（营主血，卫主气，肺藏魄，肝藏魂）。”

【功效解释】《本草经疏》：“（茯苓）其味甘平，性则无毒，入手足少阴，手太阳，足太阴、阳明经，阳中之阴也。胸胁逆气，邪在手少阴也；忧恚惊邪，皆心气不足也；恐悸者，肾志不足也；心下结痛，寒热烦满，咳逆，口焦舌干，亦手少阴受邪也。甘能补中，淡而利窍，补中则心脾实，利窍则邪热解，心脾实则忧恚惊邪自止，邪热解则心下结痛、寒热烦满、咳逆、口焦舌干自除。中焦受湿热，则口发渴，湿在脾，脾气弱则好睡。大腹者，脾土虚不能利水，故腹胀大也。淋沥者，脾受湿邪，则水道不利也。膈中痰水水肿，皆缘脾虚所致。中焦者，脾土之所治也，中焦不治，故见斯病。利水实脾，则其证自退矣。开胸腑，调脏气，伐肾邪者何？莫非利水除湿、解热散结之功也。……白者入气分，赤者入血分，补心益脾，白优于赤；通利小肠，专除湿热，赤亦胜白。”

【附方】治水肿：白术（净）二钱，茯苓三钱，郁李仁（杵）一钱五分。加生姜汁煎。（《不知医必要》）

整理：欧维赐

三、茯神

【性味归经】味甘、淡，性平，归心、脾经。

【功效主治】宁心，安神，利水。治心虚惊悸，健忘，失眠，惊痫，小便不利。

【药象及释义】

1. 秉药象知性味归经

茯神生于枯松根下，因无枝叶上升津气，向下抱根附结，得松之神气而成。不离于本，有依守之义，故名茯神。味甘淡，性微温，能守能定，故入心、脾经。

2. 秉药象知气味薄厚升降趋势

茯神性平，味甘淡。气味俱薄，能升能降。

3. 秉药象知功效主治

茯神属阳，体重实而坚，色白，气和，味甘淡，性微温，能守能定，力补心气，性气味俱薄。味甘淡薄左升脾之中气，温养心神。性气薄右降泄水湿，以宁心神，利小便。

《药品化义》：“镇伏心神，能中守而不移，以其体沉重，重可去怯；其性温补，补可去弱。戴人曰：心本热，虚则寒。如心气虚怯，神不守舍，惊悸怔忡，魂魄恍惚，劳怯健忘，俱宜温养心神，非此不能也。”

【功效解释】茯神亦称抱木神，是带有松根的白色部分，如同小孩抱着大人的腿就不会害怕，能安定神志一样，茯神的功效为宁心安神，治疗心烦不宁、惊悸、健忘等；茯神木，是茯神抱着的松根，可治疗诸筋挛缩、口眼㖞斜、中风。《药品化义》言茯神“其体沉重，重可去怯，其性温补，补可去弱”。

【附方】治虚劳烦躁不得眠：茯神（去木）、人参各一两，酸枣仁（炒，去皮，别研）五两。上三味粗捣筛。每服三钱匕，以水一盏，入生姜半分，拍碎，煎至七分，去滓，空腹温服，日二夜一。（《圣济总录》）

整理：欧维赐

四、赤茯苓

【性味归经】味甘、淡，性平，归心、脾、膀胱经。

【功效主治】行水，利湿热。治疗热淋、血淋、急性尿道炎、膀胱炎等。

【药象及释义】

1. 秉药象知性味归经

补心脾，通，行水，甘、温益脾助阳，淡渗利窍除湿。

2. 秉药象知气味薄厚升降趋势

《本草纲目》：“元素曰：茯苓赤泻白补，上古无此说。气味俱薄，性浮而升。其用有五：利小便也，开腠理也，生津液也，除虚热也，止泻也。”

3. 秉药象知功效主治

赤入心、脾、小肠，专攻泻热利水。白者兼补，赤者专泻。白者入壬癸，赤者入丙丁。甘、淡，归脾、膀胱经，故利水效果较强。

【功效解释】赤茯苓是茯苓皮下的赤色部分，味甘、淡，归脾、膀胱经，故利水效果较强。

【附方】治小便白浊不利，时作痛：赤茯苓、沉香各一两。上为细末，每服二钱，白汤点，食后临卧服之。（《鸡峰普济方》）

整理：欧维赐

此外，朱茯苓不是入药部位的不同，而是炮制方法的不同，使疗效上发生变化。朱茯苓是把小的茯苓块放入碗中，在碗中放少许的水，摇到茯苓表面湿润后，撒点朱砂末后再摇，摇匀后便是朱茯苓，此法可增加镇心安神的功效，尤其对小儿夜啼效果更好。

第六节 橘的不同入药部位

橘的入药部位包括皮、叶、核等，入药部位不同，功效相差很大。

一、陈皮

【性味归经】味辛、苦，性温，归脾、肺经。

【功效主治】理气调中，燥湿化痰。治胸腹胀满，不思饮食，呕吐哕逆，咳嗽痰多。

【药象及释义】

1. 秉药象知性味归经

《本草经集注》:“生南山川谷，生江南。十月采。”本品为芸香科植物橘及其栽培变种的干燥成熟果皮。陈皮外橙黄，内色白。橘实成于秋，得火气少金气多，故味辛、苦，气温。色黄气味辛则治高而入肺经，气香留白则补胃和中而理脾入脾经。

2. 秉药象知气味薄厚升降趋势

陈皮味苦、辛，气温，气香细。味苦厚右下沉，味辛而薄左下升；气温而厚在左下升。可升可降，升多降少。

3. 秉药象知功效主治

《药品化义》:“陈皮留白，取其色白入肺，气香入脾，因体大而缓，缓则迟下，故主二部而和中，味辛则散，散则分解，故泄逆气而快膈。用治膈痰呕逆、谷食酒毒，功在苏梗、枳壳之上。以其性温能补肺脾，须籍监制之药用之。助参、苓暖胃，佐白术健脾，和甘草益肺，同半夏渗湿，合青皮去滞，参竹茹治呃，且辛香泄气，如目痛协胀，盛怒动气俱宜用之。因主至高之分，故曰陈皮治高气，青皮治低气，此言大略，然亦通用。”《本草备要》:“陈则烈气消，无燥散之患。”

【功效解释】本品为橘成熟果皮。因陈皮质轻上浮，作用趋势向上，因此主要的功效为理上焦肺经之气，具有宣肺止咳的效用，用于治疗湿痰、寒痰咳嗽等。《本草纲目》："橘皮，苦能泻能燥，辛能散，温能和。其治百病，总是取其理气燥湿之功，同补药则补，同泻药则泻，同升药则升，同降药则降。"

【附方】治反胃吐食：真橘皮，以壁土炒香为末，每服二钱，生姜三片，枣肉一枚，水二钟，煎一钟，温服。(《仁斋直指方》)

整理者：谭丙华、吴严红

二、青皮

【性味归经】味苦、辛，性微温，归肝、胆经。

【功效主治】疏肝破气，散结消痰。治胸胁胃脘疼痛，疝气，食积，乳肿，乳核，久疟癖块。

【药象及释义】

1. 秉药象知性味归经

自5—6月收集柑橘自落的幼果，个小色青，似人之苦胆，故禀少阳之气入胆经。长于树梢，自落于地，取性直走三焦，色青入肝，个小性锐，气香而膻。气膻入肝，香则通气，主散，醒脾，透心气，和合五脏。色青入肝，味苦、辛，取皮者，能降火，主散表。故能浮能沉，入肝、胆二经。

2. 秉药象知气味薄厚升降趋势

青皮气温，味苦、辛，色青气烈，味苦厚则右下沉，味辛薄则左下升；性温气厚则左下升。性锐烈而直下，色青有木，气香有金，故能浮能沉。

3. 秉药象知功效主治

《本草备要》："青皮（泻肝，破气，散积）辛苦而温，色青气烈，入肝胆气分。"左升疏肝而右降泻肺（凡泻气药皆泻肺），引诸药至厥阴之分（柴胡疏上焦肝气，青皮平下焦肝气）。下饮食，入太阴之仓。

破滞削坚，消痰散痞。治肝气郁积，胁痛多怒，久疟结癖（入肝散邪，入脾除痰，故清脾饮以之为君），胸膈气逆，疝痛乳肿。橘之青而未黄者（古方无用者，宋以后，始于陈皮分用），去瓤切片，醋拌炒（陈皮升浮入脾肺，治高；青皮沉降入肝胆，治低。炒之以醋，所谓肝欲散，急食辛以散之，以酸泄之，以苦降之也）。

【功效解释】本品为橘的幼果或未成熟果实的果皮。青皮与陈皮相比，个小且坚实质重，色青绿，因此有沉降下行的趋势，再因青皮性较猛，根据中医基础理论“色青者入肝”，因此，青皮主疏下焦肝胆之气，具有疏肝破气、消积化滞的功效，用于治疗肝气瘀滞之证。朱丹溪：“青皮乃肝、胆二经气分药，故人多怒、有滞气、胁下有郁积或小腹疝疼，用之以疏通二经，行其气也。”《本草纲目》：“青橘皮，其色青气烈，味苦而辛，治之以醋，所谓肝欲散，急食辛以散之，以酸泄之，以苦降之也。陈皮浮而升，入脾肺气分，青皮沉而降，入肝胆气分，一体二用，物理自然也。”

【附方】治肝气不和，胁肋刺痛如击如裂者：青橘皮八两（酒炒），白芥子、紫苏子各四两，龙胆、当归尾各三两。共为末，每早晚各服三钱，韭菜煎汤调下。（《方脉正宗》）

整理者：谭丙华、吴严红

三、橘红

【性味归经】味辛、苦，性温，归肺、脾经。

【功效主治】消痰，利气，宽中，散结。治风寒痰嗽，恶心，吐水，胸痛胀闷。

【药象及释义】

1. 秉药象知性味归经

《本草经集注》：“生南山川谷，生江南。十月采。”本品为芸香科植物橘及其栽培变种的干燥成熟果皮。橘皮外橙黄，内色白。橘实成于秋，得火气少金气多，故味辛苦，气温。色黄气味辛则治高而入肺经，气香留白则补胃和中而理脾入脾经。

2. 秉药象知气味薄厚升降趋势

橘红味苦、辛，气温，气香细。味苦厚右下沉，味辛而薄左下升；气温而厚在左下升。可升可降，去白留红，升少降多。

3. 秉药象知功效主治

陈皮去白留红为橘红，升少降多，则入肺经，偏于消痰利滞而理肺。

【功效解释】本品为橘的外果皮，入肺经，具有解肌散寒、止嗽之功效。《神农本草经读》道：“橘皮筋膜似脉络，皮形似肌肉，宗眼似毛孔。人之伤风咳嗽，不外肺经，肺主皮毛。风之伤人，先于皮毛，次入经络而渐深。……若削去筋膜，只留外皮，名曰橘红，意欲解肌止嗽，不知汗本由内而外，岂能离肌肉经络而直走于外。”这一说法也充分体现了中药“取象比类，以皮达皮”的观点。《药品化义》:“(橘红)辛能横行散结，苦能直行下降，为利气要药。盖治痰须理气，气利痰自愈，故用入肺脾，主一切痰病，功居诸痰药之上。”

【附方】治风痰麻木：橘红一斤，逆流水五碗，煮烂去滓，再煮至一碗。顿服取吐。(《本草纲目》引《摘元方》)

四、橘白

【性味归经】味苦、辛、微甘，性温，归胃经。

【功效主治】和胃，化浊腻。主治湿浊内阻、胸脘痞满、食欲不振。

【药象及释义】

1. 秉药象知性味归经

橘白为橘实干燥果皮的内层，呈黄白色海绵状，质疏松轻软，气芳香，味微苦辛而甘。橘白位于皮肉之中，高下之间，形质松软似人肌肉，味甘而入脾经。

2. 秉药象知气味薄厚升降趋势

橘白味辛、微苦、甘，气芳香，性温。味辛甘左下升，微苦厚右下沉；气温而厚在左下升，可升可降。

3. 秉药象知功效主治

质地疏松而具脾土之性、吸水之能，质轻而可去实，味辛苦降，故俱降浊腻、行滞气之功；味甘气芳香，故而和胃。

【功效解释】橘的中果皮，因其形如海绵，薄厚大小不一，色白体轻，气微香，故有健脾和胃之功。

【附方】补脾：参燕异功煎。吉林参一钱，光燕条一钱，生于术一钱半，云苓一钱半，广橘白六分，清炙草四分。水煎服，每日一剂。(《重订通俗伤寒论》)

整理者：谭丙华、吴严红

五、橘络

【性味归经】味甘、苦，性平，归肝、脾经。

【功效主治】通络，理气，化痰。治经络气滞，久咳胸痛，痰中带血，伤酒口渴。

【药象及释义】

1. 秉药象知性味归经

橘生于南方，橘实成熟于十月，禀阳明燥金之气，得火气少金气多，橘络取橘之筋络。果皮色红而具火之性，肉黄而具脾土之性，橘络质疏松轻软，色白，受果肉脾土之性而味甘淡入脾经。橘络下承果皮之火性而味微苦气温，橘络位于皮肉之中，高下之间，似人之经络走行，故入肝经。

2. 秉药象知气味薄厚升降趋势

性平则为气薄，右上降；味甘薄，左下升；能升能降。

3. 秉药象知功效主治

橘络似人胸中之膈膜，取其象，气温味甘入脾经可缓急，入肝经而治胁痛，味淡微苦，淡可渗湿利窍而祛皮里膜外之积痰，味微苦走血而养血脉，治络则取象用为引经。

【功效解释】为橘类的果皮内层的筋络，因其形似人之脉络，功能取“以络达络”之意，能行气通络、化痰止咳。

【附方】化痰通络，治肺痨咳痰、咯血及湿热客于经隧等证：单味药使用，橘络 2.5 ～ 4.6 克，水煎服，每日 1 次。

整理者：谭丙华、吴严红

六、橘核

【性味归经】味苦，性平，归肝、肾经。

【功效主治】理气，止痛。治疝气，睾丸肿痛，乳痈，腰痛，膀胱气痛。

【药象及释义】

1. 秉药象知性味归经

柑橘的种子，略呈卵形，色灰白。柑橘成熟于秋季，种子集精华而在里，因其具有生发之势故入厥阴肝经，其形如卵而入肾经，得果肉之火性而味苦。

2. 秉药象知气味薄厚升降趋势

橘核味苦，性平。味苦则右下沉，性平气薄而右上降。主降。

3. 秉药象知功效主治

其形如卵，个小性锐，味苦气温则下气，故入肾与肝经，除因寒所致之疾病，治疗疝气，睾丸肿痛，乳痈，腰痛。

【功效解释】橘核为橘成熟的种子，性味苦、温，归肾经，具有理气散结止痛的功效。因其性温、形似睾丸，采“取象比类”“以形补形”之意，故用于治疗疝气之寒疝、睾丸肿痛等。其味苦、温而下气，所以能入肾与膀胱，除因寒所生之病也，疝气方中多用之。

【附方】治乳痈初起未溃：橘核（略炒）五钱，黄酒煎，去滓温服，不能饮酒者，用水煎，少加黄酒。(《光华医药杂志》)

整理者：谭丙华、吴严红

七、橘叶

【性味归经】味苦、辛，性平，归肝经，入气分。

【功效主治】疏肝行气，化痰，消肿毒。治胁痛，乳痈，肺痈，咳嗽，胸膈痞满，疝气。

【药象及释义】

1. 秉药象知性味归经

橘叶表面灰绿色或黄绿色，对光可照见众多的透明小腺点，气香，味辛、苦，性平，于春季采摘，取其春季禀厥阴肝木之气，色绿入肝，具有升发主散、性锐之势故，其性温味辛入厥阴肝经。

2. 秉药象知气味薄厚升降趋势

橘叶味辛、苦，性平。性平气薄则右上降；味辛左下升，味苦厚右下降。

3. 秉药象知功效主治

叶属阳，具有发生、主散、性锐之势，其叶脉络分明，似人之肺，气味辛温，故取其象可化痰散结。气香味苦而温则下气，故入肝经疏肝行气，主乳痈，乳房结块，胸胁胀痛，疝气。

【功效解释】因植物的叶一般都有伸展向上生长的趋势，入药也多具有上行、向外、透发的趋向，因此叶类的植物入药都有升发、疏散外邪之功效。橘叶的功效为疏肝行气，散结消肿，用于治疗胁肋作痛、乳痈、乳房结块等。

【附方】治疝气：橘子叶十个，荔枝核五个（焙）。水煎服。(《滇南本草》)

整理者：谭丙华、吴严红

第七节　莲的不同入药部位

一、荷花

【性味归经】味苦、甘，性温，归心、肝经。

【功效主治】止血，祛湿消风。治跌损呕血，天疱湿疮。

【药象及释义】

1. 秉药象知性味归经

荷花为睡莲科植物莲的大花蕾，初开时为红色，红色入心。6—7月采摘，秉四之气而味甘。观其生长之象，水上之木，木上之花，含水生木、木生火之意。故禀木、火之气，性温、味苦，归心、肝二经。

2. 秉药象知气味薄厚升降趋势

苦味薄右上降，甘味薄左下升，性温气厚左下升；味甘味薄左下升，味苦厚右下沉。能升能降。

3. 秉药象知功效主治

荷花禀木、火之气，性温、味苦，归心、肝二经。色红、味苦而入血、入心，且性温，故可活血化瘀。又味甘入脾统血，瘀去血止，故可活血止血，能治跌损呕血。居水湿之地而不濡，故能运化水湿，入肝经能祛风、疏利水湿，故可祛湿消风，治天疱湿疮。

【功效解释】李时珍《本草纲目》解释说："莲茎上负荷叶，叶上负荷花，故名。"本品为莲的花入药，因荷花初开时为红色，根据中医"色红入血"的理论，故具有祛湿止血的功效，用于治疗血脉疾患，如跌损呕血、天疱疮等。

【附方】治坠损呕血，坠跌积血，心胃呕血不止：干荷花，为末。每酒服方寸匕。(《医方摘要》)

整理：赵柯栋

二、莲须

【性味归经】味甘、涩，性平，归心、肾经。

【功效主治】清心，益肾，涩精，止血。主要用于治疗遗精、滑精、带下、尿频等。

【药象及释义】

1. 秉药象知性味归经

莲，产于我国南北各省，自生或栽培在池塘或水田内。本品为睡莲科植物莲的干燥雄蕊，夏季花开时选晴天采收，需盖纸晒干或阴干，故其性平，采取雄蕊，其味甘、涩。莲须为莲子雄蕊，取其近里而入味，在水中生长，故入心、肾经。

2. 秉药象知气味薄厚升降趋势

莲须味甘、涩，性平。味甘而薄左下升，性平气薄右上降。能升能降。

3. 秉药象知功效主治

莲之味甘，气温而性平，禀清芳之气，得稼穑之味，乃脾之果也。土为元气之母，母气既和，津液相成，神乃自生，久视耐老。而固涩之性，最宜滑泄之家。故能治疗遗精、滑精、带下、尿频。

【功效解释】莲须为莲的雄蕊入药，甘能补缓，涩能固精，涩性居多，不似龙骨寒涩，有收阴、定魂安魄之妙，因此莲须具有固肾涩精的功能。《本草从新》是这样记载莲须的："甘平而涩，清心通肾，益血固精，乌须发，止梦泻、遗精、吐崩诸血。"

【附方】治遗精梦泄：熟地八两，山茱萸二两，山药、茯苓各三两，丹皮、龙骨三钱（生研，水飞），莲须一两，芡实二两，线胶四两（同牡蛎炒熟，去牡蛎）。为末，蜜丸梧子大。每服四钱，空心淡盐汤下。（《经验广集》）

整理：罗建证

三、莲房

【性味归经】味苦、涩，性温，归肝经，入血分。

【功效主治】消瘀，止血，祛湿。治血崩，月经过多，胎漏下血，瘀血腹痛，产后胎衣不下，血痢，血淋，痔疮脱肛，皮肤湿疮。

【药象及释义】

1. 秉药象知性味归经

莲房为莲的成熟花托入药，色外青内紫，中多孔房。生于水土之下，禀秋金之气而成，故味苦、涩，性温，色外青内紫入肝经，入血分。

2. 秉药象知气味薄厚升降趋势

性温，气厚，左下升；味苦涩厚，右下沉。

3. 秉药象知功效主治

莲房体干而能祛湿，为阳中之阴，色外青内紫主肝入血分，味苦能祛湿能养血，涩能收脱止血，能降能收。李时珍曰："莲房入厥阴血分，消瘀散血，与荷叶同功，亦急则治标之意也。"

【功效解释】莲的成熟花托入药，味苦、涩，涩能收敛，临床上多炒炭用，具有收敛止血、祛瘀的功效，可用于治疗吐血、咯血、衄血、尿血、崩漏等。李时珍《本草纲目》："至秋房枯子黑，其坚如石，谓之石莲子。八月、九月收之，研去黑壳，货之四方，谓之莲肉。"

【附方】治经血不止：陈莲蓬壳，烧存性，研末。每服二钱，热酒下。（《妇人经验方》）

整理：欧维赐

四、莲子

【性味归经】味甘、涩，性平，归心、脾、肾经。

【功效主治】养心益肾，补脾涩肠。治夜寐多梦，遗精，淋浊，久痢，虚泻，妇人崩漏带下。

【药象及释义】

1. 秉药象知性味归经

莲子生于水泽，长于夏令，凝纯阳而结，得天阳地明浃洽之气，禀性和平，成清芳之质。属阳（有土水与火），体干（鲜润），色干肉淡黄衣赤心青，气香，味肉甘衣赤心苦，故入心、脾、肾经。

2. 秉药象知气味薄厚升降趋势

性平气薄，右上降；味甘薄，左下升。性气与味俱薄。

3. 秉药象知功效主治

莲子生于水泽，长于夏令，凝纯阳而结，得天阳地明浃洽之气，禀性和平，成清芳之质。属阳（有土水与火），体干（鲜润），色干肉淡黄衣赤心青，气香，味肉甘衣赤心苦，性平，能浮能沉，力补脾，用之去皮，主醒脾和胃，益肺厚肠，养精神、元气，利耳目，长肌肉，止脾泻。治夜寐多梦，遗精，淋浊，久痢，虚泻，妇人崩漏带下。

【功效解释】本品为莲的成熟种子除去果皮入药。《本草纲目》："莲之味甘，气温而性涩，禀清芳之气，得稼穑之味，乃脾之果也。”莲子能“交心肾、厚肠胃、固精气、强筋骨、补虚损、利耳目、强身健体、延年益寿”。

【附方】治久痢不止：老莲子二两（去心），为末，每服一钱，陈米汤调下。（《世医得效方》）

整理：欧维赐

五、莲子心

【性味归经】味苦，性寒，归心、肺、肾经。

【功效主治】清心，去热，止血，涩精。治心烦，口渴，吐血，遗精，目赤肿痛。

【药象及释义】

1. 秉药象知性味归经

莲子应象心，而莲心又在其中心，味又极苦，有似离中水，气寒，入心、肺、肾三经。

2. 秉药象知气味薄厚升降趋势

莲子心性寒，气薄，右上降；味苦厚，右下沉。

3. 秉药象知功效主治

莲子心气味降沉，用以清心火之逆，是以莲子心之离中水引心火归于肾水。

【功效解释】本品为莲子中干燥的幼叶及胚根入药，性味苦、大寒，芯类似人之心脏，按“取象比类”的观念，莲子心归心、心包经，故擅长清心泻火，主要用于治疗温热病、高热神昏、谵语、心火亢盛、烦躁不安等。

【附方】治太阴温病，发汗过多，神昏谵语者：元参心三钱，莲子心五分，竹叶卷心二钱，连翘心二钱，犀角尖二钱（磨，冲），连心麦冬三钱，水煎服。（《温病条辨》）

治劳心吐血：莲子心、糯米。上为细末，酒调服。（《百一选方》）

整理：欧维赐

六、石莲子

【性味归经】味甘、涩、微苦，性寒，归脾、胃、心、肺经。

【功效主治】清湿热，开胃进食，清心宁神，涩精止泄。主治噤口痢，呕吐不食，心烦失眠，遗精，尿浊，带下。

【药象及释义】

1. 秉药象知性味归经

石莲子为莲的成熟种子沉入水中经过一段时间捞出后不去果皮入药。其生于水泽、池塘、湖沼或水田内，性寒。九月霜降后采，属纯阴，体干实，色肉白壳黑，气和，味甘、苦、涩，性寒，故入脾、胃、心、肺经。

2. 秉药象知气味薄厚升降趋势

石莲子性寒而气厚右降，味甘、涩、苦而薄左升，气味趋势左升右降。

3. 秉药象知功效主治

李时珍曰："脾者，黄宫，所以交媾水、火，会合木、金者也。土为元气之母，母气既和，津液相成，神乃自生，久视耐老，此其权舆也。昔人治心肾不交，劳伤白浊，有清心莲子饮；补心肾，益精血，有瑞莲丸，皆得此理。"《药品化义》云石莲子生水中，"味苦清火，带涩敛热，下行善解忧愁抑郁，心火上炎而克肺金"。石莲子主降，皮黑肉黄白，味甘入脾胃主缓而开胃进食，微苦入心能降下而清心宁神，寒主于沉而能清湿热。主治口苦咽干，五心烦热及心虚生热，痢疾口噤，便浊遗精，上能清养心肺，下能收摄肾水，心肾不交用为良剂。

【功效解释】本品为莲的成熟种子沉入水中经过一段时间捞出后不去果皮入药。生于水泽、池塘、湖沼或水田内，故能清湿热。《本经逢原》："石莲子，本莲实老于莲房，堕入淤泥，经久坚黑如石，故以得名。为热毒噤口痢之专药。"

【附方】治噤口痢：石莲不以多少，不炒，剥去壳，将肉并心，碾为细末。铡良二钱，米饮调下。（《百一选方》）

整理：欧维赐

七、藕节

【性味归经】味甘、涩，性平，归心、胃经。

【功效主治】清热、凉血、化瘀。炒炭治咯血、吐血、衄血、尿血、便血、血痢、血崩等。

【药象及释义】

1. 秉药象知性味归经

藕节为莲的根茎的节及其两端残留的节间部分，因藕节生于水下，性寒凉，味甘，色淡黄入胃经，多孔窍应象心而入心经。

2. 秉药象知气味薄厚升降趋势

藕节性平气薄右上降，味甘薄左下升，能升能降。

3. 秉药象知功效主治

藕节味甘、涩而能行能收，中通，能行水，入心、胃二经，故能清热凉血止血，用以行血分之湿热，而能清瘀血。《本草问答》："藕在水中，节又结束极细，而其中仍能通水气，用治淋证尤宜。淋是水窍通而不通，藕节在水中不通而通，且色能回紫变红，又入血分，以治淋证尤宜。"

【功效解释】入药部位为莲的根茎的节及其两端残留的节间部分，因藕节生于水下，性寒凉，根据中药用药原则"热者寒之，寒者热之"，所以藕节具有清热、凉血、化瘀的功效，临床上多炒炭用。

【附方】治鼻衄不止：藕节捣汁饮，并滴鼻中。(《本草纲目》)

整理：欧维赐

八、荷叶

【性味归经】味苦，性寒，归肝、脾、胃经。

【功效主治】清暑利湿，升发清阳，凉血止血。治产后口干，心肺烦躁，散瘀，落胞破血。

【药象及释义】

1. 秉药象知性味归经

《药品化义》："荷叶中央空虚，象震卦之体；其色青，其形轻，类于风木。"其味苦，生于水土之下，故性寒，归肝、脾、胃经。

2. 秉药象知气味薄厚升降趋势

荷叶性寒，气薄右上降，味苦厚右下沉，性沉降。

3. 秉药象知功效主治

《药品化义》："(荷叶)其味苦，其性凉，其品清，与胆腑清净之性合，用此以佐胆气。"《本草纲目》："《素问》云：履端于始，序则不愆。荷叶生于水土之下，污秽之中，挺然独立。其色青，其形仰，其中空，象震卦之体。”《本草备要》：“轻，宣，升阳，散瘀。苦，平。其色青，其形仰，其中空，其象震（震，仰盂），感少阳甲胆之气。烧饭合药，裨助脾胃而升发阳气。”

【功效解释】入药部位为莲的叶片（植物的叶多有升发、疏散外邪的功效），性味苦、寒，因寒能清热、叶能升发，故荷叶具有清暑利湿、生发清阳、清心祛热、止血利水的功效，主要用于治疗暑热病症、脾虚泄泻及各种出血。《本草纲目》记载，荷叶能“生发元气，裨助脾胃，涩精浊，散瘀血，消肿痛，发痘疮”。性寒，所以能清热解暑，可生发清阳，凉血止衄。荷叶生于水土之下，污秽之中，挺然独立，其色青，其形仰，其中空，应象震卦之体，食药感此气之化，胃气何由不升乎？用此为引，可谓远只合道矣。

【附方】

（1）牙齿疼痛：青荷叶剪取钱蒂七个，以浓米醋一盏，煎半盏，去滓，熬成膏，时时抹之妙。（《本草纲目》引唐氏经验方）

（2）偏头风痛：升麻、苍术各一两，荷叶一个，水两钟，煎一钟，食后温服，或烧荷叶一个，为末，以煎汁调服。（《简便方》）

整理：欧维赐

九、荷梗

【性味归经】味苦，性平，归脾、膀胱经。

【功效主治】解暑清热，理气化湿。治暑湿胸闷不舒、泄泻、痢疾、淋病、带下。

【药象及释义】

1. 秉药象知性味归经

荷梗为多年生水生草本植物睡莲的叶柄及花柄，一般夏、秋二季间采收。其感火金之气而成，味苦，性平，入脾、膀胱经，具有清热解暑、宽中理气、收敛的功效。

2. 秉药象知气味薄厚升降趋势

荷梗体空能通，气香入脾，气平味苦能泄能降，具有上下贯通之性。

3. 秉药象知功效主治

根据“取象比类”的观点，取其上下贯通之性，所以荷梗具有通气宽胸的作用，主要用于治疗外感暑湿，胸闷不畅。

【功效解释】入药部位是莲的叶柄及花柄，由荷梗的外形——梗内中空，由薄壁纵隔成多数上下贯通的孔道组成，看起来类似人的支气管，根据“取象比类”的观点，取其上下贯通之性，所以荷梗具有通气宽胸的作用，主要用于治疗外感暑湿，胸闷不畅。

【附方】治中暑神昏不语，身热汗微，气喘等证：黄连一钱二分，香薷一钱，扁豆衣三钱，厚朴一钱（姜汁炒），杏仁二钱（去皮、尖，研），陈皮一钱五分，制夏一钱五分，益元散三钱入煎，加荷梗七寸为引。汗多除去香薷。（《时病论》）

整理：欧维赐

此外，还有麻黄和麻黄根，同为一棵本草植物，地上部分和地下部分功效却不相同，麻黄入药部位为麻黄草质茎，具有发汗利水的功效，有助于消散水肿；麻黄根为立秋后采挖的麻黄的根，有止汗的功效，用于自汗和盗汗。

《本草问答》：“药之茎身，在根梢之间，居不升不降之界，自主于和。然亦有偏于升、偏于降者，何也？

“答曰：此亦视气味之轻重，以定之也。若形既居上下之交，而气味和平，则不升不降，一主于和。藿香身、紫苏身，气味和平，所以专主和气。藿香味甘，则和脾胃之气。紫苏味辛，则和肝肺之气。可升可降，皆以其为草之身茎故也。竹茹象周身之筋脉，则能和筋脉。松节象人身之骨节，则能和骨节。白通草象人身之膜油，故能通达膜油，上可通乳，下可通小便。皆是茎身主和，可升可降，各从其类之义。至于苇茎，中空而直上，且其味淡，故属气分，功专于升。《金匮》用以吐肺中之脓，正取直上透达之义。荷茎中空，而气味淡，从水底而上出于水，故能升达清阳之气。葱白中空而气味烈，则升兼发散。此皆茎也，气味皆轻清，故皆主升。他如木通茎亦通透。然系藤蔓，形与一茎直上者不同，且味苦泄，故主下降而通利小便。苏木者，木之身也，色红味咸，象人身周身之血，故主于行血。秦皮者木之皮也，象人身之皮，味苦兼降湿热，故仲景用治皮肤发黄之证。棕皮丝毛如织，象人脉络，味涩能收降，故用治吐血、衄血，以降脉络之血。血竭、乳香树身之脂，象人身之脓血，故治人身疮脓等病。杜仲柔韧，象人筋膜，色紫黑，味纯厚，故入肝肾，以强人身之筋骨。凡此之类，岂能尽举，或升或降，或补或和，各别其气味形质而细分之，则用之自然中肯。”

第三章 / 矿物、动物药

第一节　矿物药的功效取决于自身特征

矿物类、动物类药材与植物类药材一样，是中药的重要组成部分，其品种虽然不如植物类药材多，但同样具有悠久的历史。矿物药与植物药相同，最早的应用可以追溯到商周时代，矿物类药材的功效是根据其质地、形状、颜色、性味特点决定的，具有代表性的矿物类药材有赭石、磁石、自然铜、朱砂、石膏、滑石等。

一、赭石

【命名】代郡城门下赤土，故亦名“代赭石”。

【性味归经】味苦，性寒，归肝、心包经。

【功效主治】平肝镇逆，凉血止血。治噫气呕逆，噎膈反胃，哮喘，惊痫，吐血，鼻衄，肠风，痔瘘，崩漏带下。

【药象及释义】

1. 秉药象知性味归经

代赭石生“齐国山谷”，赤红青色，禀土中之阴气以生，气寒，味苦、色赤而专入肝、心二经。

2. 秉药象知气味薄厚升降趋势

代赭石气寒薄右上降，味苦厚右下沉，主沉降。

3. 秉药象知功效主治

代赭石取其重以镇虚逆，色赤而入肝与包络二经血分，以养阴血而平肝镇逆；味苦而走血，主泄，苦寒之性味以养血气，平血热而凉血止血。能降能下，苦、寒属阴则能降浊，性寒主于沉，能攻里祛实。《长沙药解》曰：“代赭重坠之性，驱浊下冲，降摄肺胃之逆气，除哕噫而泄郁烦，止反胃呕吐，疗惊悸哮喘，兼治吐衄、崩漏、痔瘘、泄利之病。”

【功效解释】代赭石不溶于水，在100℃的沸水中也不溶解，因此在煎药时也不溶于药液，煎药煎不出代赭石的成分。代赭石的功效为平肝潜阳，降逆止血，这也说明代赭石的功效来源于它的质地、性味、形状、颜色等自身特有的药物属性。李时珍：“怯则气浮，所以镇之，代赭之重，以镇虚逆。”《本草从新》：“凡轻虚者浮而升，重实者沉而降。”根据中医升降浮沉的特性，沉降的药物都有向下的作用趋势，代赭石属于质重沉降的矿物药，作用趋势是沉降向下的，因此代赭石的重镇降逆作用是来源其性味和升降沉浮特性。代赭石色红，红者入血分，因此具有凉血止血的功效，治疗呕吐、呃逆、噫气、喘息、肝热吐衄下血、眩晕耳鸣等症。

【附方】治伤寒发汗，若吐、若下，解后心下痞硬，噫气不除者：旋覆花三两，人参二两，生姜五两，代赭石一两，甘草三两（炙），半夏半升（洗），大枣十二枚（擘）。上七味，以水一斗，煮取六升，去滓，再煎取三升，温服二升，日三服。（《伤寒论》）

整理：欧维赐

二、磁石

【命名】磁石取铁，如慈母之招子，故名。

【性味归经】味咸，性寒，归肝、心、肾经。

【功效主治】平肝潜阳，聪耳明目，镇惊安神，纳气平喘。主要治疗头晕目眩、视物昏花、耳鸣耳聋、惊悸失眠、肾虚气喘等症。

【药象及释义】

1. 秉药象知性味归经

《名医别录》曰：“磁石，生泰山川谷及慈山山阴，有铁处则生其阳。”生于有铁处，得金水之气以生，故味咸，气寒。《本草问答》：“磁石秉金水之性而归于肾，故其主治能从肾中吸肺金之气，以归于根。”故入肝、肾、心三经。

2. 秉药象知气味薄厚升降趋势

磁石性寒气薄右降，味咸厚右沉。《本草备要》谓其体重，补肾，色黑属水，能引肺金之气入肾。味咸入肾而能沉下，性寒而主沉降。

3. 秉药象知功效主治

磁石其性镇坠而下吸，则火易归原，以性能引铁，取其引肺金之气入肾，使子母相生。水得金而清，则相火不攻自去，故主平肝潜阳，聪耳明目，镇惊安神，纳气平喘。李时珍曰："磁石法水，色黑而入肾，故治肾家诸病而通耳明目。"

【功效解释】磁石不溶于水，煎药亦不溶。陈藏器："磁石取铁如慈母招子，故名。"吴仪洛："磁石一名吸铁石，重补肾，辛咸，色黑，属水，能引肺金之气入肾，补肾益精，除烦祛热，治疗羸弱同痹，骨节酸痛，恐怯怔忡，惊痫肿核，止金疮血，通耳，明目。"磁石以黑色有金属光泽、吸铁性强者为佳。

【附方】耳聋左慈丸：磁石、熟地黄、山茱萸（制）、牡丹皮、山药、茯苓、泽泻、竹叶、柴胡。功效为滋肾平肝。用于治疗肝肾阴虚，耳鸣耳聋，头晕目眩。

整理：欧维赐

三、自然铜

【命名】铜坑中所产之石，其色青黄如铜，不从矿炼，故名之。

【性味归经】味辛、苦，性平，归肾、肝经。

【功效主治】散瘀止痛，接骨续筋。治跌打损伤，筋断骨折，血瘀疼痛，积聚，瘿瘤，疮疡，烫伤。

【药象及释义】

1. 秉药象知性味归经

自然铜产于有铜山中，其色青黄如铜，禀土金之气以生，故味辛，性平，无毒。味辛，色青赤应象血，故能入肝经血分；体重，降藏，入肾经。

2. 秉药象知气味薄厚升降趋势

性平气薄右上降；味辛薄左下升，味苦厚右下沉。

3. 秉药象知功效主治

《本草备要》："体重，续筋骨。"色赤应象血，味辛走气，苦走血而能通能散。《本草问答》："铜乃石中之液，色赤象血，故能入血分，性能熔铸坚凝，故能续接筋骨，为跌打接骨之药。"《冯氏锦囊秘录》："辛能散瘀滞之血，破积聚之气，则痛止而伤自和也，故主消瘀血排脓。"

【功效解释】自然铜不溶于水，在100℃的沸水中也不溶，煎药亦不能煎出其有效成分（不以成分而论药气）。李时珍："色青黄如铜，不从矿炼，故号自然铜。"吴仪洛："辛平，主折伤，续筋骨，散瘀止痛。"主要治疗跌打损伤。常用药回生第一丹中就有自然铜，取其续筋接骨之意。自然铜以色黄亮，质重，表面光滑，断面白亮者为好。

【附方】治打扑伤：自然铜（研极细，水飞过）、当归、没药各半钱。以酒调，频服，仍以手摩痛处。(《本草衍义》)

整理：欧维赐

四、朱砂

【命名】色红而名。

【性味归经】味甘，性凉，有毒，归心经。

【功效主治】清心镇惊，安神解毒。主要用于治疗心悸易惊、失眠多梦、癫痫发狂、小儿惊风、视物昏花、口疮、喉痹、疮疡肿毒等症。

【药象及释义】

1. 秉药象知性味归经

李时珍曰："丹砂生于炎方，禀离火之气而成，体阳而性阴，故外显丹色而内含真汞。其气不热而寒，离中有阴也。其味不苦而甘，火中有土也。"《本草纲目》："保升曰：朱砂法火色赤而主心。"故专入心经。

2. 秉药象知气味薄厚升降趋势

朱砂性凉气薄右上降；味甘薄为阴中之阳，左下升。

3. 秉药象知功效主治

朱砂性凉体重，体厚重而能降，色红主心，性凉味甘能清能缓，体阳而性阴，故能降心火而清心热，养精神、安魂魄、镇惊悸、息肝风；因其色赤入心，能清心热，使不耗血，故能治心虚怔忡及不眠。《本草纲目》："杲曰：丹砂纯阴，纳浮溜之火而安神明，凡心热者非此不能除。"

【功效解释】吴仪洛："甘凉，体阳性阴，色赤属火，泻心经邪热，镇心定惊，辟邪清肝，明目祛风，止渴解毒，定癫狂，止牙痛，下死胎。"朱砂光明之体，色赤通心，质重镇怯。性寒盛热，甘以生津，益阴火之伏游，以养上侵之元气，为安神第一品。主治心火亢盛、心神不宁、烦躁不眠之症。朱砂的性味、颜色、光亮程度决定其功效。朱砂色红，红色有警示功能，故朱砂的药用功效有辟邪之说。中医认为邪气是指一切导致疾病的外邪，包括风、寒、暑、湿、燥、火等致病因素，而朱砂的辟邪功效，恰恰就是抵御这些可致病的因素。朱砂以色红鲜艳，有光泽，微透明，无杂质者为佳。

【附方】治风邪诸痫，狂言妄走，精神恍惚，思虑迷乱，乍歌乍哭，饮食失常，疾发扑地，口吐白沫，口噤戴眼，年岁深远者：辰砂（光明者，研）一两，酸枣仁（微炒，研）、乳香（光莹者，研）各半两。上三味合研令匀，先令病人尽量饮酒沉醉，次取药五钱匕，酒一盏，调下，于静室中安睡，勿令惊动。(《圣济总录》)

整理：欧维赐

五、石膏

【命名】其固密甚于脂膏。此盖兼质与能而得名，正与石脂同意。

【性味归经】味甘、辛，性寒，归肺、胃经。

【功效主治】清热泻火，除烦止渴。主治外感热病、高热烦渴、肺热喘咳、胃火亢盛、头痛、牙痛等症。

【药象及释义】

1. 秉药象知性味归经

石膏“生齐山山谷及齐庐山、鲁蒙山”,《冯氏锦囊秘录》谓其禀金水之正，得天地至清、至寒之气，故其味辛甘，色白，气大寒，入肺经、胃经。

2. 秉药象知气味薄厚升降趋势

石膏性寒气薄右上降；味辛甘薄左下升。张元素曰：“石膏性寒，味辛而淡，气味俱薄，体重而沉，降也，阴也，乃阳明经大寒之药。”

3. 秉药象知功效主治

石膏体厚重能降，色白入肺，甘入胃，辛入肺能散，寒主沉。《本草备要》:“体重，泻火，气轻，解肌，甘辛而淡，体重而降。足阳明经（胃）大寒之药。色白入肺，兼入三焦（诸经气分之药）。寒能清热降火，辛能发汗解肌，甘能缓脾益气，生津止渴。”《本草崇原》:“石膏质坚色白，气辛味淡，纹理如肌腠，坚白若精金，禀阳明金土之精，而为阳明胃腑之凉剂，宣剂也。”

【功效解释】吴仪洛：“体重泻火，气轻解肌。甘辛而淡，体重而降。足阳明胃经大寒药，色白入肺，兼入三焦，寒能清热降火，辛能发汗解肌，甘能缓脾，生津止渴。”石膏的功效取决于石膏的形质，生石膏含结晶水，外形质地像冰块，而冰寒于水，水性寒，冰之寒性在水之上，故石膏属大寒之品，可治疗大热之证，是治疗实热证的首选药物。石膏以不夹杂石，块大色白，质松，纤维状者为佳。

【附方】治太阴温病，不可发汗，发汗而汗不出者，必发斑疹，汗出过多者，必神昏谵语，发斑者：石膏一两，知母四钱，生甘草三钱，玄参三钱，水牛角二钱，白粳米一合。水八杯，煮取三杯，日三服，渣再煮一钟，夜一服。(《温病条辨》)

整理：欧维赐

六、滑石

【命名】质滑而名。

【性味归经】味甘、淡，性寒，归膀胱、肺、胃经。

【功效主治】利尿通淋，清热解暑，祛湿敛疮。主治热淋、石淋、尿热涩痛、暑湿烦渴等症。

【药象及释义】

1. 秉药象知性味归经

《名医别录》曰：“滑石生赭阳山谷，及泰山之阴。”《冯氏锦囊秘录》：“石中之得冲气者也，故味甘、淡，气寒，无毒。”体重，质滑，俱水性，气寒，入足太阳膀胱经；味甘淡，入足阳明经；色白，入肺经。

2. 秉药象知气味薄厚升降趋势

性寒气轻，味淡，右上降；味甘薄，左下升。

3. 秉药象知功效主治

滑石，用质之药也。滑石体腻滑而重，色白，气微香，味淡，性寒，能沉，主利，力利六腑，以滑为性，故利诸窍、通壅滞，下垢腻，甘以和胃气，寒以散积热。甘寒滑利，以合其用，是为祛暑散热、利水除湿、消积滞、利下窍之要药也。味淡主渗热，能荡涤六腑，而无克伐之弊。《本草备要》：“滑，利窍，通，行水，体重，泻火气，轻，解肌。滑利窍，淡渗湿，甘益气，补脾胃，寒泻热，降心火。色白入肺，上开腠理而发表（肺主皮毛），下走膀胱而行水，通六腑九窍津液，为足太阳经（膀胱）本药。”

【功效解释】吴仪洛:“通，利窍行水，体重泻火，淡渗湿，滑利窍，寒泻热，色白入肺清其化源，而下走膀胱以利水，通六腑九窍津液，为足太阳膀胱经本药。”根据滑石性滑利的特点，生活中常用滑石润滑，如滑石粉。根据中医“天人合一”“取象比类”的理论，自然界的物质均可作为药材来用，所以滑石可治疗尿道不通，具有排石利胆、消炎的作用。滑石以细腻、整洁、色青白，华润，无杂质者为佳。《医学启源》:“滑石，治前阴窍涩不利，性沉重，能泄气上令下行，故曰滑则利窍，不与诸淡渗药同。”滑石，滑能利窍，以通水道，为至燥之剂。

【附方】治身热吐痢泄泻，下痢赤白，癃闭，石淋；生津液，去留结，消蓄水，止渴宽中，除烦热心躁，腹胀痛闷，口疮，牙齿疳蚀，中暑，伤寒，疫疠：滑石六两，甘草一两（炙）。上为末。每服三钱，温水调下，日三服。（《伤寒标本》）

整理：欧维赐

第二节　动物药材有“同气相求”之效

动物药在中医药的应用范围较广，中医认为动物药是“血肉有情之品”，可以达到“以脏补脏”“同气相求”的效果。根据动物的生存环境、生活习性、药用的部位不同，功效也有较大的差异。

动物与人一样，有血有肉，中医称之为“血肉有情之品”，它的功效也充分验证了中医“取象比类”“天人合一”的理论，动物的组织或器官入药，补益人体相应的组织器官的虚弱，如“以肝补肝”“以脑益脑”“以骨生骨”“以髓添髓”“以肉生肌”，这些特点，都充分说明了动物类药材的功效取决于“形”“质”的自身特征。

常用的动物药有乌鸡、羊肝、虎骨（因虎骨属珍贵、濒危野生动物制品，本文仅作为理论阐述）、牛黄、阿胶、鳖甲、龟甲、鹿茸、蛇、紫河车等。

一、乌鸡

【命名】鸡舌、骨、肉为黑色，故名。又叫乌骨鸡。

【性味归经】味甘，性平，归肝、肾经。

【功效主治】补虚，强身。治一切虚衰疾病。

【药象及释义】

1. 秉药象知性味归经

乌鸡性甘，色黑，故气平。体、骨、皮俱黑，根据阴阳五行学说，色黑者水也，入肾；鸡在酉位，为肝之体，味甘为肝之用，故入肝经。

2. 秉药象知气味薄厚升降趋势

乌鸡性平气薄右上降，味甘薄左下升。

3. 秉药象知功效主治

《本草备要》："鸡属木，而骨黑者属水，得水木之精气，故能益肝肾，退热补虚。"乌鸡肉主补，色黑入肾，归肝、肾经，味甘入脾而走肉，能缓能补，性平能养虚。

【功效解释】吴仪洛："乌骨鸡，甘平，鸡属木，而骨黑者属水，得水木之精气，故能益肝肾，退热补虚，治疗虚劳消渴，下痢噤口，带下崩中，肝肾血分之病，故肉俱黑者良。"又因乌鸡性甘、平，色黑，根据阴阳五行学说，色黑者入肾，故归肝、肾经，具有养阴退热的功效，主治虚劳骨蒸，羸瘦消渴，脾虚滑泄，下利口噤，崩中带下症。

【附方】

（1）治赤白带下：用白果、莲肉、江米各 15 克，胡椒 3 克，研末。乌鸡 1 只，洗净后将药末装入鸡腹内煮熟，空腹吃。

（2）治脾胃气虚下陷，泻下不止：乌骨鸡 1 只，洗净用豆蔻 30 克，草果 2 枚，炒炭存性，装入乌骨鸡腹内，用绳捆实，空腹吃。

整理：欧维赐

二、羊肝

【命名】为羊之肝，故名。

【性味归经】味甘、苦，性凉，归肝经。

【功效主治】益血、补肝、明目。主治血虚萎黄、羸瘦，肝虚目暗昏花、雀目青盲障翳等症。

【药象及释义】

1. 秉药象知性味归经

陶弘景曰：入药以青色的公羊最好，其次是乌羊。羊秋季9—10月份配种，次年2—3月份就可产羔，故羊肝得厥阴风木之气，又以形达形，故能入肝经。羊肝需在脾胃吸收水谷草精微濡养下生长，故禀脾土之气而长味甘。羊肝属木，木能生火，生发之后有火之性故味苦，根据阴平阳秘，羊脾、肺、肾皆温，故需羊肝凉升而防心火太过，羊诸脏皆温故羊肝性凉。

2. 秉药象知气味薄厚升降趋势

羊肝味甘、苦，性凉。甘味薄左下升，阴中之阳，苦味厚右下沉；性凉气薄而右上降，阳中之阴。气味俱薄，能升能降，主升。

3. 秉药象知功效主治

羊肝味甘，入脾补后天之本，助气血生化之源，故能补益气血，可治血虚萎黄，羸瘦。以形补形，同气相求，故可入肝，补肝血，治肝虚及肝血虚眼疾，如目暗昏花、雀目青盲障翳等症。

【功效解释】吴仪洛："羊补虚劳，甘、热，属火，补虚劳，益气力，壮阳道，开胃健力，通气发疮""青羊肝，色青，补肝而明目"。根据中医阴阳五行的理论可知肝开窍于目，结合中医"同气相求"的说法，所以吃羊肝具有明目的功效，且这一功效已被证明。

此外，羊胆也能治疗眼部疾病。李时珍曰："肝开窍于目，胆汁减则目暗。"目者，肝之外候，胆之精华也，故诸胆皆治目病。

【附方】虚劳：羊肝（细切）一具，羊脊膂肉（细切）一条，陈曲末三两，枸杞根五两（切）。先以水一斗二升，煮枸杞根取汁九升，去滓，重煎令沸，次入肝、肉、曲末，并葱，豉汁调和，渐渐煎如稠糖，分作三服，空腹旦、午、夜卧食之。(《圣济总录》)

整理：孙红甫

三、虎骨

【命名】虎之骨，故名。

【性味归经】味辛，性温，归肺、肾经。

【功效主治】祛风湿、壮筋骨。追风、止痛、健骨，治疗"久痢、脱肛、兽骨哽咽"（李时珍）。

【药象及释义】

1. 秉药象知性味归经

虎为西方之神，味辛无毒，得地西方之金味，入手太阴肺经。虎骨入肾，亦以肾主骨故也。

2. 秉药象知气味薄厚升降趋势

虎骨性温气厚，阴中之阳，左下升；味辛薄，阴中之阳，左下升。气味俱升，阳也。

3. 秉药象知功效主治

虎乃至阴之精，最能补肺金而生气力。虎骨味辛微热，即禀勇猛之气，复有辛散之功。虎属金，而肺亦属金，同气相感，补肺实有至理。用虎骨于补阴之中，原能生精添髓，而胫骨尤奇者，虎之全力藏于胫，尤得金之刚气也。虎者，山兽之君，西方之兽，故通于金气，风从虎，虎啸而风生，风木也，虎金也，木受金制，焉得不从，故可入骨搜风，强筋壮骨。

【功效解释】吴仪洛："辛温，属金而制木，故啸则风生，追风健骨，定痛辟邪，治风痹拘挛疼痛，惊悸癫痫。"虎骨的功效取决于虎的生存环境和生活习性，根据中医取象比类的理论，虎骨具有壮筋骨、祛风湿的功效。

寇宗奭：风从虎，风五行属木，虎五行属金，木受金制，怎能不从？故虎啸而风生，为自然规律。所以虎骨能治疗痛风病、筋骨痉挛拘急、屈伸不利、疼痛游走、关节肿痛以及癫疾、惊痫等病症，都是一样的道理。

【附方】治筋骨节急痛：虎骨和通草煮汁，空腹服半升，覆盖卧少时，汗即出。

整理：欧维赐

四、牛黄

【命名】牛黄由牛的胆汁结成，色黄，故名。又名丑宝。

【性味归经】味甘、苦，性凉，归肝、心经。

【功效主治】息风止痉，化痰开窍，清热解毒。主治温热病及小儿惊风之壮热神昏、口噤、痰鸣等症。

【药象及释义】

1. 秉药象知性味归经

牛黄由牛的胆汁结成，胆汁生于厥阴之脏，禀阴寒之性，故牛黄性凉而归肝经；其味苦，形似心，故入心经；色黄属土，而有甘味，色黄退火之色。

2. 秉药象知气味薄厚升降趋势

牛黄性凉气薄右上降；味甘薄左下升，味苦厚右下沉。

3. 秉药象知功效主治

牛黄由胆汁结成，胆汁生于厥阴之脏，禀阴寒之性，故能润利，色青黄而入肝、心二经，气膻味凉能清热开窍，气味俱薄，能升能开，能降能清。《本草经疏》记载："牛为土畜，其性甘平，惟食百草，其精华凝结为黄，犹人身之有内丹也。故能解百毒而消痰热，散心火而疗惊痫。"《本草备要》记载："牛有病，在心、肝、胆之间凝结成黄，故还以治心、肝、胆之病。"

【**功效解释**】吴仪洛："甘凉，清心解热，利痰凉惊，通窍辟邪，治中风入脏，惊痫口噤。"李时珍："牛有病在心肝胆之间，还以治人之心肝胆之病。《经疏》：牛食百草，其精华凝结成黄，犹人之有内丹，故能散火，消痰解毒，为世神物……"

【**附方**】治热入血室，发狂不认人者：牛黄二钱半，朱砂三钱，脑子一钱，郁金三钱，甘草一钱，牡丹皮三钱。上为细末，炼蜜为丸，如皂子大。新水化下。(《素问病机气宜保命集》)

整理：欧维赐

五、阿胶

【**命名**】陶弘景曰："出东阿，故名阿胶。"

【**性味归经**】味甘，性平，归肺、肝、肾经。

【**功效主治**】滋阴养血，补肺润燥，止血安胎。治疗各种血证。

【**药象及释义**】

1. 秉药象知性味归经

《冯氏锦囊秘录》："既得阿井纯阴之济水，又得纯黑补阴之驴皮，气味俱阴功力自大，味淡性平。"《药品化义》："阿胶属阴，体润，色黑绿，气腥，味微苦，性平。"气腥入肝；体润，色黑入肾；阴之济水清重，入肺经。

2. 秉药象知气味薄厚升降趋势

性平气薄右上降，味甘薄左上升。

3. 秉药象知功效主治

阿胶入手太阴、足少阴、足厥阴经，补精养血，滋肝补肾，更能入肺、肾，补不足，盖肺主气，肾纳气也，故既专补血，复能益气。《药品化义》："阿胶用黑驴皮，取北方玄武之义。又用山东东阿井水煎成为胶，其水系济水所经，性急下趋，清而且重，专入肺部，以清炎上之火、逆上之痰，治虚劳咳嗽，痰中带血。因其性气和平，力补血液，能令脉络调和，血气无阻，善治崩漏带下，为安胎圣药。及痢疾久虚，骨蒸内热。入肾以润水，入肝以清火，女人血枯，男子精少，无不奏功。"

【功效解释】吴仪洛："甘平，清肺养肝，滋肾补阴，止血祛瘀，除风化痰，润燥定喘，利大小肠。治虚劳咳嗽，肺萎吐脓，吐血衄血，血淋血痔，肠风下痢，腰酸骨痛，血痛血枯，经水不调，崩带胎动，及一切风病。"陈藏器："诸胶皆能疗风，补虚止泄，驴皮主风为最。"寇宗奭曰："用驴皮煎胶，取其发散皮肤之外，用乌者，取其属水，以制热则生风之义也。"

【附方】治妇人漏下不止：阿胶、鹿茸各三两，乌贼骨、当归各二两，蒲黄一两。上五味治下筛。空心酒服方寸匕，日三，夜再服。(《备急千金要方》)

整理：欧维赐

六、鳖甲

【命名】为鳖的背甲，李时珍曰："鳖行蹩躠，故谓之鳖。"

【性味归经】味咸，性寒，归肝、肾经。

【功效主治】滋阴潜阳，软坚散结。治男女骨蒸劳瘦。

【药象及释义】

1. 秉药象知性味归经

《冯氏锦囊秘录》："全得天地至阴之气，故味咸、平、无毒，象水明矣。"《本草思辨录》："鳖有雌无雄，其甲四围有肉裙，以肉裹甲，是为柔中有刚，阴中有阳。"又甲色青而应木，味咸气寒，故专入肝、肾。

2. 秉药象知气味薄厚升降趋势

鳖甲气寒味咸，气薄味厚，具降沉。

3. 秉药象知功效主治

鳖原阴物，以阴补阴，鳖性善藏，凡小有隙地，鳖必用甲以钻入之。是其力全在于甲，故用甲以攻坚。《本草崇原》："鳖禀水阴之气，上通君火之神，神气内藏，故治在内之癥瘕坚积……鳖甲属金，金主攻利，故在外之恶肉阴痔，亦能去也。”

【功效解释】吴仪洛：“鳖甲补阴退热，咸寒属阴，色青入肝，治劳瘦骨蒸，往来寒热，温疟疟母。”鳖甲滋阴潜阳的功效也与鳖生存习惯息息相关，因为鳖白天常在岸边晒背甲，夜晚潜入水底休息，根据中医阴阳五行的理论，白天属阳夜晚属阴，太阳属阳水属阴，正是滋阴潜阳，阴与阳的调节恰恰在鳖的生活习惯中得以体现。

【附方】治男女骨蒸劳瘦：鳖甲一枚，以醋炙黄，入胡黄连二钱，为末。青蒿煎汤服方寸匕。（孙思邈）

整理：欧维赐

七、龟板

【命名】为龟的底板，故名。

【性味归经】味甘、咸，性平，归肝、肾经。

【功效主治】滋阴潜阳，益肾健骨，退虚热，止遗精。主治肾阴不足之骨蒸劳热症。

【药象及释义】

1. 秉药象知性味归经

龟板禀北方阴气而生，气平，味咸、甘，无毒，阴之阴也。《药品化义》谓龟板“属纯阴（有水土与金），体坚，色内白，外肤皮有黑有黄，气膻臭，味咸性寒”，入肝、肾经。

2. 秉药象知气味薄厚升降趋势

龟板性寒，气薄右上降；味甘薄左上升，味咸厚右下沉。

3. 秉药象知功效主治

《药品化义》：“龟甲，龟之性喜静，常居土中近水泽，遇阴雨则出行，其头常缩，眼耳口鼻皆伏于地，得地之阴气最厚，取其底甲纯阴，气味厚浊，为浊中浊品，阴中至阴之物，专入肾脏。”大能补阴，而治阴血不足。滋阴潜阳，益肾健骨，退虚热，止遗精。

【功效解释】吴仪洛：“补肾阴，补心资智，益肾滋阴，性灵故资智，通心入肾以滋阴。”李时珍：“龟鹿皆灵而寿，龟首常藏向腹，能通任脉，故取其甲以补心、补肾、补血，以养阴也。”《本草纲目》云：鱼满三千六百，则蛟龙引之而飞，纳鳖守之则免，故又名“守神”或“神守”。龟能把头尾及四足藏入腹内而有六藏之名，但鳖则无此功能，其头尾四肢皆不能缩藏甲中。

【附方】治软骨病，小儿囟门不合：龟板、骨碎补、党参各10克。水煎服。

整理：欧维赐

八、鹿茸

【命名】为鹿之角，角布茸毛，故名。

【性味归经】味甘、咸，性温，归肾、肝经。

【功效主治】壮肾阳，益精血，强筋骨，调冲任，托疮毒。治腰肾虚冷，四肢酸痛，头晕眼黑，一切虚损劳伤。

【药象及释义】

1. 秉药象知性味归经

为鹿科动物梅花鹿或马鹿的尚未骨化的幼角。每年的3—4月脱角，5—6月生出布满茸毛新角时收割。鹿角长在鹿头顶，像树枝分枝向上舒展散开，具木升发之性。鹿生北方，其宿以头顾尾能通督脉。督者肾脉，坎中一阳之主脉，属纯阳，性温。鹿茸体润，赤褐色明亮，气腥，味微咸，故入肾、肝二经。

2. 秉药象知气味薄厚升降趋势

鹿茸性温，气厚，左升；味甘薄左升；味咸厚右降藏。主升发。

3. 秉药象知功效主治

鹿性淫而不衰，其角不两月长大一二十斤，生长神奇，无过于此。《本草问答》:“其宿以头顾尾能通督脉。督者肾脉，坎中一阳之主脉也。鹿生北方，得坎中一阳之气，故其督脉旺，而脊与脑髓极足，是以上发而生角，每年一换。初生则为鹿茸，茸之精气极足，为补髓强精壮阳益血之圣药。但其性上行，凡是血逆、火逆者不宜用。”盖其性热，生生不已，气化浓密，故补肾之力其功伟。鹿性纯阳，息通督脉，茸乃骨精之余，从阴透顶，气味甘温，有火土相生之义。

【功效解释】吴仪洛:“鹿茸，甘咸温，添精补髓，暖肾助阳，健骨生齿，治腰肾虚冷，四肢酸痛，头晕眼黑，一切虚损劳伤。”李时珍:“鹿乃仙兽，纯阳多寿，能通督脉，又食良草，故其角肉食之有益”“鹿首常返向尾，能通督脉，故取其角以补命、补精、补气，以养阳也”。由于鹿的生活习性是鹿首回头向尾，根据中医取象比类的理论，结合督脉的循行，可知鹿能通督脉。

鹿全身都是宝，鹿筋可强筋壮骨，治疗关节疼痛；鹿尾可壮阳；鹿肾可补肾壮阳；鹿胎可治虚劳内伤，腰膝酸痛；鹿角可治虚劳内伤；鹿血、鹿肉、鹿骨，可补虚疗肌。中成药全鹿丸具有补阳补虚的功效。

【附方】治精血耗竭，面色黧黑，耳聋目昏，口干多渴，腰痛脚弱，小便白浊，上燥下寒，不受峻补：鹿茸（酒浸）、当归（酒浸）等分。为细末，煮乌梅膏子为丸，如梧桐子大。每服五十丸，空心用米饮送下。（《济生方》）

整理：欧维赐

九、蛇

【命名】李时珍曰：“蛇字古作它，俗作虵，有佘、移、佗三音。篆文象其宛转屈曲之形。其行委佗，故名。”

【性味归经】乌梢蛇，味甘、咸，性平，归肺、脾经。金钱白花蛇，味甘、咸，性温，有毒，归肝、脾经。

【功效主治】祛风，通络，止痉。用于风湿顽痹，麻木拘挛，中风口㖞，半身不遂，抽搐痉挛，破伤风，麻风疥癣，瘰疬恶疮。

【药象及释义】

1. 秉药象知性味归经

常用的蛇类药材有三种，分别为金钱白花蛇、乌梢蛇、蕲蛇。常居石楠树上，食其花叶，石楠辛苦治风，且生于土穴阴霾之处，禀幽暗毒疠之气，故其味虽甘咸性则有大毒也。善行。

乌梢蛇为游蛇科动物乌梢蛇的干燥体。多于夏、秋二季捕捉，乌梢蛇性平，无毒性善行。功同金钱白花蛇，作用较缓。故入肺、脾二经。

金钱白花蛇为眼镜蛇科动物银环蛇的幼蛇干燥体。夏、秋二季捕捉，金钱白花蛇呈圆盘状，大小跟古时候用的铜钱一般大，背部黑白相间的环纹，故名金钱白花蛇。其气温有毒。金钱白花蛇善走行，气膻，禀土穴之气，故入肝、脾二经。

2. 秉药象知气味薄厚升降趋势

乌梢蛇性平味咸，气薄味厚，右降；味甘薄，左升。

金钱白花蛇性温，气厚，左升；味甘薄，左升，味咸厚，右降。

3. 秉药象知功效主治

蛇气膻而入肝祛风，甘走肉，咸能软，《内经》云“风者善行而数变”，蛇亦善行而无处不到，故能引诸风药至病所，透骨搜风，自脏腑而达皮毛。

金钱白花蛇因盘成圆形如钱大，故名。该蛇善于游走，走窜通络之功强，用于中风口眼㖞斜，半身不遂，麻木；背部特殊的纹理白色环纹、花斑纹，是擅祛风止痉作用的形态学基础，对风湿痹痛、筋脉拘急、小儿惊风、破伤风也常用。

【功效解释】吴仪洛：“甘咸温，有毒。蛇善行数蜕，如风之善行数变。花蛇又食石楠，故能内走脏腑，外彻皮肤，透骨搜风，截惊定搐，治风湿瘫痪，大风疥癞，走窜有毒，唯真有风者宜之。”蛇有很好的抗风湿作用，否则不能生存，利用蛇的这一特性，也有很好的祛风湿作用。

【附方】治干疥瘙痒久不瘥：黄芪二两（锉），乌蛇四两（酒浸，去皮骨，炙令黄），川乌头三两（炮裂，去皮脐），附子二两（炮裂，去皮脐），茵芋二两，石楠一两，秦艽二两（去苗）。上七味，捣罗为末，炼蜜和捣三二百杵，丸如梧桐子大。每服三十丸，食后以荆芥汤下，以瘥为度。(《圣济总录》)

整理：欧维赐

十、紫河车

【命名】《丹书》云：天地之先，阴阳之祖，乾坤之橐龠，铅汞之匡廓，胚胎将兆,九九数足，我则乘而载之，故谓之河车。其色有红，有绿，有紫，以紫者为良。故名。

【性味归经】味甘、咸，性温，归肺、肝、肾经。

【功效主治】补气，养血，益精。治虚损，羸瘦，劳热骨蒸，咳喘，咯血，盗汗，遗精，阳痿，妇女血气不足、不孕或乳少。

【药象及释义】

1. 秉药象知性味归经

紫河车即人胞也。有生之初父精母血以成，胚胎外有衣一层裹之者，即胞也。十月降生，随儿后出。色紫者佳，气腥。其味甘、咸，气温。气腥入肺；色紫，味甘能养血，气温，入肝；禀父母精血而成，咸，故入肾经。

2. 秉药象知气味薄厚升降趋势

紫河车性温，气厚，左下升；味甘薄，左下升，味咸厚，右降藏。

3. 秉药象知功效主治

紫者，以红黑色相杂也，合坎离之色，得妙合之精，虽成后天之形，实禀先天之气，补益之功。紫河车本人之血气所生主补，腥入肺而补气，甘能养血，咸入肾而藏精益精，温主补主升。

【功效解释】吴仪洛：“一名混沌皮，大补气血，甘咸温，本人之血气所生，故能大补气血。治一切虚劳。”甘、咸、温，入心、肺、肾经，胎以养人、胎以补人，故紫河车具有温肾补精、益气养血的功效，主治虚劳羸瘦等一切虚劳证。《本经逢原》：“紫河车禀受精血结孕之余液，得母之气血居多，故能峻补营血，用以治骨蒸羸瘦，喘嗽虚劳之疾，是补之以味也。”

【附方】治劳瘵虚损、骨蒸等症：紫河车一具（洗净，杵烂），白茯苓半两，人参一两，干山药二两。上为末，面糊和入紫河车，加三味，丸梧子大。每服三五十丸。空心米饮下，嗽甚，五味子汤下。（《妇人大全良方》）

整理：欧维赐

十一、夜明砂

【命名】即天鼠屎，根据其夜间活动，尤为视物猎食的特点而得名。

【性味归经】味辛，性寒，归肝经。

【功效主治】清热明目，散瘀消积。治青盲雀目，内外障翳，瘰疬，疳积，疟疾。

【药象及释义】

1. 秉药象知性味归经

《本草经集注》：“生合浦山谷。十月、十二月取。”为蝙蝠科动物蝙蝠等多种蝙蝠的干燥粪便。蝙蝠形极类鼠而飞翔空中，故曰天鼠。身有翼而昼伏，故曰伏翼。屎乃蚊蚋乳石之余精，气味辛寒，感阳明太阳金水之化。色青，味膻，入肝经。

2. 秉药象知气味薄厚升降趋势

夜明砂性寒，气薄，右降；味辛薄，左下升。能散能清降。

3. 秉药象知功效主治

夜明砂其味辛寒，味辛能散瘀消积，气寒能清热明目，味薄气重，能散能清降。

《冯氏锦囊秘录》："天鼠，性喜夜出食蚊，故屎中淘出细沙，皆未化蚊眼也，所以主明目，治目盲障翳，取其气类相从。其味辛寒，乃入足厥阴经。辛能散内外结滞，寒能除血热气壅，专于明目耳。"《本草备要》："《经疏》曰：辛能散内外滞气，寒能除血热气壅，明目之外，余皆可略。"

【功效解释】《本草纲目》："夜明砂及蝙蝠皆厥阴肝经血分药也，能活血消积，故所治目翳盲障，疟疾疳惊，淋带，瘰疬，痈肿，皆厥阴之病也。"《本草经疏》："夜明砂，今人主明目，治目盲障翳。其味辛寒，乃入足厥阴经药，《本经》所主诸证，总属是经所发，取其辛能散内外结滞，寒能除血热气壅故也，然主疗虽多，性有专属，明目之外，余皆可略。"

【附方】治小儿雀目：夜明砂炒研，猪胆汁和丸绿豆大，海米饮下五丸。(《本草纲目》)

整理：欧维赐

十二、望月砂

【命名】即野兔屎，根据兔子总是抬头望月而得名。

【性味归经】味辛，性平，归肝经。

【功效主治】明目，杀虫。治目暗生翳，疳疾，痔瘘。

【药象及释义】

1. 秉药象知性味归经

望月砂为兔科动物蒙古兔等野兔9—11月间的干燥粪便，五之气，阳明燥金之气而味辛，入肺经，它有草质纤维色青属木入肝经，木之气温，金之气凉故性平。

2. 秉药象知气味薄厚升降趋势

辛味薄，阴中之阳，左下升，性平气薄，阳中之阴，右上降，气薄味辛，能升能降，主升。

3. 秉药象知功效主治

望月砂，兔子望月吸收月之精，视月而生，其属阴，入肝经，又以形达形，入目，辛散结，入肺经，肺与大肠相表里，故可治疗热结毒积引起的目暗生翳，杀虫，治疳疾、痔瘘。

【功效解释】《本草求真》："兔屎能明目，以除目中浮翳，且痨瘵、五疳、痔漏、虫食、痘疮等症，服之皆治，亦由热结毒积而成，得此寒以解热，辛以散结，故能服之有功，若阴气上乘，目障不清，未可用焉。"

【附方】治翳膜：兔粪十四粒，雌雄槟榔各一枚。同磨，井花水调服。（《妇科准绳》）

整理：孙红甫

十三、麝香

【命名】麝香取于雄性麝的香囊中，故名。

【性味归经】味辛，性温，归心、肝、脾经。

【功效主治】开窍，辟秽，通络，散瘀。治中风，痰厥，惊痫，中恶烦闷，心腹暴痛，癥瘕癖积，跌打损伤，痈疽肿毒。

【药象及释义】

1. 秉药象知性味归经

李时珍曰："麝之香气远射，故谓之麝。"麝俗称"香獐"，据说山有香獐，必闻气香。香獐就是成熟的雄性麝。其香囊是一种腺囊，可以分泌一种深褐色油脂状物，有浓烈奇异的芳香。凡香皆生于草木，而麝香独出于精血。香之神异者，味辛散，性温行，故入心、肝、脾经。

2. 秉药象知气味薄厚升降趋势

麝香性温，气厚，左下升；味辛薄，左下升。清轻而升。

3. 秉药象知功效主治

麝香气味轻薄而能升，气香膻而入心肝脾，味辛能升清开窍辟秽，性温能通络散瘀，能开能通。

《神农本草经读》："麝食柏叶、香草及蛇虫，其香在脐，为诸香之冠。香者，天地之正气也，故能辟恶而杀毒。香能通达经络，故能逐心窍凝痰，而治惊痫；驱募原邪气，以治温疟。而魇寐之症，当熟寐之顷心气闭塞而成，麝香之香气最盛，令闭者不闭，塞者不塞，则无此患矣。"

【功效解释】《本草经疏》中记载："麝香，其香芳烈，为通关利窍之上药。"

借麝香芳香之性，主要有开窍、辟秽、通络、散瘀之功。纵观古今，麝香的主要功效有五个：一为开窍醒脑，如中风、惊痫、猝然倒地、神志昏迷、肢厥痰涌时所用的至宝丹；二为祛瘀疗伤，如用于跌打内伤、风湿骨痛时用的七厘散、麝香止痛膏等；三为消痈排脓，如用于痈疽肿毒的六神丸等；四为催产下胎，如用于胎死腹中，胞衣不下的香桂散等；五为宣痹通阳，如用于胸痹真心痛的苏合香丸、麝香保心丸。

【附方】治痰迷心窍：麝香一分，月石、牙皂、明矾、雄精各一钱。上共研匀，密贮，每服五分。(《疡科遗编》)

整理：欧维赐

总之，无论是植物药还是矿物药或动物药，其功效与中药的“形”“质”有着不可忽视的内在关联，证实了中药的形质是药物性能之一。中药功效因其四气五味、升降浮沉、性味归经、寒热温凉、外形质地的不同，各有千秋。这些都不是现代所谓的药物有效成分，药物有效成分也无法完整地阐明中药的功效，因此继承和发扬中医药事业，需在中医基础理论、阴阳五行这一根本理论的前提下，对于中药现代化进行研究，不能一味地进行有效成分的提取。